Das Buch

D

»Rückblende« nannte Lindenau sein Buch, in welchem er kritisch auf seinen Werdegang schaute. Einer der fähigsten deutschen Herzchirurgen zog selbstbewußt Bilanz. Was er seinerzeit, 2002, skizzierte, führte er nun stärker aus. Herausgekommen ist zudem ein interessantes Kapitel Medizingeschichte.

Seine damaligen Erinnerungen hat er im vorliegenden Band um wesentliche Aspekte und Episoden bereichert. Angesichts der bedenklichen Entwicklung in unserem Lande, insbesondere auf dem Gebiet des Gesundheitswesens, glaubt Karl-Friedrich Lindenau, seine Erfahrungen in zwei unterschiedlichen Systemen nicht nur vergleichen, sondern auch deutlich auf ihre Stärken und Schwächen hinweisen zu müssen. Karl-Friedrich Lindenaus Leben ist unvergleichlich. Das läßt sich über jede Biographie sagen. Doch wer in Deutschland kann schon für sich reklamieren, vom Sohn eines Schusters zu einem der führenden Herzchirurgen mit internationalem Ansehen aufgestiegen zu sein? Und dennoch nie die Bodenhaftung verloren zu haben. Sein Leben ist zudem ein Beispiel dafür, wie man Abstürze erfolgreich meistert – und ein Plädoyer für den Neubeginn.

Karl-Friedrich Lindenau, Jahrgang 1941, geboren und aufgewachsen in Schönewalde, einer Kleinstadt im Süden Brandenburgs. Abitur an der Arbeiter- und Bauernfakultät in Halle, danach Medizinstudium in Leningrad. Eintritt in die SED. Fortsetzung der Ausbildung an der Charité in Berlin, Promotion und Habilitation, mit 42 Jahren Berufung zum Ordentlichen Professor und 1983 Übernahme des Herzchirurgischen Zentrums in Leipzig, einer von fünf Einrichtungen dieser Art in der DDR. Studienaufenthalte in Europa, Asien und in den USA. Nationalpreis der DDR und andere Ehrungen. Mit 51 arbeitslos. Wegen »Staatsnähe« als Klinikchef und Hochschullehrer am 30. Mai 1992 entlassen durch den Sächsischen Staatsminister Prof. Dr. Hans-Joachim Meyer (CDU), einst Reisekader wie Lindenau, zudem Verantwortlicher für Erziehung und Ausbildung im Fachbereich Anglistik der Humboldt-Universität zu Berlin und Chefdolmetscher des Hochschulministers der DDR. Übersiedlung Lindenaus nach Unterfranken und Neubeginn an einer Klinik in Neustadt. Lindenau ist verheiratet und lebt heute in Hohenroth/Bayern.

Karl-Friedrich Lindenau

Ungebührliche Betrachtungen eines Mediziners

Eine Rückblende

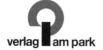

Inhalt

*Ein Martyrium war mein bisheriges Leben nicht,
obwohl es schon Momente gab,
wo mein Lebensmut den Nullpunkt erreichte.
Schicksalsschläge sind aber notwendig,
um den wahren Sinn des Lebens zu erkennen,
um persönliche Eitelkeit von wahren Werten
unterscheiden zu können.*

Ein Wort zuvor

Seit dem Erscheinen meines Buches »Rückblende« bin ich viel unterwegs gewesen. In meiner alten und in meiner neuen Heimat, im Osten und im Westen. Die Reaktionen waren nicht so verschieden, wie ich ursprünglich vermutete. »Mich hat es beim Lesen dieses Büchleins immer zu mir selbst getragen, eigene Erinnerungen wurden losgetreten. Vor mir tauchten all die Bilder der Vergangenheit wieder auf, die unkomplizierte Kameradschaft, die unseligen Diskussionen am Arbeitsplatz, die vielen Unvollkommenheiten unseres Lebens, an die man sich gewöhnt hatte«, meinte ein 63jähriger Arzt aus Berlin. »Es ist ein Mutmacher-Buch«, schrieb ein älterer Mann aus dem Unterfränkischen. Für die jüngeren Leser waren meine Erinnerungen lebendige Geschichte. Das hat mich nicht überrascht. Wir Ostdeutschen kennen nunmehr, anders als die Westdeutschen, zwei sehr verschiedene Welten. Und angesichts des Umstandes, daß die lebendige Erinnerung eines Volkes allenfalls achtzig Jahre zurückreicht, merkt man, daß man als Mittsechziger dieser Grenze zumindest auf Sichtweite schon nahegekommen ist.

Aber das war nicht mein eigentliches Schreibmotiv.

Ich wollte mich zunächst selbst vergewissern. In kritischer Befragung wollte ich mir bestätigen (oder eben nicht), ob das, was ich tat, wie ich lebte, gut und nützlich war. Oder ob ich mir, auch wenn es schmerzen sollte, eingestehen müßte, daß ich mich geirrt und oft gefehlt hätte. Eine solche Rückschau halten wohl die meisten Menschen am Ende ihrer Tage. Doch es macht einen Unterschied, ob dies privat oder öffentlich geschieht. Bei einem Buch endet alle Privatheit. Und man kann nicht jedem Exemplar hinterherreisen und der Leserin oder dem Leser Interpretationshilfen geben. Sie oder er können sich also unbeeinflußt einen Reim darauf machen. Auf den Text, auf seinen Verfasser. Und den dürfen sie ebenfalls öffentlich abgeben.

Das war mir alles bekannt, als ich mich ans Schreiben machte. Das schreckte mich nicht. Ich trat gleichsam die Flucht nach vorn an. Ich verstand den Vorgang als Befreiungsschlag.

Ich ostdeutscher Zwerg probte den Aufstand.

Ein westdeutscher Historiker, Jahrgang 1932 und in Dresden gebürtig, viele Jahre als Professor für Politikwissenschaft und Zeitgeschichte an der Freien Universität Berlin zuständig, hatte über mich und meinesgleichen befunden: »Das Regime hat fast ein halbes Jahrhundert die Menschen verzwergt, ihre Erziehung und Ausbildung verhunzt. Jeder sollte nur noch ein hirnloses Rädchen im Getriebe sein, ein willenloser Gehilfe. Ob sich dort heute einer Jurist nennt oder Ökonom, Pädagoge, Psychologe, Soziologe, selbst Arzt oder Ingenieur, das ist völlig egal: Sein Wissen ist auf weiten Strecken völlig unbrauchbar.«

Es ging mir »hirnloses Rädchen« in meiner Schreibwut nicht darum, dieses »Regime« zu verteidigen, obgleich ich dies objektiv tue. Denn indem ich mich und mein Leben schildere und damit diese Behauptung als unwahr beweise, widerlege ich zwangsläufig auch die Wertung der DDR-Verhältnisse. Ohne mit dieser Absicht angetreten zu sein. Ich möchte lediglich, daß sachlich und frei von ideologischen Vorurteilen über die deutsche Vergangenheit geredet wird. Unsere Geschichte war nämlich eine gemeinsame, auch wenn das Land aus zwei Staaten bestand. Die Bundesrepublik und die DDR waren wie siamesische Zwillinge. Der eine nahm auf den anderen Einfluß, ob mit Vorsatz oder nur durch Vorhandensein. Die Zweistaatlichkeit als Folge des Krieges ist beendet, in den 2+4-Verhandlungen 1990 haben die damaligen Siegermächte Deutschland die nationale Souveränität zurückgegeben, die wir 1945 verspielt hatten.

Seither sind wir Deutschen dazu aufgerufen, die gleiche Souveränität im Innern, im Umgang miteinander, zu gewinnen.

Davon sind wir noch weit entfernt.

Gleichwohl kann ich für mich reklamieren – das Echo auf mein Buch bestätigt diese subjektive Wahrnehmung durchaus –, vielerorts spürbare Fortschritte bereits erlebt zu haben. Die Menschen sind beim Abstreifen der Schatten unserer Vergangenheit mitunter weiter, als es uns akademische Ideologen, kurzsichtige Politiker und unwissende Journalisten einzureden versuchen. Wir reden miteinander und nicht übereinander. Und: Diese Souveränität im Umgang mit der geteilten Vergangenheit lenkt automatisch das Hauptinteresse auf die Fragen der Gegenwart. Und deshalb überraschte es mich nicht, daß ich etwa bei Lesungen Dinge gefragt wurde, die überhaupt nichts mit meiner Biographie, sondern mehr mit dem Zustand etwa unseres Gesundheitswesen, mit ethischen und moralischen Problemen der Gesellschaft zu tun haben. Nach der Lektüre meines Buches nimmt man an, daß ich hinlänglich kompetent sei, darauf Antworten geben zu können. Die in einem anderen gesellschaftlichen System gesammelten Erfahrungen werden nicht als Malus, sondern offenkundig als nützlich und hilfreich empfunden. Und das umso mehr, als aktuelle Beobachtungen zeigen, daß vieles so nicht mehr geht. Hat sich unser System – trotz aller zivilisatorischer Vorzüge und keineswegs geringgeschätzter bürgerlicher Freiheiten – in Gänze überlebt? Befinden wir uns in einer Sackgasse?

Was aber ist die Alternative?

Nun, meine Aufgabe ist es, Menschen zu heilen. Aber Krankheiten nehmen ihren Ausgang auch in den Umständen, unter denen wir leben. Mit einer Wohnung könne man einen Menschen wie mit einer Axt erschlagen, sagte der Berliner Zeichner Heinrich Zille einmal. Arbeit kann krank machen. Arbeitslosigkeit auch. Unzufriedenheit führt zu Glücklosigkeit. Das ist ein Unglück für die Seele. Und der Körper reagiert auf seine Weise.

Das heißt: Wenn ich meinen Beruf als Arzt ernst nehme, kann sich die Diagnose nicht nur auf den medizinischen Teil erstrecken, ich muß auch die Anamnese bedenken. Der Mensch ist schließlich ein ganzheitliches Wesen …

Die Reaktionen auf mein Buch haben mir nicht nur gezeigt, daß meine Überlegungen keineswegs falsch waren. Sie haben mich auch zum Weiterdenken veranlaßt. Aus diesem Grunde bezog ich Fragen in meine Überlegungen ein, die mir vordem nicht so bewußt waren. Ich habe Hinweise und Ratschläge aufgenommen und verarbeitet. Dadurch ist auf der Basis des alten ein neuer Text entstanden. Wer mein erstes Buch las, wird manches wiedererkennen. Ich habe schließlich nur ein Leben, Daten und Stationen blieben gleich. Auch meine Überzeugungen und Positionen haben sich nicht geändert, auch wenn manches Urteil mit zunehmendem Alter milder ausfällt als noch vor Jahren. Das aber ist wohl keine individuelle Besonderheit.

Ob ich unter den jetzigen Bedingungen meinen Beruf wieder wählen würde, wollte eine ehemalige Patientin von mir wissen. 1986 hatte ich sie wegen eines angeborenen Herzfehlers in Leipzig operiert. Wie sich die Herzchirurgie entwickeln werde, ob die Katheteroperation das Skalpell ersetzen wird, wollten auch andere wissen. Ob ich Angst habe vor der Zukunft? Was wird sein, wenn ich selbst zum Patienten werde? Haben wir noch hinlänglich qualifizierte und ausreichend motivierte Ärzte, um solide behandelt zu werden?

Die Fragen der Leserinnen und Leser spiegeln ihre Sorgen und Ängste, ihre Erwartungen und Hoffnungen wider. Und man erwartete nicht nur Antworten vom Arzt zur Gesundheit, zu Krankheit und Tod, sondern man rief mich auch als Teilnehmer tiefgreifender gesellschaftlicher Umbrüche in den Zeugenstand, der, wie viele meiner Landsleute, in den Strudel schmerzhafter Veränderungen geriet. Freunde mahnten: »Gelüstet es dich schon wieder nach Schlägen?«

Wie schon in der »Rückblende« ist Hermann mein imaginärer Gesprächspartner. 1982 operierte ich ihn in der Berliner Charité am Herzen. Aus dieser zufälligen Begegnung wurde eine angenehme und unaufdringliche Freundschaft.

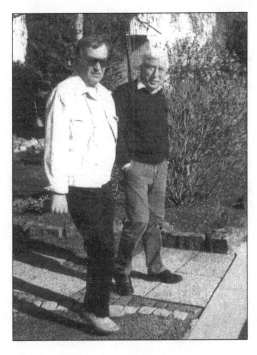

Mit Hermann im Frühling 2005 in der Frühlingsstraße in Hohenroth/Unterfranken

Im Sommer 2002 wurde er ein zweites Mal am Herzen operiert. Die Krankheit war fortgeschritten. Erneut wurde ihm der Druck vom Herzen genommen, wie damals, als ich ihn operierte. Vier neue Bypässe, dicken Regenwürmern gleich, umranken nun sein Herz. Sie ersetzen die beiden Venentransplantate, die ich damals einpflanzte.

Du erzähltest mir vom Wandel in der Herzchirurgie, den offenkundig neuen Wertigkeiten. Damit wurde deine Neugier geweckt, Hermann. Manches hatte ich dir schon vor Jahren an langen Gesprächsabenden erzählt. Es war mein gelebtes Leben in der DDR. Die faszinierende Herzchirurgie mit all ihren Höhen und Tiefen nahm dabei einen besonderen Platz ein. Ich berichtete von lustigen und traurigen, abenteuerlichen und bewegenden Geschichten von drei Kontinenten, denn ich gehörte zu den Privilegierten, die dienstlich ins Ausland fahren durften. Die »Wende« war für mich ein Zeitabschnitt mit den schrecklichsten und den schönsten Ereignissen meines Lebens. Im September 1989 starb mein 25jähriger Sohn Thomas, am 9. November fiel die Mauer – die Welt war nun für uns größer geworden. In jenem Jahr heiratete ich zum zweite Mal. Schwester Evelyn, bislang einfühlsame Partnerin am Operationstisch, engagiert teilnehmend an Freuden und Leiden der Herzchirurgie, wurde meine neue Lebensgefährtin, mein zweites Ich. 1992 mußte ich die Universitätsklinik in Leipzig verlassen. Mein sozialer und beruflicher Neubeginn im sechsten Dezennium des Lebens war eine Zeit voller Hoffnungen und Enttäuschungen. Die Menschen in unserer neuen Wirkungsstätte haben Evelyn und mich angenommen, weil wir auf sie zugegangen sind und ihnen gezeigt haben, daß wir ihre Lebensart akzeptieren, Brauchtum und Tradition achten und uns trotzdem klar zur DDR-Vergangenheit bekennen. Wir haben im Unterfränkischen Wurzeln geschlagen.

Es ist unruhiger geworden zwischen dem Mediziner und dem Kranken. Die mir vertraute, seit Jahrzehnten erlebte Arzt-Patienten-Beziehung hat sich geändert, sie ist dem Zeitgeist und somit dem Wertewandel in der Gesellschaft unterworfen: Arzt und Patient eines »neuen Typus« sind entstanden! Der Arzt übt den Spagat zwischen medizinischem Ethos und ökonomischen Zwängen. Wird aus dem Dienst am Patienten der »Dienstmann«? Eine Kollegin meinte entnervt beim Anblick der Aktenberge auf ihrem Schreibtisch: »Ihr müßt mich schon klonen, wenn ich das heute noch alles schaffen soll!« Im *Deutschen Ärzteblatt* übertrifft inzwischen die Seitenzahl mit Stellen*angeboten* für Klinikärzte bei weitem den Umfang des medizinisch-fachbezogenen Teils des Blattes. Und das schon seit Jahren. Hunderte von Arztpraxen sind nicht besetzt, nicht nur im Osten Deutschlands.

Zunehmend erwartet der Kranke eine medizinische Garantieleistung, die Behandlung des in seiner Funktion gestörten Organismus wird der Reparatur einer Maschine gleichgesetzt. Medien und auch Politiker bestärken den kranken Menschen in dieser Wahnidee. Man möchte auch so behandelt werden wie die Patienten in TV-Serien, die wir täglich besuchen.

Der Arzt ist bekanntlich nicht allein verantwortlich für Erfolg oder Mißerfolg einer therapeutischen Kette, er ist nicht die letzte Instanz einer Krankheit.

Mein Fachgebiet, die Herzchirurgie, durchlebt einen Wandel. In den 60er Jahren als Student und junger Assistent war ich Zeuge, wie die Eingriffe am schlagenden Herzen durch Operationen mit Unterstützung der Herz-Lungen-Maschine abgelöst wurden. Ich erlebte die Geburtswehen der »offenen Herzchirurgie«, die Chirurgie am ausgeschalteten und stillgelegten Herzen, war Zeuge und Mitgestalter bei entscheidenden Fortschritten unseres Fachgebietes in den 70er und 80er Jahren. Heute wird in Einzelfällen wieder am schlagenden Herzen operiert, Verfahren der Knopflochchirurgie kommen zur Anwendung.

Wo liegt gegenwärtig der Übergang von Innovation zum Showeffekt? Ist es dem Alter geschuldet oder meiner fast 40jährigen Berufserfahrung, ist es ein Generationsproblem, daß ich einige der neuen Operationstechniken und Methoden in der Herzchirurgie recht skeptisch bewerte?

Im Vergleich zur Frühzeit unseres Faches vor einem halben Jahrhundert muß ich feststellen, daß Respekt und die »Hab-Acht-Stellung« vor dieser einfach anmutenden und doch so komplizierten Blutpumpe zum Teil verlorengegangen sind. Nichts scheint einigen Menschen mehr unmöglich. Ständig werden die Grenzen der modernen Medizin Stück für Stück weiter gefaßt. Die High-tech-Medizin erobert den Alltag, wird aber häufig zur Fortschrittsfalle: Viele Kranke werden am Leben gehalten – gesund werden sie nicht. Wo endet die Therapie, und wo beginnt der störende Eingriff in die Natur bzw. in die Schöpfung? Kardiologen und Chirurgen wetteifern um die besten Behandlungsverfahren, um die Gunst des Kranken, vornehmlich aber um seine Krankenkassensätze – der Kampf um den Patienten hat sich enorm verschärft.

Den realen Sozialismus habe ich hautnah erlebt und mitgestaltet, den realexistierenden Kapitalismus kenne ich jetzt auch. Was ist von meinen einstigen Idealen geblieben, sind einige von ihnen bewahrenswert? So ergibt sich zwangsläufig ein deutsch-deutscher Erfahrungsaustausch, ein Vergleich beider Systeme drängt sich auf. Muß im vereinten Deutschland alles unter dem Blickwinkel des ideologischen Scharfrichters gesehen werden? »Wir Deutschen fallen von einem Exkrement ins andere Exkrement«, formulierte jemand nach dem Untergang des »Dritten Reiches«.

Müssen wir die Fehler vergangener Generationen immer wiederholen? Hätten es nicht Gutes und Bewährtes verdient, von den Westdeutschen übernommen zu werden? Sollten ausschließlich der grüne Pfeil zum Rechtsabbiegen im Straßenverkehr und der Rotkäppchen-Sekt für gesellige Stunden die 40 Jahre DDR überstanden haben?

Erneut sind daher »archäologische Grabungen« notwendig, der Verständigung wegen. »Wer die Vergangenheit nicht kennt, kann die Zukunft nicht meistern«, sagte Golo Mann zutreffend.

Wer ein Buch schreibt, muß bereit sein, seine Befindlichkeiten niederzuschreiben und Emotionen zu zeigen, hat bisher Verborgenes offen zu legen. Darunter verstehe ich nicht die momentane Befindlichkeit, die man in meinem Gesicht wie in einem Spiegel wiederfindet. Nein, ich meine die Zurschaustellung des Innenlebens, die Prostitution der Gefühlswelt. Nach der Lektüre »Rückblende. Erinnerungen eines Herzchirurgen« forderte mich ein Rezensent trotzdem auf: »Dich sollte die Lust heimsuchen, mit der Last deiner unausgesprochenen Empfindungen erneut einer Menge weißen Papiers die Unschuld zu rauben. Häme muß man sich verdienen. Mitleid gibt's umsonst«.

Dieses Buch ist kein Fachbuch, sollte aber Menschen, die erste Zeichen einer Herzerkrankung vermuten, den Weg zum Arzt erleichtern. Es sollen auch wieder Patienten zu Wort kommen, Menschen die vor Jahrzehnten am Herzen operiert wurden, mit einem fremden Herzen schon viele Jahre leben. »Das Leben danach«, oft als »zweites Leben« bezeichnet, interessierte mich als Herzchirurg sehr.

Wurde das Leben nach der Operation wieder lebenswert? Wurde der Warnschuß der Natur verstanden?

In unserer karrieresüchtigen Wohlstandsgesellschaft wird die Gesundheit allzu oft als gegebene Selbstverständlichkeit angesehen. Besonders im jugendlichen Alter ...

Hermann, das Ersatzteillager deines malträtierten Körpers hat sich nun erheblich verringert. Der hoffentlich beachtliche Rest deines Lebens wird vom sorgfältigen Umgang mit der wiedergewonnenen Lebensfreude bestimmt werden.

Nach der zweiten Herzoperation meintest du sarkastisch: »Der Alltag im erlebten Krankenhaus ist ein anderer als jener im inszenierten Krankenhausbetrieb der gängigen Fernsehserien, als der in der medialen und als ideal empfundenen Scheinwelt.

Und überhaupt, zum neuen Buch werden mir gewiß recht ungebührliche Fragen einfallen.«

Ihnen hoffentlich auch.

Ich freue mich schon darauf.

Karl-Friedrich Lindenau
Im Sommer 2005

Warten auf die Herzoperation ist passé

Hermann, auf deine erste Herzoperation im Jahr 1982 mußtest du sechs Monate warten. Nachdem eine Herzkatheteruntersuchung dir zwei lebensbedrohende Engen an den Herzkranzgefäßen offenbarte, folgten genau 176 quälende Tage und Nächte, häufig verkürzten Albträume deinen unruhigen Schlaf. Es gab damals zu wenige herzchirurgische Abteilungen, die bestehenden Zentren waren extrem überfordert. Du hattest großes Glück. Viele deiner Leidensgenossen erlebten die Herzkatheteruntersuchung nicht mehr und verstarben zu Hause vor einem geplanten Eingriff.

Monatelange Wartelisten für Herzoperationen sind heute längst Geschichte. Welche Entwicklung unseres Fachgebietes in den vergangenen 35 Jahren! 1970 begann ich meine herzchirurgische Ausbildung. Ich war zunächst Zeuge, bald Mitgestalter der wohl aufregendsten Epoche der modernen Herzchirurgie, in der entscheidende Fortschritte in der operativen Behandlung von Herzkrankheiten gemacht wurden. Was vor 35 Jahren noch unvorstellbar war, ist heute klinische Routine. Aufregend ist die Entwicklung des für mich auch heute noch außergewöhnlichen medizinischen Spezialgebietes geblieben. Wenn ich an meine Kindheit zum Ausgang der 40er Jahre denke …

»Otto wird nicht lange leben«, diesen Satz hatten wir von den Eltern vernommen. Otto war anders als wir, sah anders aus. Zumeist wurde der recht klein geratene Junge getragen oder im Handwagen durch den Ort gefahren, gelegentlich hockte er vor seinem Elternhaus, das Atmen fiel ihm sichtbar schwer. Seine Augen waren voller dunkelroter Äderchen, die Fingerkuppen kolbenartig verdickt, gleich den Enden von Trommelschlägern. Das auffälligste an dem Jungen war aber seine blau-violette Hautfarbe, im Dorf nannte man ihn daher das »blaue Kind«.

Diese auch für uns Kinder erkennbaren Äußerlichkeiten waren Folgen einer angeborenen komplexen Herzmißbildung, es gelangte zuwenig Blut in die Lunge. Diesen pathophysiologischen Zusammenhang zwischen Blaufärbung von Haut, Schleimhäuten und dem Herzfehler habe ich verständlicherweise erst als Medizinstudent begriffen.

Eines Tages sahen wir Otto nicht mehr, er war gestorben. Die Ärzte in jener Zeit waren machtlos, konnten dem »blauen Jungen« nicht helfen. Ein Fachgebiet Herzchirurgie gab es nicht, operative Eingriffe am Herzen besaßen Seltenheitswert und hatten den Anstrich des Sensationellen.

Ein Fach *Herzchirurgie* suchte man im Vorlesungsverzeichnis meines Medizinstudiums in Leningrad (heute wieder St. Petersburg) und Berlin zu Beginn der 60er Jahre vergebens. Die wenigen Operationen am Herzen wurden in den Hauptvorlesungen der Speziellen Chirurgie abgehandelt, gelegentlich wies man auch im Kolleg der Inneren Medizin darauf hin. Die Internisten taten dies meist mit eher mitleidiger Miene. Ein selbständiges Fachgebiet Herzchirurgie gab es noch nicht. Das Herz war die Domäne der konservativen Inneren Medizin – bis auf den rheumatisch verursachten Mitralklappenfehler, die krankhaft veränderte und zumeist auch verkalkte Herzklappe vor der linken Herzkammer und einige wenige, vorwiegend angeborene Herzfehler. Abwarten statt Intervention lautete die Devise.

Wir Studenten wußten, daß in zunehmendem Maße an einigen Universitätskliniken Herzchirurgie betrieben wurde – für uns waren das spektakuläre Eingriffe. Deutsche Mediziner, einst führend bei der Entwicklung in der Brustkorbchirurgie und Schrittmacher bei den ersten Operationen am schlagenden Herzen, hatten jetzt einen großen Nachholbedarf. Nazizeit und Krieg hatten uns von der internationalen Entwicklung abgeschnitten, Deutschland war auch hier isoliert. Das Zentrum des medizinischen Fortschritts auf diesem Felde hatte sich in die USA verlagert. Als Medizinstudent war ich fasziniert von der Tatsache, daß immer neue operative Eingriffe am Herzen möglich wurden.

Das Herz, ein muskuläres Hohlorgan von etwa 300 Gramm, gleicht mechanisch einer Kolbenpumpe. Die vier Herzklappen (Ventile) gewährleisten eine gerichtete Zirkulation des Blutstromes der in Serie geschalteten zwei Kreislaufbezirke. Das rechte Herz pumpt das Blut zur Sauerstoffanreicherung durch die Lunge (kleiner Kreislauf), das linke Herz befördert das sauerstoffreiche Blut durch den Körper (großer Kreislauf).

Die Leistung der relativ kleinen Blutpumpe ist gewaltig: In einer Minute wird fast die gesamte Blutmenge des Organismus durch den Körper gepumpt, innerhalb eines Tages sind es etwa 7.000 Liter. Beachtlich ist auch die Anpassungsfähigkeit unseres Herzens. Im Bedarfsfall (bei körperlichen und seelischen Belastungen, bei Krankheiten) kann es seine Leistungen um ein Mehrfaches steigern.

Das Herz, das täglich hunderttausendmal schlägt, darf niemals ausruhen. Bereits drei Minuten Herz-Kreislaufstillstand können eine irreparable Schädigung des Gehirns bewirken, die Persönlichkeit Mensch gibt es dann nicht mehr. Es ist daher verständlich, daß die Berührung oder gar eine chirurgische Behandlung des Herzens lange Zeit tabu waren. Fast bis zum Beginn des 20. Jahrhunderts galt das eiserne Prinzip: »Noli me tangere«, also »Rühr mich nicht an!« Die Ärzte befürchteten den sofortigen reflektorischen Stillstand des sich bewegenden Organs und damit seinen Ausfall. Erst mit der erfolgreichen Naht einer Herzstichverletzung beim Gärtnerburschen Wilhelm Justus am 9. September 1896 durch Ludwig Rehn in Frankfurt am Main schwand allmählich die Scheu vor Eingriffen am Herzen. Der Bann war gebrochen: Das Herz war nicht mehr etwas Unberührbares.

Bis in die 50er Jahre wurden Operationen am schlagenden Herzen durchgeführt. Es war die Zeit der sogenannten geschlossenen Herzchirurgie. Die Herz-Lungen-Maschine, der heute sicherste Begleiter des Herzchirurgen, stand noch nicht im Operationssaal. Beabsichtigte Korrekturen hatten daher notgedrungen am sich ständig bewegenden Organ zu erfolgen, das Herz mußte ja weiter pumpen. Wurde das Herz während der Operation verletzt, drohten Verblutungstod oder Schädigungen anderer Organe infolge Sauerstoffnot. In Krisensituationen blieb dem Operateur ohne Unterstützung einer Herz-Lungen-Maschine nur wenig Zeit zum Handeln. Welche Anspannungen und Ängste die Pioniere unseres Fachgebietes damals durchlebten, ist von uns nur zum Teil nachzuempfinden, da heute fast ausschließlich am offenen Herzen, also mit Sicherung durch die Herz-Lungen-Maschine, operiert wird.

Dagegen war einer meiner ersten Eingriffe am Herzen Anfang der 70er Jahre – die instrumentelle Sprengung der verkalkten Mitralklappe (Mitralkommissurotomie) – noch eine typische Operation der geschlossenen Herzchirurgie. Dabei wurde die verengte

Herzklappe (Mitralklappe) zwischen dem linken Vorhof und der linken Herzkammer mit Hilfe eines Spreizgerätes (Dilatator) aufgeweitet. Der Operateur führt dabei seinen rechten Zeigefinger in den linken Vorhof bis zur erkrankten Herzklappe, danach erfolgte die »Sprengung« der Klappe mit dem Instrument, das von der Gegenseite über die Herzspitze eingeführt wurde.

Im Herzen war ich nun ganz auf mich allein gestellt, ich arbeitete sozusagen im Dunkeln. Der Lehrer auf der anderen Seite des Operationstisches konnte nur wenig helfen. Ich ertastete mit dem rechten Zeigefinger, wie die starre Herzklappe sich nur ungenügend öffnete und schloß, und bugsierte parallel dazu mit der linken Hand den Kopf des Spreizgerätes in die Öffnung der erkrankten Herzklappe. Nun wurde vom Assistenten am Instrument die beabsichtigte Spreizweite eingestellt. Alles weitere hing jetzt von mir ab. In dieser Phase der Operation war bei mir der Ausstoß von Streßhormonen auf dem Höhepunkt. Es erfolgte die »Sprengung«. Finger und Instrument wurden aus dem schlagenden Herzen gezogen – ich war erleichtert.

Erst Anfang der 50er Jahre hatte es den entscheidenden Durchbruch in der Herzchirurgie gegeben, der ihre allmähliche Entwicklung bis zum heutigen Standard ermöglichte. Durch Anwendung der Ganzkörperunterkühlung (Hypothermie) oder der Herz-Lungen-Maschine war es nun möglich, die zentrale Blutpumpe kurzzeitig anzuhalten und damit Operationen im Inneren des Herzens unter Sicht durchzuführen.

Obwohl beide Verfahren fast gleichzeitig am Menschen angewandt wurden, ist es heute schwer verständlich, warum die Hypothermie eine anfangs so rasche und weite Verbreitung fand. Erlaubte doch das Unterkühlungsverfahren nur einige wenige Minuten dauernde Kreislaufunterbrechung, um das empfindliche Gehirn nicht irreparabel zu beschädigen. Vielleicht schien damals die Oberflächenkühlung einfacher zu sein als die Anwendung der von vielen Chirurgen anfangs mit Skepsis betrachteten Herz-Lungen-Maschine.

Meine chirurgischen Lehrer erzählten mir, wie sie die Körpertemperatur des Kranken absenkten und anschließend kurze Herzeingriffe durchführten. Der narkotisierte Patient wurde in eine spezielle Badewanne gelegt und regelrecht in Eisstückchen gepackt. Schon das Zerkleinern der Eisblöcke war eine Aufgabe für sich.

Bei der Hypothermie bediente man sich quasi des Prinzips vom Winterschlaf der Tiere. Das ischämiegefährdete Gehirn, das unter normothermen Bedingungen eine Sauerstoffunterbrechung nur etwa drei Minuten schadlos übersteht, kann bei Unterkühlung einen längeren Kreislaufstillstand tolerieren. Während des Stillstandes wurden das Herz eröffnet und einfache Anomalien – beispielsweise ein Loch in der Vorhofscheidewand – korrigiert. Problemlos war das nicht. Der Chirurg stand enorm unter Zeitdruck. Operative Eingriffe unter diesen Bedingungen erforderten daher eine verläßliche Diagnose und flinke Hände. Mit äußerer Körperunterkühlung allein konnten keine komplizierten Herzfehler behoben werden, dazu benötigte man weitere Apparaturen für eine extrakorporale Zirkulation.

1953 erfüllte sich einer der kühnsten Träume der Menschheit – eine Maschine konnte die Funktion von Herz und Lunge ersetzen, eine der größten Innovationen moderner Medizin eroberte die klinische Praxis. Der 1903 in Philadelphia (USA) geborene John H. Gibbon hatte schon in den 30er Jahren aus Glas, Gummi und Metall erste Prototypen einer Herz-Lungen-Maschine gebaut – das Zeitalter der Kunststoffe befand sich damals noch im *Status nascendi*. 1935 überlebte eine Katze mehrere Tage die extrakorporale Zirkulation, Anämie und Hämolyse waren in jener Zeit die lebensbegrenzenden Faktoren, also die Blutarmut und der Zerfall der Blutzellen.

Der Zweite Weltkrieg unterbrach seine Forschungen. Gibbon versorgte Verwundete in einem Feldhospital auf der Insel Neu-Kaledonien im Südpazifik. Nach Kriegsende wurde das Projekt Herz-Lungen-Maschine im großen Maßstab fortgesetzt, Ingenieure von IBM brachten ihr technisches Wissen ein. Am 6. Mai 1953 war es soweit: Für 45 Minuten wurde die 18jährige Cecilia Bavolek an die Gibbon-Maschine angeschlossen, eine Apparatur außerhalb des Körpers übernahm die lebenswichtigen Funktionen von Herz und Lunge. Die junge Frau konnte nach erfolgreichem Verschluß eines Vorhofscheidewanddefektes am 13. Tag nach dem Eingriff das Krankenhaus verlassen.

Gibbon starb selbst an einer Krankheit, die erst dank Einsatzes seiner Herz-Lungen-Maschine operativ behandelt werden konnte. Trotz eines überstandenen Herzinfarktes und heftiger Herzschmerzen ignorierte der fast 70jährige jedoch Empfehlungen seiner Freunde, sich einer Bypassoperation an den Herzkranzgefäßen zu unter-

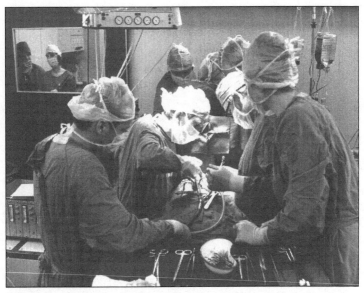

Herzoperation in der Berliner Charité, 1982

ziehen. Jener Mann, dessen bahnbrechende Erfindung bereits unzähligen herzkranken Menschen das Leben gerettet hatte, starb am 5. Februar 1973 an einem erneuten Herzinfarkt. Jeder Tod ist tragisch – dieser hier war es in besonderer Weise.

Mit der klinischen Anwendung der extrakorporalen Zirkulation begann die Ära der modernen Herzchirurgie. Längerdauernde Operationen am stillgelegten Herzen waren nun machbar. Allmählich etablierte sich die Herz-Lungen-Maschine auch in einigen universitären Zentren Deutschlands. Die erste erfolgreiche Operation mit Hilfe einer Herz-Lungen-Maschine in Deutschland gelang Rudolf Zenker am 19. Februar 1958 in Marburg.

Vorreiter der Herzchirurgie in der DDR waren die Leipziger Gruppe um Martin Herbst und ein Kollektiv mit Karl-Ludwig Schober in Halle.

Mittels Oberflächenkühlung des Patientenkörpers wurden seit 1955 in Leipzig Korrekturen von angeborenen Herzfehlern vorgenommen. Am 20. Februar 1962 operierte Herbst erstmalig in der DDR mit Unterstützung der Herz-Lungen-Maschine: Bei einem Jungen wurde ein Loch im Herzinneren, in der Vorhofscheidewand, verschlossen.

Schober hatte in Halle eine Gruppe von Enthusiasten um sich geschart, die gemeinsam mit Prof. Fritz Struß eine Herz-Lungen-Maschine entwickelte, deren technisches Grundkonzept viele Jahre in den fünf Herzzentren der DDR Anwendung finden sollte. Weiterentwickelt (und gebaut) wurden die Herz-Lungen-Maschinen für alle DDR-Herzzentren in Berlin-Friedrichshain, der Außenstelle des Forschungsinstitutes »Manfred von Ardenne«. Devisen waren knapp, Selbsthilfe lautete das Gebot der Stunde, Not machte in der Tat erfinderisch. Physiker, Ingenieure und Techniker unter der Leitung von Dr. Wolfgang Gündel lösten zwangsweise viele Probleme im Alleingang.

Unvergessen in Ost und West bleibt Schobers Verdienst als geistiger Vater des »Halleschen Symposiums über das Operieren mit der Herz-Lungen-Maschine«, das 1964 zum erste Male stattfand. Zunächst war es eine private Zusammenkunft: Schober lud führende Herzchirurgen aus beiden Teilen Deutschlands und des Ostblocks zum Gedankenaustausch und zur freien Diskussion nach Halle an der Saale ein. Später wurde es das offizielle Treffen der *Arbeitsgemeinschaft für Herzchirurgie* bzw. der *Sektion Herzchirurgie* in der Gesellschaft für Chirurgie der DDR.

Karl-Ludwig Schober starb im Alter von 87 Jahren am 11. Oktober 1999.

Die Berliner Charité begann im Jahre 1964 mit Hilfe der Herz-Lungen-Maschine zu operieren. In jener Zeit war ich noch Medizinstudent an der *Alma mater berolinensis*. Nach sieben Semestern Studium am Pawlow-Institut in Leningrad, auf das ich noch ausführlich eingehen werde, setzte ich meine Ausbildung ab Mai 1964 an der Charité fort. Erfolge wie Mißerfolge der damals noch spektakulären Herzchirurgie sprachen sich bis zu uns Studenten herum. Aus heutiger Sicht müssen der Mut und das Durchstehvermögen der Pioniere bewundert werden.

Die Gegner der Herzchirurgie dramatisierten die Unzulänglichkeiten des Anfangs. Natürlich waren die operativen Techniken am Herzen, das Instrumentarium, die Nahtmaterialien und die Herz-Lungen-Maschine sehr verbesserungswürdig. Indikation und Kontraindikation zum herzchirurgischen Eingriff wurden sehr unterschiedlich bewertet, die alles entscheidende Frage in der Chirurgie »Nützt die Operation oder schadet sie eher?« wurde oft konträr beantwortet. Das Vertrauen der Internisten in den neuen operativen

Zweig war eher gering, manche Patienten wurden widerwillig und erst im Endstadium der Erkrankung dem Herzchirurgen überwiesen.

Unter schwierigen äußeren Bedingungen gelang es allmählich, das neue Spezialgebiet im Verband der Mutter-Chirurgie zu etablieren. Erfolg und Rückschlag wechselten einander ab, Unverständnis und Behinderungen von Kollegen benachbarter chirurgischer Disziplinen gesellten sich dazu. Es zeigte sich auch hier, daß der Fortschritt stets im Widerstreit mit konservativen Auffassungen durchgesetzt werden muß.

Die offene Herzchirurgie in jener Zeit war auf den erwachsenen Menschen und größere Kinder ausgerichtet. Instrumente, Nahtmaterial, die Herz-Lungen-Maschine, die operativen Techniken am Herzen und die postoperative Intensivtherapie waren nicht für die Säuglings- und Kleinkinderchirurgie geeignet.

Es bestand zudem noch große Scheu, komplexe Herzmißbildungen bei Kindern zu korrigieren. Die Risiken waren zu groß, die Operationen mit Einsatz der Herz-Lungen-Maschine zu belastend für die kleinen Körper. Vieles hätte zum Beispiel am Herzen von Otto, dem »blauen Jungen« aus meinem Dorf, behoben werden müssen, die Vielfalt der Mißbildungen ist auch für einen medizinischen Laien erkennbar: Der Abgang der Lungenschlagader aus der rechten Herzkammer war verengt und verhinderte somit einen ausreichenden Blutfluß in die Lunge. Die Muskulatur der rechten Herzkammer war verdickt, und große Muskelbalken beeinträchtigten den Blutstrom zur Lungenschlagader. Zwischen den beiden Herzkammern bestand ein großes Loch, und ein Großteil des sauerstoffarmen Blutes floß somit zurück in die linke Herzkammer und weiter in den großen Körperkreislauf. Das Herz, normalerweise streng zweigeteilt, pumpte somit Mischblut, die Körperorgane bekamen nur sauerstoffarmes Blut.

In solchen Fällen erfolgten kleinere operative Eingriffe ohne Herz-Lungen-Maschine, um in einem ersten Schritt, z. B. nur die Lungendurchblutung zu verbessern (Palliativoperation). Im Kurzschluß wurden Körper- und Lungenkreislauf direkt verbunden, d. h. über ein künstlich geschaffenes Loch zwischen zwei herznahen Gefäßen konnte ein Teil des sauerstoffarmen Blutes direkt in die Lunge fließen. Bei dieser Maßnahme blieb das Herz unberührt. Das Prinzip dieser genialen Operation ging auf die Kinderärztin Helen

Taussig und den Chirurgen Alfred Blalock zurück. Es war schon eine Sternstunde für die Herzchirurgie, als diese Großen der Medizin 1941 in Baltimore (USA) zusammentrafen. 1944 führte Blalock die beschriebene arterio-pulmonale Gefäßverbindung (Shunt) in die Klinik ein.

Mit diesen Shunt-Operationen bei Kindern mit Blausucht machte ich als junger Arzt Bekanntschaft. Seit 1967 war ich Assistent der Chirurgischen Klinik der Berliner Charité und arbeitete in den »Heiligen Hallen« der ehemaligen Sauerbruchklinik. Auch als Eleve der Herzchirurgie wurde mir schnell die Problematik dieser Palliativmaßnahmen bewußt. Die direkte Verbindung zwischen Körper- und Lungenkreislauf verminderte unbestritten das Leiden der Kinder. Die anderen Herzmißbildungen blieben aber bestehen, die artifizielle Verbindung zwischen den beiden Gefäßen war nur ein Notbehelf. War das Loch bei diesem Baby zu klein, oder war es etwa zu groß? Genau wußten wir es nicht. Man registrierte aufmerksam, ob der kleine Körper die veränderte Hämodynamik akzeptierte, die ihm Ärzte aufgezwungen hatten. Schließlich fehlten die großen Adaptationsmöglichkeiten des Herzens und die regulierende Funktion des Nervensystems. In jener Zeit waren meine Nachtdienste unruhig, ängstlich achtete ich darauf, daß es bei den kleinen Patienten zu keiner Überflutung der Lunge mit Blut kam. In dieser Situation konnte dann nur ein erneuter operativer Eingriff mit Korrektur unseres Kunstloches größeren Schaden abwenden.

Wir waren daher froh, als allmählich Bedingungen geschaffen wurden, um komplexe Herzmißbildungen unter Zuhilfenahme der extrakorporalen Zirkulation in einer Sitzung zu beheben. Shunt-Operationen erfolgten nur noch in Ausnahmesituationen.

Die Säuglingschirurgie begeisterte mich von Anbeginn. Obwohl zahlenmäßig gering – nur etwa 5 Prozent aller operativen Eingriffe in der Herzchirurgie –, sind die angeborenen Anomalien äußerst variantenreich und erfordern komplizierte Operationstechniken. Im Gegensatz zu den erworbenen Herzfehlern ist ihr Vorkommen relativ konstant. Etwa 6 bis 8 von 1.000 Lebendgeborenen haben einen Herzfehler, aber nicht alle Kinder müssen später operiert werden.

1982 konnte ich mit einem Stipendium der Weltgesundheitsorganisation (WHO) mehrere Herzzentren in den USA besuchen. In Boston lernte ich Aldo Castañeda kennen, einen der Wegbereiter der modernen Säuglingsherzchirurgie. Er verbrachte seine Jugendzeit in Deutschland. Während der Tätigkeit im *Boston Children's Hospital* wurde er zu einem Verfechter der Frühoperation. Durch Verfeinerung der Operationstechnik und Anwendung spezieller Verfahren bei der extrakorporalen Zirkulation erzielte Castañeda exzellente Operationsergebnisse. Es war schon erstaunlich zu erleben, wie neu- oder frühgeborene Kinder mit einem Körpergewicht zwischen 2.000 und 4.000 Gramm unter Einsatz einer speziellen Herz-Lungen-Maschine erfolgreich operiert wurden. Den kleinen Körper sah man fast nicht angesichts der vielen Apparate. Mit Hilfe dieser Technik wurde der Säuglingskörper bis auf 25 Grad abgekühlt. Dann wurde die Blutpumpe abgestellt. Kreislaufstillstand. Die Schläuche für die Herz-Lungen-Maschine wurden entfernt, das Operationsfeld war blutleer. Mit »zarten« Instrumenten erfolgte nun die Korrektur am etwa wallnußgroßen Herzen. Die Chirurgen benutzen dabei Lupenbrillen, um die Defekte überhaupt zu erkennen.

Nach etwa 30 Minuten Kreislaufstillstand begann die Wiedererwärmung des Organismus. Der erste Zacken am Monitor verkündete die Rückkehr des Lebens. Der Eingriff war erfolgreich beendet. Diese damals noch nicht von allen Herzchirurgen akzeptierte Philosophie Castañedas, daß angeborene Herzfehler bereits im Neugeborenen- und Säuglingsalter korrigiert werden müßten, hat mich in meiner weiteren herzchirurgischen Tätigkeit entscheidend beeinflußt. Die Säuglingsherzchirurgie sollte ein klinischer Schwerpunkt während meiner Leipziger Zeit werden. In jenen Jahren haben wir mehr als 1.000 Patienten mit angeborenen Herzfehlern operiert.

Gegenwärtig sind Korrekturen komplexer Herzanomalien im Neugeborenen- und Säuglingsalter bereits Routine, die vielfältigen Formen angeborener Herzmißbildungen werden unter Einsatz der Herz-Lungen-Maschine in speziellen herzchirurgischen Einrichtungen behandelt. Die vorgeburtliche Ultraschalluntersuchung offenbart krankhafte Herzveränderungen bereits im Mutterleib, die frühzeitige Behandlung kann somit enorm verbessert werden.

Neu ist inzwischen eine Patientengruppe, die es in dieser Größenordnung bis in die 80er Jahre hinein nicht gab, nicht geben konnte: Erwachsene mit einem operierten angeborenen Herzfehler. Von etwa 7.000 jährlich in Deutschland geborenen Kindern mit Herz- und Gefäßanomalien erreichen etwa 90 % das Erwachsenenalter. Dann wollen sie folgerichtig auch teilhaben an den Freuden und Leiden dieses Lebensabschnittes: Herzkranke Frauen zum Bespiel möchten Kinder gebären, was in den meisten Fällen auch möglich ist. Besonderheiten im Berufs- und Alltagsleben, sportliche Aktivitäten sind zu berücksichtigen.

Die Mehrzahl der betroffenen Kinder, Jugendlichen und Erwachsenen bedarf einer lebenslangen Überwachung. Einige Herzfehler bleiben auch nach der Operation kritisch – Extremsportarten sind daher nicht erlaubt.

Trotz hervorragender Erfolge in der Kinderherzchirurgie können nicht alle Probleme mit dem Messer gelöst werden. Medikamentöse Dauerbehandlung, aber auch erneute operative Eingriffe sind eventuell notwendig. Im Unterschied zu den erworbenen Herzleiden, die sich bevorzugt im reifen Lebensalter einstellen, benötigt die heranwachsende Population dieser Herzkranken eine lebenslange facharztübergreifende Überwachung, eine Betreuung vom Säugling bis zum Greis ist erforderlich.

Im Kampf gegen den Herzinfarkt

Persönliches Leid und sozialer Absturz befinden sich im Gefolge unserer Wohlstandskrankheit Herzinfarkt, unverändert schwebt das Damoklesschwert »plötzlicher Herztod« über jedem. Heute gibt es aber ein umfangreiches Arsenal von Medikamenten und Verfahren, um der sogenannten Arterienverkalkung des Herzens, der Koronarsklerose, wirksam begegnen zu können. Bypassoperation und Herzkathetereingriffe haben eine Wende des schicksalhaften Krankheitsverlaufes herbeigeführt.

Zu meiner Studentenzeit wurde ein Herzinfarktpatient ins Bett gelegt und die Erkrankung mehr oder weniger als schicksalhaft ablaufend angesehen. Bei strenger Bettruhe über mehrere Wochen wartete man ab, der Ausgang des Herzinfarktes gestaltete sich wie Russisches Roulette: Hatte der Patient Glück, überlebte er, hatte er dagegen Pech …

Die ärztlichen Maßnahmen zur Verhütung und Behandlung des Herzinfarktes waren aus heutiger Sicht dilettantisch, die verfügbaren Pharmaka und operativen Methoden wenig erfolgreich. Engen oder Verschlüsse an den betroffenen Herzkranzgefäßen konnten beim Kranken nicht lokalisiert werden, erst der Pathologe demonstrierte uns bei der Sektion des Verstorbenen das Ausmaß der Arterienverkalkung. Die Internisten gaben sich große Mühe, medikamentös das Herz bei seiner Arbeit als Blutpumpe zu entlasten. Die Chirurgen versuchten mit recht verwegenen Eingriffen die Durchblutung des Herzens zu verbessern. So streute man z. B. Talgkrümel in den Herzbeutel oder nähte den großen Brustmuskel oder gar die benachbarte Lunge an das Herz. Mit solchen Maßnahmen sollte die Bildung neuer Gefäße angeregt und somit der geschädigte Herzmuskel besser durchblutet werden. Damit erfolgte aber nur eine unzureichende Revaskularisation, das eigentliche Infarktgefäß blieb unberührt.

Als wirkungsvollste Prozedur erwies sich die Mammaria-Implantation. Im Jahr 1946 pflanzte der kanadische Chirurg Vineberg die innere Brustwandarterie, die Mammaria, in den linken Herzmuskel eines herzkranken Menschen; das Blut floß somit direkt in die Wand der linken Herzkammer. In der Folgezeit bildete sich ein feines Kapillarnetz zwischen dem implantierten Gefäß und der sauerstoffbedürftigen Herzwand. Davon konnte ich mich als junger Arzt bei mehreren derart operierten Patienten überzeugen.

Aber auch diese Maßnahme erwies sich als nicht zukunftsträchtig, sie konnte den Ausfall der großen Herzkranzgefäße nicht kompensieren.

Erst mit der Bypassoperation wurde das erste erfolgreiche Verfahren im Kampf gegen die koronare Herzkrankheit eingeführt, ein Umdenken begann. Der argentinische Arzt René Favaloro legte erstmals im Jahre 1967 an der Cleveland-Klinik (USA) bei einer 51jährigen Frau einen Bypass mittels der körpereigenen Beinvene an die verschlossene rechte Herzkranzarterie. Das Venentransplantat leitete das Blut von der Hauptschlagader direkt in die Herzkranzarterie unterhalb ihres Verschlusses. Nun erhielt das Herz in diesem Areal wieder ausreichend Blut. Der Name Favaloro ging um die Welt.

International unbemerkt blieben dagegen die Arbeiten von Vassilij Ivanovitsch Kolesov. In Leningrad entwickelte der zierliche Mann mit Goldbrille und leiser, fast flüsternder Stimme ein Operationsverfahren, das die spätere Koronarchirurgie revolutionieren sollte. Als Medizinstudent lernte ich diesen bedeutenden Arzt kennen, er war bis 1964 einer meiner Hochschullehrer am Pawlow-Institut in der Stadt an der Newa.

Im Herbst 1962 begegnete ich Kolesov zum ersten Male. Seit dem 4. Semester arbeitete ich im fakultativen Studenzirkel der

Kolesov-Klinik. Wir Studenten durften bereits frühzeitig bei Operationen assistieren und konnten kleinere wissenschaftliche Fragestellungen unter Anleitungen bearbeiten. Für meine Thematik – ich untersuchte die Wirksamkeit von Antikrebsmitteln bei direkter Applikation in das regionale Blutgefäßsystem – waren einige Tierversuche an Hunden notwendig. In jener Zeit war es noch statthaft, unbegrenzt Tierversuche durchzuführen. Tierschutzvereine oder Proteste gegen experimentelle Untersuchungen an Hunden und Schweinen gab es nicht und waren bis dato auch nicht vorstellbar.

Ich war in einem Nebengelaß der weiträumigen Experimentalabteilung mit meinem Versuchsaufbau beschäftigt, als in den anderen Räumen plötzlich eine geschäftige Unruhe aufkam. »Kolesov kommt«, hörte ich rufen. Ich ging in den großen Operationsraum und sah, wie der Chefchirurg eine Herzoperation durchführte. Am schlagenden Herzen des narkotisierten und beatmeten Schäferhundes vereinigte er das Ende der inneren Brustwandarterie (Mammaria), die er zuvor von der Innenseite der Brustwand abgelöst hatte, mit einem Herzkranzgefäß.

Warum dieser für mich recht abenteuerliche Eingriff? Schließlich faßte ich Mut und fragte: »Vassilij Ivanovitsch, was wollen Sie damit erreichen?« (In Rußland wurden Hochschullehrer nicht mit ihrem Titel, sondern, wie in der offiziellen Umgangsform üblich, mit Vor- und Vatersnamen angeredet).

Noch heute spüre ich den überraschten Blick durch die randlosen Brillengläser. »Wir müssen endlich den Herzinfarkt bekämpfen, und daß kann man nur mit einer direkten Vereinigung von Mammaria und dem betroffenen Koronargefäß«, lautete seine kurze wie selbstbewußte Antwort.

Ich bekenne, den Weitblick dieses Wissenschaftlers habe ich damals nicht erfaßt, die Folgen seiner genialen Idee für Millionen von Herzkranken nicht ahnen können.

1964, also bereits drei Jahre *vor* der Pioniertat Favaloros, inaugurierte Kolesov seine Operationsmethode beim Menschen.

1971 hatte ich erneut Gelegenheit, diesen russischen Chirurgen zu erleben, diesmal im Operationssaal seiner Klinik. Ich weilte in Leningrad, um die spezielle Operationstechnik des Mammariabypass zu studieren. Weltweit wurden inzwischen in zunehmendem Maße Bypassoperationen durchgeführt, als Umgehungsgefäß dienten aber fast ausschließlich Beinvenen.

Beeindruckend für mich waren die einfachen Voraussetzungen, unter denen Kolesov operierte. Es gab keine Herz-Lungen-Maschine. Die Lokalisation der Herzkranzgefäßveränderungen wurden am schlagenden Herzen mit dem Finger bestimmt, nachdem präoperativ durch spezielle EKG-Untersuchungen festgestellt worden war, ob man die krankhaften Gefäßstellen an der Vorder-, Seiten- oder Hinterwand des Herzens suchen mußte. Die gezielte Darstellung der Herzkranzgefäße mittels Herzkatheter und Kontrastmittel, eine *Conditio sine qua non* zur Operation für uns Chirurgen, war damals in Leningrad noch nicht möglich. Die Vereinigung der zarten Mammaria-Arterie mit dem betroffenen Herzkranzgefäß erfolgte mit einem speziellen Nähapparat in End-zu-End-Technik am schlagenden Herzen. Ich hätte nicht den Mut gehabt, unter diesen Bedingungen zu operieren.

In der DDR erfolgte die erste Bypassoperation am 16. Juni 1971. Sie wurde von der Gruppe um Harry Warnke vorgenommen. Damit stieß die Berliner Charité zu jenen Kliniken in Europa, die bereits das segensreiche operative Verfahren zur Bekämpfung des Herzinfarktes anwandten.

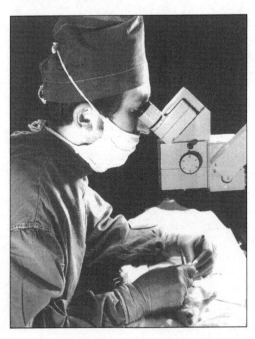

Operation bei einer Ratte zu Forschungszwecken

28

René Favaloro, sein Erfinder, beendete am 29. Juli 2000 in Buenos Aires sein Leben durch einen Schuß in die Brust. »Ich bin müde zu kämpfen, zu kämpfen und gegen den Wind anzurennen«, schrieb er in seinem Abschiedsbrief. Schulden und die Verbitterung über eine »immer ungerechtere Gesellschaft« trieben ihn zum Selbstmord. Ein Großer der Herzchirurgie, dessen Methode weltweit inzwischen millionenfach angewandt wurde und damit Unzähligen das Leben rettete, wollte das eigene Leben nicht behalten.

Heute sind Bypassoperationen die häufigsten Eingriffe unseres Fachgebietes, Herzchirurgen sind nun vorwiegend Koronarchirurgen. Die Mammaria hat die Vene überholt, sie ist ohne Zweifel das Bypassgefäß der ersten Wahl geworden. Es werden auch Bypassoperationen am schlagenden Herzen ausgeführt – ohne Herz-Lungen-Maschine. Vereinzelt kommen schon Nähapparate zum Einsatz. Die Visionen Kolesovs sind Wirklichkeit.

Eine exemplarische Krankengeschichte

Die Wege, die ein potentieller Patient geht, bevor er den herzchirurgischen Operationssaal erreicht, sind sehr verschieden. Wenngleich alle Symptome unter zusammenfassenden Begriffen medizinisch benannt werden können (z. B. Angina pectoris, Brustenge, drohender Infarkt, Herzinfarkt), verbirgt sich hinter jedem Kranken ein spezifisches Schicksal, das zu seinem Herzleiden führte. Für alle künftigen Patienten (oder besser: damit sie keine werden) gebe ich die Geschichte eines von mir 1982 operierten Koronarpatienten ausführlich wieder. Darin werden nämlich die ersten Anzeichen, das Erscheinungsbild sowie einige Hauptursachen der »Zivilisationsseuche unserer Epoche«, der Herzkranzgefäßverkalkung, deutlich.

»Die für uns relativ glückliche Kindheit war jäh zu Ende, als wir – keine 16 Jahre alt – Ende 1944, Anfang 1945 zum Volkssturm und damit in den Krieg mußten. Mit unseren Phantasieuniformen sahen wir zwar nicht zum Fürchten aus, aber sie verliehen uns den Status von Erwachsenen, auf deren starken Schultern die Geschicke Deutschlands ruhten. Zu essen gab es wenig, um so reichlicher Zigaretten und Tabak. Nach den ersten Rauchversuchen erbrachen wir uns über dem ›Donnerbalken‹ oder saßen mit grünem Gesicht auf demselben. Aber als künftige Helden hielten wir durch.

Ich habe den Krieg überlebt. Das war das erste Wunder. Mit

dem Rauch der letzten heereseigenen Zigarette im Mai 1945 war jedoch eine Sucht manifestiert, die 35 Jahre lang meine ständige Begleiterin war. Gründe fanden sich immer, sie sich und anderen als notwendig zu erklären. Ob erfolgreich oder enttäuscht, ob satt oder hungrig, ob heiter oder traurig – jede Gemütsregung mußte herhalten, das Rauchen zu begründen. Wenn wir in fröhlicher Ausgelassenheit nach einer gelungenen Arbeit ordentlich einen über den Durst tranken, wurde der Zigarettenkonsum verdoppelt oder verdreifacht.

Aufklärung über die Schädlichkeit des Rauchens gab es kaum. Anfang der 60er Jahre konnte ich die Anzeichen meines Unwohlseins nicht deuten. Ich hatte das Gefühl einer beginnenden Bronchitis. Atemnot ließ mich frühmorgens nur schleppenden Schrittes meiner Arbeit zustreben. Der mich behandelnde Arzt fragte, ob ich nicht etwas Tabak für sein seit Tagen erkaltetes Pfeiflein hätte. Ich müsse ja für ein paar Tage pausieren.

Schließlich wurde ich in B. in ein Krankenhaus eingewiesen. Bei guter medizinischer und therapeutischer Behandlung, ohne Alkohol und geringem Zigarettenverbrauch verflüchtigten sich in kürzester Zeit meine Beschwerden. Während des Trainings in einer Wintersportgruppe wurde mir allerdings bei bestimmten Übungen – z. B. in die Hocke fallen, dann blitzschnell strecken – schwindelig und übel.

Ich kann mich an drei weitere Begebenheiten erinnern.

Es passierte immer außerhalb meines Wohnortes und jeweils in anderen Klimazonen. Ich verspürte plötzlich ein Reißen in der Brust. Mir wurde übel, ich mußte mich setzen. Nach wenigen Minuten war ich wieder Herr meiner Sinne. Einmal wurde dieser Zustand durch eine unangenehme Nachricht ausgelöst, ein anderesmal gab ich der übergroßen Hitze die Schuld. Bei keiner dieser Begebenheiten ließ ich jedoch die Angst zu, es könne etwas Schreckliches mit mir geschehen sein. (Die später erfolgte Darstellung der Herzkranzgefäße zeigte deutlich drei Verschlüsse, die man vielleicht als ›stille‹ Infarkte bezeichnen könnte.)

Die letzte und dritte Begebenheit dieser Art ereilte mich am Arbeitsplatz. Wenige Jahre zuvor hatte ich das Rauchen aufgegeben, zu spät, wie sich herausstellte. Mir wurde schwindlig, ein Dröhnen in den Ohren machte es unmöglich, mich mit den im Raum Anwesenden zu verständigen, das Herz stolperte in unregelmäßigen

Rhythmus. Brustschmerzen erschwerten das Atmen. So begab ich mich wiederum in die Hand des Arztes.

Eine Bypassoperation schenkte mir ein zweites Leben. Die Empfehlungen, die mir mit auf den Weg gegeben wurde, beachte ich bis heute: Vermeide, was dich krank gemacht hat, bewege dich viel an frischer Luft. Gehe in Maßen deinen sportlichen Vergnügungen nach und krankhaftem Stress aus dem Wege. Versuche mit dir selbst und deinen Mitmenschen in Frieden zu leben. Beschäftige dich nicht ausschließlich mit jenen Gebrechen dieser Welt, die du nicht ändern kannst. Versuche freundlich zu sein, und lache dich – wenn möglich, im Kreise deiner Familie und Freunde – gesund. Geh' Kummer aus dem Weg und ab und zu zum Arzt.«

Ende der 70er Jahre geschah etwas Unvorstellbares für uns Chirurgen – es wurde nun möglich, Eingriffe am Herzen ohne Operationen durchzuführen. Bei geschlossenem Brustkorb am schlagenden Herzen des wachen Patienten konnten die Stenosen (Engen) an den Herzkranzgefäßen beseitigt werden. Der Herzkatheter, bislang ein rein diagnostisches Instrument, erfuhr seine Weiterentwicklung zum Therapeutikum. Es war die geniale Idee des deutschen Arztes Andreas Grüntzing, den Herzkatheter an der Spitze mit einem Ballon zu versehen und die schon mögliche longitutinale Kraftentwicklung mit Katheter in den Gefäßen in eine transversale umzusetzen, also die Gefäßenge aufzudehnen.

Ich begegnete Grüntzing im November 1976 im Tierlabor des Kantonspitals Zürich, es war ein zufälliges Zusammentreffen bei der Besichtigung des Krankenhauses. Mein Interesse galt einem speziellen Operationsverfahren für eine angeborene komplexe Herzanomalie, das der chirurgische Chef Å. Senning entwickelt hatte. Auf die Versuchsanordnung des jungen Arztes in der Experimentalabteilung schaute ich eher mitleidig, eine Sternstunde im Kampf gegen den Herzinfarkt erwartete ich keinesfalls.

An die Gespräche mit Andreas erinnerte ich mich wieder, als sein Name um die Welt ging. Im September 1977 hatte der damals 37jährige Kardiologe eine Ballondilatation bei einem Patienten in Zürich vorgenommen. Der Herzkatheter wurde mit dem erschlafften Ballon in die Gefäßenge positioniert und durch Aufblasen mit Überdruck das störende krankhafte Gewebe (Arteriosklerose) verdrängt. Das Blut floß nun wieder ungehindert durch das Herzkranzgefäß, der Patient war frei von Beschwerden. Skepsis und Ablehnung bei uns Chirurgen, aber auch bei einigen Kardiologen waren die ersten Reaktionen auf diese »Katheteroperation«. Wohin mit dem weggedrückten Material, fragten wir, werden dadurch nicht wieder andere Gefäße verstopft? Die extreme Dehnung bewirkte eine artifizielle Verletzung der Herzkranzgefäße – würde deren Verheilung nicht zu Narbenbildung und somit durch Schrumpfung des Gewebes zu einer erneuten Verengung (Restenose) in den Koronararterien führen? Also, warum nicht sofort operieren?

Der Siegeszug der Ballondilatation war aber nicht aufzuhalten. Weiterentwickelt und verfeinert übersteigt diese kardiologische Prozedur heute bei weitem die Anzahl der Bypassoperationen. Dem Kranken ist der kurzzeitige Kathetereingriff natürlich angenehmer als eine große Herzoperation. Dies ist zweifelsohne nachzuempfinden. Auch ich würde als Patient eine »Herzkatheteroperation« dem chirurgischen Eingriff vorziehen, sollten bei mir für Kathetermanipulationen günstig gelegene Engen an den Herzkranzgefäßen diagnostiziert werden. Keine Eröffnung des Brustkorbes, kein längerer, von Schmerzen begleiteter Aufenthalt in der Klinik und die baldige Rückkehr ins »normale« Leben sprechen *für* den Ballonkatheter. Inzwischen wissen wir aber auch, daß Gefäßengen häufiger als nach Herzoperationen auftreten – wiederholte Dilatationen und chirurgische Eingriffe sind daher vorprogrammiert. Nicht alle Gefäßengen sind überdies für die Katheteroperation geeignet – der Koronarchirurg ist noch nicht überflüssig.

Gleichwohl: Keine Entwicklung hat die Kardiologie in den letzten Jahrzehnten so weitergebracht wie die Ballondilatation, sie gehört ohne Zweifel zu den wichtigsten Entdeckungen dieses Fachgebietes im 20. Jahrhundert. Andreas Grüntzing hätte den Nobelpreis verdient! Ein tragischer Unfall im Jahr 1985 beendete vorzeitig das Leben dieses außergewöhnlichen Mediziners.

Gegenwärtig wetteifern Kardiologen und Chirurgen um die Gunst des koronarkranken Menschen, sie suchen nach effektiven Verfahren, die nicht nur für lange Zeit die Herzdurchblutung verbessern, sondern auch patientenfreundlich sind. Sie sollen schmerzarm, atraumatisch, kosmetisch, risikoarm, wenig belastend und kostengünstig sein.

Der Kampf um den Patienten hat sich verschärft.

Ein Umdenken beim chirurgisch-operativen Vorgehen soll den *Komfort* für die leidenden Menschen erhöhen. Der operative Zugang zum Herzen wurde kleiner, bei vielen Patienten ist die Herz-Lungen-Maschine nicht mehr notwendig. Koronarchirurgie am schlagenden Herzen, in den 60er und 70er Jahren von Kolesov in Leningrad praktiziert, ist inzwischen Alltag. »Knopfloch-Chirurgie«, »zunehmender Einsatz der minimal-invasiven Chirurgie«, »schmerzarme Chirurgie« lauten die Headlines in Medien und auf Fachkongressen. »Minimal-invasive Therapie«, ergänzt durch die Anwendung von Telemanipulatoren, von sogenannten Robotern, nennt man die umfassendste Innovation der Herzchirurgie der neueren Zeit. Medienwirksame Parolen wie »kleiner Schnitt – geringes Trauma« sind eingängig. Versprechungen dieser Art wecken bei kranken Menschen hohe, zu hohe Erwartungen. Wunschvorstellungen werden naturgemäß mit Machbarem vermischt. In der Herzchirurgie sind zur Zeit die Ärzte der »alten« und »neuen« Welt vereint – die meist jüngeren Minimalisten und die älteren Konservativen. Es ist ein Streit über den endgültigen Stellenwert der neuen Techniken entbrannt, es wird über deren Nutzen und Komplikationen gestritten.

»Die neuen Methoden müßten sich zunächst an der Qualität etablierter Verfahren messen lassen«, meinte Prof. R. Körfer, Chef in Bad Oeyenhausen, einer der größten Herzkliniken Europas. »Es geht ja um den Patienten und nicht darum, ob ich in die Zeitung komme«, äußerte er sich kritisch in der Hamburger *Zeit* am 24. Juli 2003.

Druck der Industrie, aber auch sichtbare Profilsucht einiger Operateure sollten nicht zur kritiklosen Anwendung der Knopflochchirurgie führen, der kosmetische Aspekt darf niemals vor der Sicherheit des operativen Eingriffes rangieren. Ein übersichtliches Operationsfeld ist für mich nach wie vor eine maßgebendeVoraussetzung für das gute chirurgische Ergebnis. Eine lebensbedrohende Herzkrankheit hat einen anderen Stellenwert als die recht subjektiv empfundenen »Schönheitsfehler« wie Doppelkinn, Fettbauch oder zu große bzw. zu kleine Brüste.

Ich bin neugierig darauf, wie künftig der Behandler koronarer Herzkrankheiten aussehen wird. Wird es noch zu unterscheiden sein, ob ein invasiv tätiger Kardiologe oder ein endoskopisch operierender Chirurg den Patienten behandelt? Kommt es zu einer wirklichen Symbiose, oder wird die Herzchirurgie zum Dienstleister der Kardiologen? Werden beide Fachkollegen den Roboter steuern, mit dem Joystick das Herz therapieren, oder wird es in einigen Jahrzehnten nur noch einen Facharzt geben, den »Koronartherapeuten«, der beide Teilgebiete in sich vereint? Spannend ist das schon!

Ein neues Herz

Wohl kaum eine Nachricht aus der Welt der Medizin bewegt Menschen so wie die über eine Herztransplantation, vom Austausch des funktionsuntüchtigen Organs mit dem Herzen eines anderen Menschen, eines Toten. Der »Mythos Herz« ist fern wissenschaftlichen Denkens und jeder Logik. Dem Herzen wurde seit jeher in der Kulturgeschichte eine zentrale Rolle zugeschrieben, es repräsentierte die »Seele«. So verblieb im alten Ägypten nur das Herz im Leichnam, die übrigen Organe einschließlich des Gehirns wurden separat bestattet.

Unvergessen ist für mich das Jahr 1967. Als Lehrling der Chirurgie erfuhr ich, daß der 45jährige Christiaan Barnard, der Sohn eines burischen Predigers in Kapstadt (Südafrika) in der Nacht vom 2. auf den 3. Dezember die erste Herztransplantation mit einem menschlichen Spender durchgeführt hatte. Der 55 Jahre alte Louis Washkansky im Groote-Schuur-Krankenhaus war der erste Mensch, der mit einem fremden Herzen 18 Tage lebte, mit dem Herzen der Denise Darvall, die zuvor tödlich verunglückt war. Die Größenverhältnisse der beiden Herzen beschrieb der Operateur selbst: »An die Stelle seines großen Herzens haben wir das kleinere der 25jährigen eingesetzt. Da ist ein großes Loch in seiner Brust geblieben …«

Aus dem Operationsprotokoll dieser ersten erfolgreichen humanen Herzverpflanzung ist zu entnehmen, daß das neue Herz nicht sofort seine Funktion aufnahm. Zweimal mußte erneut die Herz-Lungen-Maschine angeschaltet werden. Allmählich schlug das fremde Herz regelmäßig. »Jesus, dit gaan werk« (Jesus, es arbeitet), soll Barnard ausgerufen haben.

Auch Anne Washkansky war später erleichtert, als ihr Mann sie beim Aufwachen mit »Guten Tag, Kleine!« begrüßte. Sie hatte, wie viele ihrer Zeitgenossen, befürchtet, das neue Herz könne ihren Mann psychisch verändern.

Mit jenem spektakulären Eingriff im Dezember 1967 wurde der Chirurg Christiaan Barnard zu einem der populärsten Mediziner seiner Zeit und weltweit zum Liebling der Frauen und der Medien.

Dieses aufregende Ereignis der Herzchirurgie fand auch in der Kunst ihren Niederschlag. Beeindruckend für mich war insbesondere das Gemälde von Günther Helmuth, der unmittelbar nach der erfolgreich verlaufenen Herztransplantation in Kapstadt an dem Zahnarzt Philip Blaiberg am 2. Januar 1968 das Bild malte: »Der erste Mensch, der sein Herz betrachtet«. Es ist faszinierend für den Beschauer des Kunstwerkes, wie mit weit aufgerissenen Augen ein Mensch sein eigenes, krankes Herz, welches sich in einem Glas befindet, betrachtet.

Herztransplantationen lösten eine große Diskussion aus, in Teilen der Weltöffentlichkeit erreichte sie Ausmaße der Hysterie. Insbesondere ethische Aspekte erhitzten die Gemüter, manche Ärzte hielten die Herztransplantation für Gotteslästerung.

Obgleich in den sozialistischen Ländern die religiöse Seite keine Rolle spielte, gab es auch dort hinlänglich Vorbehalte. Der sowjetische Gesundheitsminister Boris W. Petrovskij, selbst ein Herzchirurg, war ein entschiedener Gegner der Herztransplantation. 1973, ich hospitierte in jenem Jahr in seiner Klinik in Moskau, äußerte er mir gegenüber seine ernsten Bedenken zur Übertragung menschlicher Herzen. Petrovskij glaubte, daß das Kunstherz erfolgversprechender sei als die Transplantation.

Nach anfänglicher Euphorie wurde es still um die Herztransplantation, Abstoßungsprobleme mit dem fremden Organ waren daran schuld. Erst Anfang der 80er Jahre kam es weltweit zum Aufschwung der Herzverpflanzung. Neue Medikamente verhinderten nun die Organabstoßung, und die vor allem in Deutschland weiterentwickelte unblutige (nichtinvasive) Abstoßungsdiagnostik ermöglichte es, frühzeitig auf solche Reaktionen des Körpers zu reagieren.

Wir führten in Leipzig im Herbst 1986 die erste Herztransplantation durch. Die Charité, die bereits im Juni jenes Jahres diese Organverpflanzung vorgenommen hatte, und unsere Klinik blieben die einzigen Herztransplantationszentren der DDR.

Die Herztransplantation ist für den Chirurgen ein emotional sehr bewegendes Ereignis. Man schaut nach Entfernung des kranken Herzens in einen fast leeren Brustkorb und weiß, daß dieser

Mensch nach dem operativen Eingriff wieder normal weiterleben wird, wenn man ihm ein »neues Herz« einpflanzt. Man hat es in der Hand. Besonders spannend ist der Moment, wenn das vollständig eingenähte »neue Herz« seine ersten Zuckungen macht und schließlich zu schlagen beginnt.

Besonders die Herztransplantation beim damals 35jährigen Hans-Jürgen Ludewig ist für mich unvergeßlich. Er kam aus der Nähe meines Geburtsortes Schönewalde und war der Schwiegersohn jenes Pfarrers, der mich im Kriegsjahr 1941 getauft hatte. Die Herzverpflanzung erfolgte in einer unruhigen Zeit – es war der 13. Januar 1990. Seit Öffnung der Grenze vor zwei Monaten hatte sich der Exodus Richtung Westen dramatisch beschleunigt. Viele Mitarbeiter hatten unsere Klinik verlassen und damit die Patienten im Stich gelassen, die Mannschaft war daher bei der Operation nicht mehr komplett.

Der operative Eingriff verlief erfolgreich. Bis zum heutigen Tag besteht ein enger Kontakt zu Herrn Ludewig, den 15. Jahrestag seines neuen Lebens haben wir unlängst gefeiert. Seine ultimative Forderung »Ich will leben!« half mir später, Ludewig gab mir Kraft beim Neubeginn 1992 im Westen Deutschlands.

Heute ist die Herzverpflanzung ein etabliertes Verfahren, in den dafür ausgewiesenen Zentren gilt sie als Routinemaßnahme. Durch ständige medizinische Fortschritte hat sich die Lebensqualität der Patienten erheblich verbessert. Das Überleben kostet jedoch einen hohen Preis: Dauernde medikamentöse Behandlung mit immunsuppressiven Präparaten und häufige Kontrolluntersuchungen führen zu Einschränkungen von sozialen und Freizeitaktivitäten.

Bis zum heutigen Tag ist auch die Spenderproblematik voller Emotionen. Für die medizinischen Laien ist oft nicht zu erfassen, daß ein Mensch schon tot ist, obwohl das Herz noch schlägt, er sieht nicht, wo genau die Grenze zwischen Leben und Tod verläuft. Häufig sind es gesunde Jugendliche, deren unerwarteter Tod einem kranken fremden Menschen zum Weiterleben verhilft. Bei den nächsten Angehörigen des Spenders kann diese Vorstellung zwiespältige Gefühle auslösen. Ich kann das nachempfinden.

In der Nacht vom 25. zum 26. August 1989 verunglückte mein 25jähriger Sohn Thomas, der Unfall bewirkte ein schweres Schädel-Hirn-Trauma. Mehrere Tage lag Thomas im tiefen Koma in einem Berliner Krankenhaus. In jener Zeit warteten wir in Leipzig auf

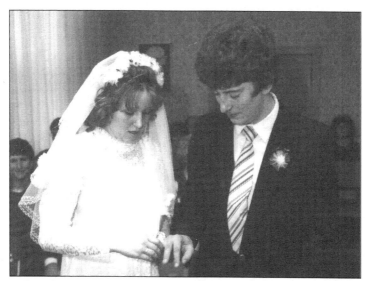

Sohn Thomas bei seiner Trauung, 1984

Spenderherzen, mehrere schwerstkranke Patienten, den nahen Tod vor Augen, hofften, daß rechtzeitig ein gesundes Herz zur Verfügung stehen würde. Da wurde unserer Einrichtung ein eventueller Spender aus Berlin gemeldet. Diese Mitteilung wurde mir verheimlicht, ich erfuhr erst Wochen später von diesem Fakt. Thomas verstarb am 3. September 1989.

Wie hätte ich gehandelt, wenn ich vor die Entscheidung gestellt worden wäre, erstens die Maschine abzustellen, zweitens das Herz meines Sohnes für die Transplantation freizugeben und drittens dieses vielleicht sogar wissentlich selbst noch verpflanzen zu müssen? Posthum darauf eine Antwort zu geben, ist leichter und bleibt dennoch Theorie. Aber ich hätte nicht abgelehnt, hätte meine Zustimmung gegeben.

Ich bekenne, ich war erleichtert, daß mir diese Entscheidung abgenommen worden ist. Es blieb mir erspart, das Herz meines Sohnes zu transplantieren.

Auch die erste erfolgreiche Einpflanzung eines Kunstherzens erregte die Gemüter, bewirkte heftige öffentliche Debatten. 15 Jahre später, fast auf den Tag genau nach der ersten Herztransplantation in Südafrika, verlängerte eine Apparatur dem 61jährigen pensionierten

Zahnarzt Barney Clark in Salt Lake City (USA) für 100 Tage das Leben. Viele Menschen sahen im Herzen nicht nur die nimmermüde Blutpumpe unseres Körpers, sondern betrachteten es auch als Hort von Leid und Schmerz, Haß und Liebe. »Wird er mich noch lieben können?«, soll die Ehefrau des Zahnarztes gefragt haben. Clark war totkrank, er konnte sich nicht fortbewegen, das Essen fiel ihm schwer. Auch Clark hatte Ängste. Als er den großen Apparat sah, angetrieben von einem Luftkompressor mit einem Gewicht von etwa 180 kg, nahm er vorerst Abstand von dem Eingriff. Doch der klinische Zustand des Patienten verschlechterte sich dramatisch, und William DeVries wagte mit seinem Team im Medizinischen Zentrum der Universität Utah in Salt Lake City die aufsehenerregende Operation. In den frühen Morgenstunden des 2. Dezember 1982 war Clark mit seinem künstlichen Herzen über Schläuche mit der kühlschrankgroßen Maschine verbunden worden. Der Patient lebte, obwohl das EKG eine Null-Linie aufwies.

Ich verfolgte die Berichte über diese Kunstherzimplantation sehr interessiert, hatte ich doch erst im Februar jenes Jahres im Rahmen meiner mehrmonatigen Hospitantur an herzchirurgischen Zentren der USA auch *The University of Utah* besucht. Mein Interesse galt der Abteilung »Artificial Organs«, die von W. J. Kolff, dem »Vater der künstlichen Organe«, geleitet wurde. Salt Lake City, am südöstlichen Rande des großen Salzsees gelegen, wurde 1847 von Mormonen gegründet, ist die Hauptstadt des Bundesstaates Utah und Zentrum der Religionsgemeinschaft der Mormonen (»Kirche Jesu Christi der Heiligen der letzten Tage«). Fast alle Mitarbeiter der Forschungsabteilung für künstliche Organe waren daher Mormonen, im Staate Utah gehören etwa 70 Prozent der Bevölkerung dieser Glaubensgemeinschaft an. Unvergessen für mich ist das Kalb »Albert«, das zu jenem Zeitpunkt 103 Tage mit dem pneumatisch angetriebenen Kunstherz »Jarvik 7« lebte, jenem Modell, welches Barney Clark im Dezember 1982 eingepflanzt wurde …

»Organspende – Note mangelhaft« urteilte *Cardio News,* ein nationales Fachblatt, im August 2002. Besser kann die gegenwärtige Situation der Herztransplantation in Deutschland nicht beschrieben werden. Fast täglich sterben Menschen, die auf der Warteliste von Eurotransplant vermerkt sind und dringend eines Organs bedürfen. Die Visionen, die von den Pionieren der Transplantationsmedizin mit der Verpflanzung von Organen verstorbener Menschen verknüpft waren, haben sich nicht erfüllt, der Bedarf an Organspendern ist weit größer als das Angebot. Seit 1997 beobachten wir eine fallende Tendenz von Herztransplantationen in Deutschland – von damals 562 auf 393 im Jahr 2004.

Es gibt aber auch einen Rückgang bei den Neuanmeldungen für diesen Eingriff. Verbesserte medizinische Behandlung und eine verstärkte Anwendung von mechanischen Herzentlastungsverfahren reduzierten die Warteliste der Transplantationskandidaten.

Wie wird die weitere Entwicklung verlaufen, sollte das genetisch veränderte Schweineherz oder das implantierbare Kunstherz die Lösung in der Zukunft sein? Das Kunstherz der Gegenwart, obwohl es bereits zahlreichen Menschen über viele Monate half, ist zur Zeit noch keine Alternative zur Transplantation. Seine weitere Entwicklung ist jedoch spannend.

Mir erscheint das künstliche Herz die bessere Lösung zur Behandlung der terminalen Herzinsuffizienz zu sein als die mit starken Emotionen behaftete Organverpflanzung. Es wäre großartig für mich, würde ich das implantierbare Kunstherz-Modell noch erleben, dessen Einpflanzung ähnlich problemlos verliefe wie die von Herzschrittmachern.

Die Natur heilt, der Mediziner behandelt nur

Die Zeiger der klobigen Wanduhr im Operationssaal näherten sich 18.00 Uhr. Einen Moment dachte ich an das Klavierkonzert Nr. 3 von Rachmaninoff. Die Konzertkarten würden wohl wieder verfallen. Zehn Stunden dauerte bereits der Eingriff. Lina, eine junge Frau von 24 Jahren, litt an Blausucht (Zyanose). Die Lunge bekam infolge ihres Herzfehlers zu wenig Blut. Im Kindesalter war in einer ersten Sitzung eine Palliativoperation durchgeführt worden, die Sauerstoffnot des Körpers damit vermindert. Nun hatten wir am Vormittag unter Einsatz der Herz-Lungen-Maschine einengende Muskelwülste im Herzinneren beseitigt, das große Loch zwischen den beiden Herzkammern verschlossen und den Übergang der rechten Herzkammer zur Lungenschlagader mit einem Kunstgewebeflicken erweitert. Das Blut konnte nun wieder seinen präformierten Bahnen folgen, die Sauerstoffnot in den Geweben war beseitigt.

Eigentlich wollte ich um die Mittagszeit den Operationssaal bereits verlassen haben, die Korrektur war ja gelungen. Aber das Blut lief wie aus einem Schwamm durch den synthetischen Flicken. Die Anfang der 80er Jahre verwendeten Kunststoffe waren sehr porös, besaßen nicht die blutabdichtenden Eigenschaften heutiger Materialien. Hinzu kam, daß durch die jahrzehntelange Krankheit die Blutgerinnungsmechanismen bei der Patientin erheblich gestört waren. Wir versuchten stundenlang mit lokalen Maßnahmen die Blutung einzudämmen, Unmengen von Bluttransfusionen waren notwendig. Gegen 21 Uhr bestand nur noch eine geringfügige Sickerblutung, wir beendeten die Operation, und Lina kam auf die Intensivtherapiestation. Gegen 23 Uhr traten erneut stärkere Blutungen auf. Der Brustkorb wurde wieder eröffnet und unsere frustranen Maßnahmen begannen von neuem. Gegen 2 Uhr beschloß ich, den Eingriff abzubrechen. Ich schaute hilfesuchend »nach oben«.

Lina überlebte, sie ist heute ein lebensfroher Mensch. Und wiederum bestätigte sich ein Leitsatz unserer Heilkunst: *Natura sanat, medicus curat* – die Natur heilt, der Mediziner behandelt nur.

Wandel des Fachgebietes bedeutet auch geringeren Aufwand und verminderte Zeitdauer für operative Prozeduren. Ich erinnere mich einer der ersten Herzschrittmacherimplantationen nach der Operationstechnik, wie sie noch heute im Prinzip zur Anwendung kommt, also des Eingriffes mit örtlicher Betäubung ohne Eröffnung des Brustkorbes. Bei einem 60jährigen Mann sollte unter Röntgenkontrolle die Elektrode über eine Halsvene in die rechte Herzkammer eingeführt werden. Die Batterie (Aggregat) kam unter die Haut am Oberbauch zu liegen (heute unterhalb des Schlüsselbeines). Der Chef und drei chirurgische Oberärzte operierten, zwei Professoren der Kardiologie erteilten mit bedeutenden Gesichtern Ratschläge. Mehrere »dienstbare Geister« waren darüber hinaus im Operationssaal beschäftigt. Unbeteiligten war das Betreten des Operationsraumes untersagt.

Nach etwa neun Stunden war es vollbracht, der Schrittmacher war ohne Öffnung des Brustkorbes eingepflanzt worden, und das System funktionierte. Heute dauert ein ähnlicher Eingriff im Durchschnitt 20 bis 30 Minuten, der von einem Arzt und einem Helfer ausgeführt wird. Auch die Herzschrittmacher (Pacemaker) selbst haben sich im Laufe der letzten 35 Jahre verändert. Ich erinnere mich an Aggregate, die 300 bis 500 Gramm wogen, habe vereinzelt auch den »Atom-Schrittmacher« erlebt, der auf ein Kilogramm kam. Heute entspricht das Gewicht der kleinen flachen Geräte etwa dem eines Zehntels seiner Vorgänger. Nur eine kurze zarte Narbe unter dem Schlüsselbein verrät noch, daß bei diesem Menschen ein Pacemaker implantiert wurde.

Jene segensreiche Maßnahme ermöglicht jährlich fast 90.000 Menschen in Deutschland eine neue Lebensqualität, die langfristige künstliche Simulation der Blutpumpe rettet Leben, wenn das Herz zu langsam schlug oder stehenblieb. In früheren Jahren stand man außerhalb von Gesundheitseinrichtungen dem Herzrasen, dem häufig tödlichen Herzflimmern, hilflos gegenüber. »Plötzlicher Herztod« diagnostizierte der herbeigerufene Arzt. Heute verhindern kleine Schockgeräte, ähnlich implantiert wie Herzschrittmacher, diesen schlimmen Ausgang. Diagnostik und Behandlung von Herzrhythmusstörungen sind heute ein fachübergreifendes Spezialgebiet von Kardiologie und Herzchirurgie. Der Einsatz jener modernen Ein- und Zweikammersysteme, die Stimulation der rechten und linken Herzkammer und die Anwendung kombinierter Geräte für langsame und schnelle Rhythmusstörungen fordern ein hohes Fachwissen, über das ich, wie viele chirurgische Kollegen meiner Generation, jedoch nicht mehr verfüge.

»Kann ich mit einem Herzschrittmacher sterben, schlägt mein Herz im Sarg dann weiter?« wurde ich wiederholt gefragt. Nein, der Pacemaker ist kein Schlüssel zum ewigen Leben. Wenn das Herz erschöpft ist, wenn es unheilbar krank ist und Gevatter Tod zu Füßen des Patienten steht, versagt jede Technik. Die künstlichen Impulse werden vom Herzen nicht mehr beantwortet.

Der wissenschaftlich-technische Fotschritt, aber auch ökonomische Zwänge und der Ärztemangel haben den Personalaufwand in der »offenen« Herzchirurgie erheblich reduziert. Gewöhnlich sind ein Chirurg mit einem Assistenten, ein Narkosearzt, der Perfusionist, also der verantwortliche Techniker für die Herz-Lungen-Maschine, und eine »unsterile« Schwester nur noch unmittelbar an dem operativen Eingriff beteiligt. Vereinzelt helfen bereits speziell ausgebildete Operationsschwestern dem Operateur und übernehmen unter ärztlicher Aufsicht zuarbeitende Tätigkeiten beim chirurgischen Eingriff. Während meiner Ausbildung zu Beginn der 70er Jahre erlebte ich, wie 12 bis 14 medizinische Mitarbeiter, davon acht Ärzte, am »Herztisch« eingeteilt waren.

In den Operationssaal der Gegenwart ist überdies Farbe gekommen. Früher war alles weiß: die Tücher, die Kittel, die Wände,

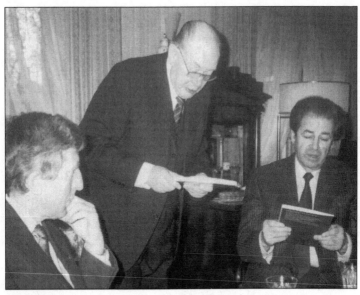

Mit Hans-Joachim Serfling und Harry Warnke, 1975

die Türen, die Gesichter. Heute umgeben uns sanfte Farben, das ist angenehm für Auge und Gemüt.

Würden die Mitarbeiter im Operationstrakt unserer Klinik in ihrer Muttersprache reden, gäbe es ein babylonisches Sprachgewirr: Amharisch, Arabisch, Chinesisch, Französisch, Griechisch, Polnisch, Russisch, Serbisch, Slowakisch, Spanisch, Tschechisch, Türkisch, Ungarisch ... und Deutsch wird gesprochen.

In den neuen Bundesländern arbeiten zwölf herzchirurgische Zentren, sieben mehr als zu DDR-Zeiten. Berlin, Halle, Leipzig und Rostock waren seinerzeit universitäre Einrichtungen, deren oberster Dienstherr der Minister für Hoch- und Fachschulwesen war. Bad Berka als Institution des Gesundheitswesens unterstand dem Minister für Gesundheitswesen.

Harry Warnke, mit seinem Chef Hans-Joachim Serfling aus Greifswald gekommen, war seit 1962 an der Berliner Charité tätig. Rainer Panzner, ein Mitarbeiter Karl-Ludwig Schobers, arbeitete in Halle. Wolfgang Ursinus ging 1973 von Leipzig nach Bad Berka und schaffte es innerhalb kurzer Zeit, dort ein leistungsstarkes Herzzentrum in der Nähe von Weimar aufzubauen. Seit 1966 wurde dieses fünfte Herzzentrum der DDR von Eberhard Hasche geleitet.

Die Zentralklinik Bad Berka, ursprünglich nur als Einrichtung zur Behandlung von Tuberkulose-Kranken vorgesehen, war das erste große Krankenhaus, das in der DDR gebaut wurde.

Ich hatte 1983 den Leipziger Lehrstuhl von Martin Herbst übernommen, und Karl Emmrich, ein weiterer Herbst-Schüler, folgte 1984 einem Ruf an die Rostocker Universität. Die Vorgänger in Rostock waren Joachim-Hans Huth und Heinz Kalkowski.

Obwohl relativ früh in der DDR mit der Herzchirurgie begonnen worden war, neue operative Möglichkeiten auch zügig eingeführt wurden und Ende der 80er Jahre fast die gesamte Palette herzchirurgischer Korrekturmöglichkeiten erfolgreich zum Einsatz kam, blieben die Wartelisten lang. Das belastete mich persönlich. Hinter jeder Zahl stand ein Mensch, und hinter diesem eine besorgte Familie. Wenn das Auto ein Jahr später kam, war das ärgerlich. Kam die Operation zu spät, erlosch ein Leben.

Im Jahr 1989 erfolgten in den fünf Herzzentren insgesamt 2.690 Operationen. Laut Statistik waren das 158 Eingriffe pro eine Million Einwohner. In der Bundesrepublik bestand zur damaligen Zeit auch eine erhebliche Unterversorgung. Allerdings wurden in den 38 Herzzentren 32.786 Operationen ausgeführt. Das waren 531 Herzeingriffen je eine Million Einwohner – mehr als dreimal soviel wie in der DDR.

Bei der herzchirurgischen Versorgung der Bevölkerung lag die DDR quantitativ zurück. Trotz unseres enormen Einsatzes konnten nicht alle Patienten rechtzeitig versorgt werden. Viele verstarben vor dem geplanten Operationstermin. Auf diese für einen Arzt unerträgliche Situation wiesen wir die Verantwortlichen fortgesetzt hin. So berichtete ich 1982, nach meiner Rückkehr von einem Studienaufenthalt in den USA, dem Minister für Gesundheitswesen und dem für Hoch- und Fachschulwesen: »Als Ergebnis dieser Studienreise muß erneut festgestellt werden, daß die herzchirurgische Versorgung für die Bevölkerung in der DDR völlig unzureichend ist und einer weiteren effektiven Steigerung bedarf.«

Alle Leiter der herzchirurgischen Zentren mußten um das Notwendigste kämpfen. Dies erfolgte auch in den zentralen Gremien, etwa in der »Problemkommission beim Minister für Gesundheitswesen« und in den entsprechenden Fachorganen. Oft hatten wir das Gefühl, gegen Windmühlen anzukämpfen, es gab offenkundig zu viele Mediziner mit langen Wunschlisten in unserem Lande. Als

Erfolg unserer Bemühungen ist ohne Zweifel die Einführung des Facharztes für Herzchirurgie zu werten. Den jungen Kollegen wurde damit eine klare berufliche Perspektive eröffnet und unnötige Jahre allgemeinchirurgischer Ausbildung blieben ihnen erspart.

Um die herzchirurgische Versorgung zu verbessern, aber auch um die Aus- und Weiterbildung auf unserem Fachgebiet zu garantieren und den nötigen wissenschaftlichen Vorlauf zu gewährleisten, hielten die fünf leitenden Herzchirurgen engen Kontakt. Neben einer intensiven beruflichen Zusammenarbeit kam es auch zu persönlichen Begegnungen, deren Anlaß nicht nur Geburtstage oder ähnlich geartete Jubelfeiern waren. Einige Familien waren eng befreundet. Wir fünf Klinik-Chefs kannten wechselseitig unsere Stärken, akzeptierten Eigenheiten und Schwächen des Kollegen. Jeder war auf seine Art ein Besessener.

Das letzte Mal trafen wir uns im April 1992 auf dem Friedhof in Halle. Kurz nach seinem 61. Geburtstag hatte Rainer Panzner den Kampf gegen seine heimtückische Krankheit verloren. Wir waren plötzlich nur noch vier. Karl Emmrich in Rostock war der einzige von uns, der bis zur regulären Altersrente eine herzchirurgische Abteilung leiten durfte.

Heute bin ich aus dieser Runde der einzige, der noch als Arzt in einer Klinik arbeitet.

Wenn heute jemand wenige Tage oder Wochen auf einen herzchirurgischen Eingriff warten muß, hat das allein organisatorische Ursachen. Der Bedarf an Herzzentren in unserem Land ist gedeckt, eine optimale Versorgung garantiert. Deutschland hat im internationalen Vergleich eine Spitzenstellung. In den 79 Zentren wurden 2002 genau 96.154 Operationen durchgeführt – das sind 1.172 Eingriffe je eine Million Einwohner. Der herzkranke Mensch muß nicht mehr monatelang auf die lebenserhaltende Operation warten, er wird operiert, wenn es erforderlich ist. Und das ist gut so! Für den Patienten und für den Arzt.

Hilfe ist keine Frage des Alters

»Künstliches Hüftgelenk nur bis zum 65. Lebensjahr!« Diese Erklärung eines jungen CDU-Politikers erregte vor einiger Zeit zurecht die Gemüter, jenes inhumane, unchristliche Kosten-Nutzen-Denken trieb auch mich zur Weißglut. So ist das Generationsproblem nicht zu lösen. Wir sind erleichtert, daß heute der Satz »Der Patient ist zu alt für eine Herzoperation« aus dem Sprachgebrauch eliminiert wurde. Das Lebensalter allein ist keine Barriere mehr für einen chirurgischen Eingriff am Herzen. Unbedingt muß aber das biologische Alter, also der tatsächliche körperliche und seelische Zustand des Kranken, bei einer geplanten ärztlichen Körperverletzung berücksichtigt werden. Der Mediziner darf sich nie profilneurotisch über die Natur erheben, er sollte nicht Gott spielen wollen.

Sichtbare Veränderungen in unserem Fachgebiet nehmen auch die Kranken zur Kenntnis, insbesondere jene, die in früheren Zeiten operiert wurden. So schrieb mir ein heute 75jähriger Mann, ihn hatte ich im Sommer 1982 in der Charité operiert, diesen bemerkenswerten Brief:

»Nach glücklich überstandener Herzoperation wurde ich in mein Krankenhaus, in dem der Kampf gegen die Krankheit seinen Anfang nahm, zurückgebracht. Ich war der erste Herzpatient in diesem städtischen Berliner Hospital, für den die Nachsorge zu übernehmen war.

Ich will vorausschicken, daß sich Ärzte und Schwestern rührend bemühten, die Rekonvaleszenz so angenehm wie möglich zu gestalten. Meine täglichen Spaziergänge hatte ich am Arm einer rundlichen und überaus freundlichen Physiotherapeutin zu absolvieren.

Wenn wir anderen Damen der medizinischen Zunft begegneten, wurde sie garantiert mit den Worten begrüßt: ›Na, bist du wieder mit deinem Liebsten unterwegs?‹ Zum Liebhaber taugte ich in dieser Zeit wahrlich nicht, und außerdem bin ich glücklich verheiratet. Nun, wir nahmen diese und andere Bemerkungen als Kompliment und setzten unbeirrt die medizinischen Exerzitien fort.

Mein Bettnachbar, ein Schrank von einem Manne und außerdem Korvettenkapitän der Volksmarine der DDR, wurde nicht müde, mich nachts, wenn ich durchgeschwitzt und pitschnaß hochschreckte, trocken zu rubbeln und in den Schlaf zu singen. Im Text kam immer eine Seemannsbraut vor …

Mit Unbehagen hingegen vernahm ich drei Wochen nach der Operation die Frage des Chefarztes, ob ich schon für ein paar Klimmzüge gut wäre … Nun ja, offensichtlich lernten wir alle noch dazu in dieser Zeit des Anfangs. Das Ergebnis der Schlußuntersuchung war niederschmetternd. Ein Wiedereinstieg in meinen geliebten Beruf wurde definitiv ausgeschlossen. So wurde ich Invalidenrentner. Dennoch erinnere ich mich dankbar an die Ärzte und Schwestern dieses Krankenhauses, die mich nach der Operation so fürsorglich betreut haben.

Nun war ich wieder bei meinem Hausarzt, dem Kardiologen und Allgemeinmediziner Dr. Hermanny. Ich war schon über ein Jahrzehnt sein Patient, und meine Besuche bei ihm genoß ich. Ihn interessierte nicht nur die Wunde in einer Ecke des Körpers, sondern vielmehr noch die Befindlichkeit der Seele, von der immer dann die Rede ist, wenn sich in die Gedanken- und Gefühlswelt Verletzungen einnisten, die oft schmerzhafter und gefährlicher sind als ein Beinbruch. In solchen Momenten redete er mit mir über Gott und die Welt und die Literatur, zu der er eine besondere Affinität besaß. Am Ende hatte ich oft ganz vergessen, warum ich überhaupt gekommen war.

Dieser Doktor hatte sich eine ganz auf mich und mein wundes Herz zugeschnittene Behandlungsmethode ausgedacht: Er überredete mich, an jedem Sonntag ein Lauftraining zu absolvieren. Und weil martialische Therapien nur unter strenger Aufsicht überlebbar seien, würde er mitlaufen. Unter der Woche könne ich ja täglich das Erlernte allein ausprobieren. Als Trainingsstätte wurde von ihm ein Naturschutzgebiet gewählt, in dessen Mittelpunkt ein See lag, den galt es zu umrunden. Irgendwie paßte mir sein Name überhaupt nicht. Renne mal um ein Gewässer, das ›Fauler See‹ heißt! Gelaufen wurde bei jedem Wetter und bei jeder Temperatur. Nur bei Glatteis haben wir einmal zähneknirschend verzichtet. Ich fühlte mich von Woche zu Woche wohler in meiner Haut. Die Invalidisierung verhalf mir obendrein zu einer bis dahin nicht gekannten Annehmlichkeit: Ich durfte in den Westen fahren. Davon machte ich zwar reichlich Gebrauch, aber – ich kann es nicht leugnen – ich fuhr ebenso gern wieder nach Hause zu Frau und Kind und zum inzwischen geliebten Sonntagstraining.

Am Ende dieses für meine Gesundheit so entscheidenden Weges mußte ich einen einstündigen Testlauf im Stadionrund absolvieren, an den Fersen – wie immer – mein Arzt. Eine Stunde kann sehr lang sein. Diese war besonders lang. So fragte ich meinen Mentor schon mal, ob eine Nachmeldung für Olympia erwogen würde … Endlich hatten wir es geschafft. Wir waren beide – so mein Eindruck – ein wenig stolz, und während der Doktor Puls und Blutdruck checkte, prophezeite er, daß ich bei diesen Werten ganz bestimmt bald wieder meinem Beruf nachgehen werden könne. Ich erkundigte mich, wann etwa damit zu rechnen sei, da ich dann meinen Reisepaß bei der Polizei abgeben müsse ... Damals waren wir fast alle um die 50, wenige nur älter als 60 Jahre. Einen 70jährigen Leidensgenossen habe ich damals auf unserer Station nicht gesehen.

Nun wurde ich in diesem Jahr das zweite Mal operiert, wiederum war ich größtenteils von Gleichaltrigen umgeben, nur mit einer Verschiebung von 20 Jahren. Diesmal sah ich keinen 50jährigen Patienten, viele Kranke waren älter als 80 Jahre, wenige sogar über 90.

Natürlich liegen zwei Jahrzehnte Weiterentwicklung der Herzchirurgie zwischen meinen beiden Operationen. Während damals die Beschäftigung mit dem Patienten sehr persönlicher Art war, wenigsten zwei, drei Gespräche vor der Operation über die möglichen Ursachen der Krankheit, aber auch über die Risiken der Operation, über Familie und Beruf, über Sorgen und Nöte des Patienten, geführt wurden – sie stellten eine Art seelisch-moralischen Verbund zwischen Arzt und Patient her –, war 2002 die Rationalität in jeder Phase der Vorbereitung und Durchführung der Operation spürbar.

1982 waren an der Katheteruntersuchung zwei Ärzte, mindestens vier Schwestern sowie weiteres Personal, dessen ich jedoch nicht ansichtig wurde, beschäftigt. In diesem Jahr waren ein Arzt und eine Schwester unmittelbar beteiligt. Weitere zwei Personen, die während der Untersuchung mit dem Arzt in Verbindung standen, entdeckte ich hinter einer Glasscheibe.

Sicher läßt sich durch die Rationalität der Vorbereitung und Durchführung einer Herzoperation eine größere Zahl von Menschenleben retten. Aber ich kann nicht leugnen, daß mir 1982 die Kommunikation zwischen Personal, Arzt und Patient sehr gefallen hat. Damals wurde vom Knöchel bis fast zur Leistenbeuge des rechten Beines eine Vene entnommen – sie ist der Stoff, aus dem der Bypass geformt wird. 2002 wurde aus dem linken Bein mit fünf kleinen Schnitten das erforderliche Bypassmaterial gewonnen, eine wesentlich kleinere Wunde für doppelt soviel Material. Damals wurde ich elf Tage nach der Operation mit dem Krankenwagen liegend in mein für die Nachsorge zuständiges Krankenhaus gefahren. Heuer saß ich am vierten Tag nach der Operation neben dem Fahrer des Krankenwagens, der mich in das Krankenhaus brachte, in dem auch die Katheteruntersuchung durchgeführt worden war (das ist natürlich eine sehr subjektive Erfahrung, schließlich gab es 2002 Mitpatienten, bei denen die Operation nicht so glatt gegangen war wie bei mir).

Vor 20 Jahren verbrachte ich die Wochen nach der Operation im Krankenhaus in Berlin-Buch. Ärzte und Schwestern bemühten sich, die für mich nützlichste Therapie zu finden. Eine Rehabilitationsklinik indessen habe ich erst 2002 kennen- und schätzengelernt.«

Etwa 40 % aller Patienten, die unter Einsatz der Herz-Lungen-Maschine operiert werden, sind heute älter als 70 Jahre. Dank unseres effektiven Gesundheitswesens steigt die Zahl der älteren Menschen und diese *erleben* dann ihre Herzkrankheiten. Herzchirurgie ist, abgesehen von Korrekturen angeborener Anomalien im frühen Kindesalter, eine Alterschirurgie geworden.

Wissenschaft und Technik verändern die mir bekannte Landschaft der Herzchirurgie. Immer mehr Apparate kommen in unserem Fach zum Einsatz, die Hände des Chirurgen führen nicht mehr allein die operative Prozedur aus. Auf Fachkongressen gibt es »Techno-Colleges«. Nähgeräte, Vorrichtungen zur Entnahme der Gefäßtransplantate und gar Roboter werden zunehmend am Menschen angewandt. Im schnellen Tempo setzen einige Operateure ihre neuesten Gerätschaften ein. Ist die Roboterchirurgie gar das Ende der konventionellen Chirurgie?

Ich bin nicht technikfeindlich, aber es überkommt mich die Sorge vor einer überrationalisierten und übertrieben technisierten Herzchirurgie. Dienen diese neuen Therapiekonzepte auch immer den Interessen der kranken Menschen? Ein mir bekannterHerzkranker äußerte sich zum »Roboter« recht sarkastisch: »Und so ein Gerät schneidet mich auf und näht an mir herum? Dann ist mir schon ein Arzt lieber, auch wenn er bedauerlicherweise einen Kunstfehler begeht …« Natürlich wissen wir Ärzte, daß der Telemanipulator von einem Mediziner gesteuert wird. Aber tatsächliche Spitzenmedizin erfordert neben dem technischen und elektronischen Equipment auch eine gute Vertrauensbasis zwischen Arzt und Patient, eine gegenseitige Wertschätzung ist die Grundlage jeder erfolgreichen Behandlung.

Eine neue Chirurgengeneration bringt naturgemäß Veränderungen in den medizinischen Ablauf – das ist gut und notwendig.

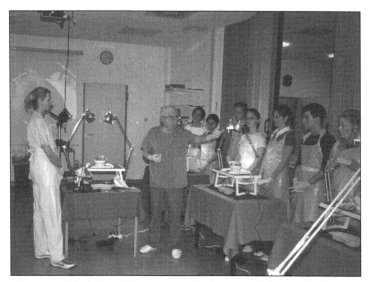

Eine neue Mediziner-Generation: Studentenpraktikum, 2005

Aber vieles, was als »Innovation« dargeboten wird, habe ich in den vergangenen 35 Jahren schon einmal gesehen, gelegentlich unter anderen Vorzeichen. Jedes neue Verfahren muß sich am hohen Standard der jetzigen Herzchirugie messen lassen – die Latte liegt sehr hoch. Einige dieser Maßnahmen haben für mich den Charakter einer »Gefälligkeitsmedizin«.

Die Eingriffe am Herzen selbst haben sich wenig verändert, nur das notwendige Instrumentarium ist neu, und der Zugang zum Herzen wurde kleiner und damit unübersichtlicher. Es ist nicht zu unterscheiden, ob ein Verfahren durch ökonomischen Druck oder Karrieredenken praktiziert wird, ob es zwingend notwendig ist oder weil teure Gerätemedizin auch die Umsätze steigert. Und nicht alles, was medizinisch machbar ist, muß auch wünschenswert sein, meinte schon mahnend mein chirurgischer Lehrer vor mehr als dreißig Jahren.

Wird der Herzchirurg überflüssig oder zur »technischen Marionette«, die nur noch bestimmte Prozeduren am Herzen ausführt, den Patienten aber nicht mehr durch seine Krankheit führt? Wird die Herzchirurgie zum Schattendasein neben der Kardiologie verurteilt, fragen sich besorgt junge Ärzte. In unserem Fachgebiet, das mit einem hohen Arbeitsaufwand und persönlichen Engagement verbunden ist, gibt es wenig Flexibilität bezüglich der Karriereplanung in Deutschland. Viele Mediziner mit einer abgeschlossenen Ausbildung, besonders in den operativen Fächern, suchen daher zunehmend ihr berufliches Weiterkommen im Ausland.

Wandel eines Fachgebietes bedeutet Veränderungen, sehr oft Fortschritt. So habe ich miterlebt, wie sich die Mitralklappenchirurgie, also operative Maßnahmen an der linksseitigen Herzklappe, in den letzten drei Jahrzehnten eindrucksvoll verändert hat. Als in den 20er Jahren die verengte Mitralklappe, zwischen Vorhof und linker Herzkammer gelegen, mit dem Finger am schlagenden Herzen erweitert wurde, bedeutete dies den ersten operativen Eingriff im Innern der Blutpumpe.

Eine meiner ersten Herzoperationen Anfang der 70er Jahre war die instrumentelle Sprengung der verbackenen und verkalkten Mitralklappe am schlagenden Herzen.

Mit dem Siegeszug der Herz-Lungen-Maschine erlebte ich die Verschiebung zum Herzklappenersatz, die funktionsuntüchtige eigene Klappe wurde durch eine Prothese ersetzt, die Ventilfunktion damit rein mechanisch nachempfunden.

Heute erfolgt statt des Klappenersatzes zumeist eine Rekonstruktion. Die eigene Herzklappe wird kunstvoll repariert und bleibt somit dem Patienten erhalten.

Die vor 30 oder 40 Jahren praktizierte Operationstechnik, in jener Zeit als segensreich bewertet, würde bei heutiger Anwendung als ärztlicher Kunstfehler verfolgt werden.

Im Rückblick auf meine Fachdisziplin wird mir bewußt, mit welcher Geschwindigkeit sich Wissenschaft und Technik weiterentwickelt haben. Während meiner Studienzeit war der Ausgang des Herzinfarktes noch schicksalhaft, es gab keine Koronarchirurgie, Säuglinge konnten nicht mit der Herz-Lungen-Maschine operiert werden, und die Herztransplantation war im experimentellen Stadium. Heute ist die Herzchirurgie ein etabliertes Fachgebiet. Ursprünglich ein rein universitäres Fach stellt sie nun, zunehmend auf privatwirtschaftlicher Grundlage, weltweit einen erheblichen Teil der Versorgungsmedizin dar.

Heute wetteifern Kardiologen und Chirurgen um die verengten oder verschlossenen Herzkranzgefäße des Patienten. Die Bypassoperationen haben einen hohen Routinestandard erreicht, sind aber zahlenmäßig rückläufig. Die »Herzkatheteroperationen«, weniger aufwendig und für Patienten die erträglicheren Eingriffe, sind auf dem Vormarsch – es ist das Zeitalter der Kardiologen gekommen. Die Herzklappen sind noch die Domäne der Operateure. Angeborene komplexe Herzanomalien erfordern den operativen Eingriff, Solitärmißbildungen wie Löcher im Herzinneren schließen die Kardiologen zunehmend mittels Herzkatheter mit Schirmchen. Kardiologen besetzen zielstrebig Positionen, die ursprünglich den Chirurgen vorbehalten waren, die beiden Berufsgruppen der »Herzbuben« liefern sich ein Rennen. Für beide Bereiche bleibt aber genügend Arbeit, um den Kranken ausreichend zu helfen. Probleme grundsätzlicher Art sehe ich daher für keine der beiden Seiten.

Fortschritt in der Medizin heißt bessere Behandlung für den Patienten und weniger Belastung für den Körper. Die ärztlichen Berufsgruppen haben sich darauf einzustellen, dürfen nicht starr am Alten festhalten. Umfang und Ausmaß herzchirurgischer Tätigkeiten werden sich also verkleinern, der notwendige Technisierungsgrad an den therapeutischen Prozeduren erheblich zunehmen. So wird es Koronarchirurgie, wie ich sie kannte, künftig nicht mehr geben, die Zeit hat sie überholt.

Was können wir erwarten von der Zukunft? Vielleicht ist die pränatale Therapie angeborener Herzfehler, also die Behandlung von Herzmißbildungen beim ungeborenen Kind in der Gebärmutter, schon Realität? Die operativen, technischen und organisatorischen Veränderungen im Fachgebiet Herzchirurgie werden sicherlich gravierender und einschneidender sein, als ich sie erlebt habe.

Meine Arztwerdung

Ob ich heute jungen Menschen empfehlen könne, den Beruf zu ergreifen, für den ich mich ein Leben lang begeisterte? Zur Beantwortung dieser mir zuweilen gestellten Frage hole ich immer etwas weiter aus. Ich beginne mit meiner Arztwerdung, in jener Zeit also, in der bei mir die Weichen gestellt wurden. Den Wert einer guten Ausbildung erkennt man oft erst, wenn man selbst Verantwortung für kranke Menschen trägt. Besonders in kritischen Situationen erinnert man sich der Reaktionen und Verhaltensweisen seiner Lehrer.

Wenige Monate nach dem Überfall Hitlerdeutschlands auf die Sowjetunion im Juni 1941 wurde ich in Schönewalde geboren. Die Kleinstadt lag im südlichen Zipfel des Landes Brandenburg. Dort liegt sie noch immer. Die Landschaft ist in dem Zustand, wie Theodor Fontane sie erlebte: knorrige Kiefern und karge Sandböden. Kein Bahnhof, keine Industrie. Bekannter sind die Städte Jüterbog, Torgau und Wittenberg, die sich im Umkreis von 25 bis 45 Kilometern befinden. Schönewalde soll aus den von flämischen und fränkischen Siedlern um 1160 gegründeten Dörfern Schöna und Waldau hervorgegangen sein. Seit 1346 trägt die Siedlung ihren heutigen Namen, 1474 wurde sie erstmals als »stat« erwähnt. 1423 kam Schönewalde zu den Wettinern, wurde also sächsisch, 1815 zu den Hohenzollern, also preußisch. Bis vor wenigen Jahren war die Landwirtschaft die ökonomische Basis der meisten Menschen von Schönewalde.

Ich fühlte mich an diesem Ort wohl und kehre gern dorthin zurück. Leider bin ich selten in meinem Heimatort. »Laß es dich jut jehen«, werde ich jedesmal vielstimmig in der aus meiner Kindheit vertrauten Mundart in die Welt verabschiedet, so ich denn abreise. Wenn ich heute wieder auf dem Lande lebe, in einer kleinen Gemeinde in Franken, so hat dies ganz gewiß etwas mit meiner Herkunft zu tun.

Ich kann mich nur bruchstückhaft an Ereignisse aus dem letzten Kriegsjahr erinnern. »Unsere Schule brennt«, riefen die Eltern und meine beiden Schwestern, und ich sehe vor meinem geistigen Auge die gelbroten Flammen zum Himmel lodern. Warum, wieso? Keine Ahnung.

Am 21. April 1945 besetzte die Rote Armee Schönewalde, am 25. April erreichten sowjetische Truppen das nicht weit entfernte Torgau an der Elbe und begegneten erstmals amerikanischen Soldaten.

1948 wurde ich eingeschult. Meine ersten Zeugnisse trugen noch die Aufschrift »Deutsche Einheitsschule. Grundschule«. Erst seit Sommer 1951 war auf dem Zeugniskopf zu lesen: »Deutsche

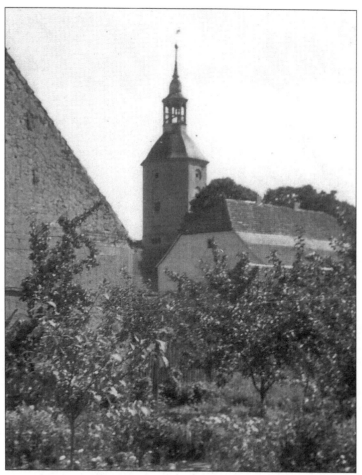

Die Kirche in Schönewalde – davor Lindenaus Geburtshaus

Demokratische Republik. Grundschule«. Meine erste Klassenlehrerin hieß Frl. Brisch, sie war es bis zur 3. Klasse. Ich liebte Fräulein Brisch. Sie lehrte mich schreiben und lesen. Bald konnte ich die ersten Märchenbücher mit den großen Buchstaben selbst lesen und war nicht mehr auf das Vorlesen oder Nacherzählen angewiesen. Nach den Märchen und Sagen folgten Karl May, Jules Verne und der Graf von Monte Christo. Fräulein Brisch gab mir auch Klavier-Unterricht. Meine Eltern mieteten dafür ein Instrument für monatlich 10 Mark. Später wurde das Piano gekauft. In der 3. Klasse, auf der Weihnachtsfeier unserer Schule im Schützenhaus, spielte ich vor vollem Haus »Kleine weiße Friedenstaube«. Wer sich darüber mehr freute – meine Eltern oder die Lehrerin –, war nicht zu unterscheiden. Natürlich war auch ich sehr stolz, schließlich war es mein erster öffentlicher Auftritt.

In der Volksmusikgruppe unserer Schule spielte ich überdies Akkordeon. Das Musizieren zu Schulfeierlichkeiten, anläßlich von Feiertagen oder im Bekanntenkreis bereitete mir großen Spaß. In der 7. und 8. Klasse komponierte ich kleine Musikstücke. Leider vernachlässigte ich das Klavierspiel während meiner Studentenzeit. So ist mir heute nur eine schöne Erinnerung an mein musikalisches Hobby geblieben.

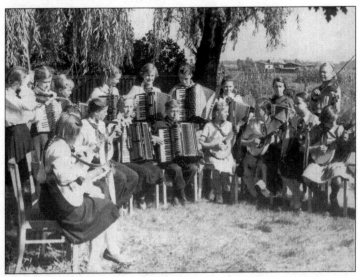

Im Akkordeon-Orchester der Schule

Die Schule wurde von uns Kindern leichtgenommen. Es herrschte kein Leistungsdruck, wie man das seit geraumer Zeit mancherorts registriert. Auch gingen wir ohne Waffen in den Unterricht. Zwistigkeiten, die recht selten vorkamen, wurden mit den Fäusten entschieden. Ich erinnere mich gern an jene Jahre. Wir nahmen den Lehrstoff während des Unterrichts begierig auf, Schularbeiten wurden selten gemacht. Mit meinen schulischen Leistungen war man zufrieden, nur im Russischunterricht gab es Klagen. Es war seit der 5. Klasse Pflichtfach. Wir Schüler – zum Teil auch Lehrer und Eltern – nahmen es nicht besonders ernst. Eine bedauerliche Fehleinschätzung, wie sich später herausstellen sollte. Niemand konnte ahnen, daß ich einmal in der Sowjetunion studieren würde.

Wir bekamen in der 6. Klasse Herrn Arnold als Lehrer. Er vermochte anschaulicher als andere den Lehrstoff zu vermitteln und uns zu fordern. Wir verehrten ihn und nannten ihn heimlich »Papa Carlo«. Er unterrichtete Deutsch, Mathematik, Physik und Chemie und leitete noch die beiden außerschulischen Arbeitsgemeinschaften Elektrotechnik und Modellbau. Mit großer Begeisterung haben fast alle Schüler unserer Klasse in ihrer Freizeit Morsezeichen gelernt oder kleine Segelflugzeuge gebaut. Herr Arnold war ein Pädagoge, wie ich ihn selten wieder getroffen habe. Er hat uns wahrlich für das Leben gerüstet.

Es gab aber auch andere Pädagogen. Unser Schulleiter beispielsweise war ein kleinkarierter Wichtigtuer. Die heitere Seite bestand darin: Er war klein, hieß aber Groß. Damit aber war auch schon Schluß mit lustig. Ich entsinne mich einer Begebenheit, die exemplarisch für seine Beschränktheit war. Schönewalde hatte im Landkreis den größten Friedhof für gefallene Sowjetsoldaten. An Ehrentagen legte man dort Kränze und Blumengebinde nieder. Und da die Sowjetunion nunmehr unser »großer Bruder« war, mußte daran das gesamte Dorf Anteil nehmen.

Gewöhnlich formierte sich ein Demonstrationszug auf dem Marktplatz. 1955, zwei Jahre nach dem Tod Stalins, fuhr ich mit dem Fahrrad an einem solchen Zug vorbei. War es der 23. Februar, der Tag der Sowjetarmee, der Tag der Befreiung am 8. Mai oder der 7. Oktober, dem Tag der Republik? Egal. In den Augen von Groß hatte ich mit meiner Vorbeifahrt die ruhmreiche Sowjetunion beleidigt. Am nächsten Tag wurde meine Mutter in die Schule einbestellt und ihr eröffnet, daß man unter diesen Umständen keine Delegierung für die Erweiterte Oberschule (EOS) werde aussprechen können. (In der DDR endete die Grundschule nach der 8. Klasse. Entweder verließ man dann die Schule oder ging weiter bis zur 10. oder wechselte an die Erweiterte Oberschule in der Kreisstadt, wo man nach vier Jahren Abitur machte.)

Meine Mutter, nie auf den Mund gefallen, antwortete angemessen: »Wegen so einer Lappalie bestellen Sie mich in die Schule? Ob mein Sohn auf die Oberschule darf, hängt doch in erster Linie von seinen schulischen Leistungen ab. Seine Schulzeugnisse unterschreiben Sie doch mit!«

Der kleine Groß soll vor Wut rot angelaufen sein, berichtete mir meine Mutter. Gleichwohl war ihr der Ernst der Lage bewußt. Ein Mann wie dieser konnte in der Tat verhindern, daß ich Abitur machte.

Zugegeben: Besonders fleißig war ich nicht. Aber ich hatte Ehrgeiz und wollte studieren. Meine Eltern waren nicht betucht. Vater arbeitete anfangs als selbständiger Handwerker in der eigenen Schuhmacherwerkstatt, später war er in der Landwirtschaftlichen Produktionsgenossenschaft (LPG) und im Lausitzer Braunkohlenrevier beschäftigt. Nur einmal erhob er sich aus dem Kreis der Anonymen und kam dadurch in die Geschichtsbücher. »In allen Städten unseres Kreises sorgten beherzte Bürger für die kampflose Überga-

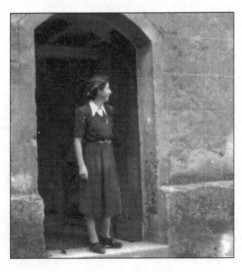

Mutter Lindenau vor der Kirche St. Nikolai, 1956

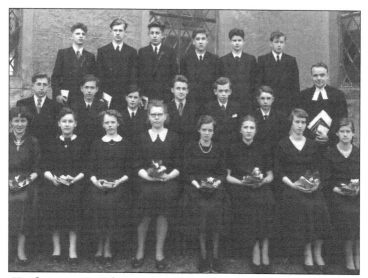

Konfirmation in Schönewalde, Frühjahr 1956

be, indem sie weiße Tücher hißten«, heißt es in der Chronik zum Kriegsende. Aus Schönewalde wurde mein Vater als einziger namentlich erwähnt.

Meine Mutter war während meiner Schulzeit Hausfrau, später hat sie mehrere Jahre als Erzieherin in einer Kinderkrippe gearbeitet. In unserer Familie herrschte trotzdem kein Mangel. Essen und Kleidung waren immer ausreichend vorhanden. Es gab aber auch nichts Überflüssiges, Luxus habe ich in meiner Kindheit nicht kennengelernt.

Mein spärliches Taschengeld besserte ich mit Hilfsarbeiten in der Landwirtschaft auf. Technik war damals rar, Handarbeit gefragt. Wir sammelten Kartoffeln, verzogen Rüben und stellten das Getreide auf den Feldern zu Puppen zusammen, damit Stroh und Korn trockneten. Mit zwölf Jahren konnte ich mir ein eigenes Fahrrad kaufen.

In der 7. und 8. Klasse spielte ich sonntags in der Kirche die Orgel. Daß ich mir als Organist ein paar Mark verdienen konnte, verdankte ich dem Umstand, daß einer unserer Lehrer als Kantor zwangsweise ausfiel: Die Obrigkeit achtete streng darauf, daß Staat und Kirche getrennte Wege gingen. Daher untersagte man dem Lehrer, daß er zum Gottesdienst die musikalische Umrahmung lieferte.

Im Unterschied zu heute mußten wir uns in der 6., spätestens aber in der 7. Klasse verbindlich erklären, was wir werden wollten. In der DDR herrschte Planwirtschaft. Da wollte man einerseits wissen, wohin die jungen Menschen strebten, um andererseits darauf Einfluß zu nehmen, damit auch alle Stellen und Professionen ausreichend besetzt werden konnten. Das fand zwar nie so statt wie gedacht, es herrschte wie in allem auch in vielen Berufen erkennbarer Personalmangel. Doch sinnvoll war es durchaus, beizeiten einen Entschluß zu treffen, was man denn werden wolle. Ein wenig Zielstrebigkeit ist namentlich bei Heranwachsenden wohl nicht ganz unnütz.

Ich wollte, obgleich doch meine Vorfahren Bauern und Handwerker waren, Medizin studieren. Das stand für mich seit langem fest. Allerdings bewegten sich meine Vorstellungen zwischen Zahnarzt und Hausarzt auf dem Lande. Sorgen wegen der Finanzierung meiner Ausbildung mußte ich mir nicht machen – die DDR ließ sich die Qualifizierung ihrer Bürger durchaus etwas kosten. Ich hatte es besser getroffen als mein Vater, der tatsächlich Theologie studieren wollte.Großeltern und Eltern konnten das Studium aber nicht bezahlen. Die Erträge aus dem kleinen Landwirtschaftsbetrieb und das Gehalt des Postbeamten Karl Lindenau reichten nicht aus, um Sohn Willi eine solche Ausbildung zu ermöglichen. In der »neuen Zeit« war das Studium kostenlos, Lehrbücher wurden gratis bereitgestellt, und neben einem Grundstipendium gab es – wenn man sich denn anstrengte – auch ein Leistungsstipendium. Beides reichte hin, um über die Runden zu kommen.

Heute stellt sich die Frage anders und für viele genau wieder so wie damals für meinen Vater Willi.

Ab der 9. Klasse besuchte ich die Oberschule in der 18 Kilometer entfernten Kreisstadt Herzberg. Die Region Herzberg befindet sich im sogenannten Drei-Länder-Eck: Das Land Brandenburg grenzt hier an Sachsen und Sachsen-Anhalt. Die gab es damals jedoch nicht mehr: 1952 hatte die DDR die Länder aufgelöst und nach sowjetischem Vorbild Bezirke gebildet. Herzberg befand sich nunmehr im Bezirk Cottbus, der an die Bezirke Leipzig, Dresden, Postdam und Frankfurt stieß.

Die Kleinstadt Herzberg an der Schwarzen Elster zählte etwa 9.000 Einwohnern und wurde schon vor über 800 Jahren als Kaufmannssiedlung erwähnt. Die Stadt diente des öfteren als Zu-

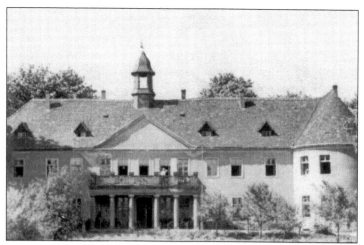

Das Internat Grochwitz in den 50er Jahren

fluchtsort vor Seuchen, 1506 beispielsweise war die Wittenberger Universität vorübergehend hier untergekommen. Es finden sich Spuren von Martin Luther und Philipp Melanchthon: Beide entwarfen 1538 für die Herzberger Lateinschule eine der ersten Schulordnungen, die von der Kirchenreform beeinflußt war.

Gemeinsam mit zwei Jungen und einem Mädchen aus Schönewalde fuhr ich am 31. August 1956 ins Internat Grochwitz. Am Lenker meines Rades hingen etliche Taschen, auf dem Gepäckträger war das Federbett festgezurrt. Wie andere Oberschüler, die nicht am Schulort wohnten, nutzten wir die Möglichkeit, Quartier im Schulinternat im ehemaligen Schloß des Grafen von Brühl zu nehmen. Der Renaissance-Bau lag am Rande der Stadt und etwa drei Kilometer von der Schule entfernt. Es beherbergte sowohl Mädchen als auch Jungen, natürlich getrennt.

Den täglichen Weg fuhren alle mit dem Rad, es war damals unser wichtigstes Beförderungsmittel. Busse verkehrten selten. Ein Motorrad oder ein motorisiertes Fahrrad – Hühnerschreck genannt – besaß keiner von uns Pennälern.

Da mein Taschengeld von fünf Mark pro Woche vorn und hinten nicht reichte, besserte ich es auf: Ich erteilte einem Schüler Nachhilfeunterricht, der bereits das dritte Mal die 6. Klasse besuchte. Darüber hinaus spielte ich in der Grochwitzer Internatskapelle, kurz GIK genannt. Der »Klangkörper«, bestehend aus vier

Schülern, hatte vorwiegend Tanz- und Unterhaltungsmusik im Repertoire. Wir spielten bei Rentnertreffen, Frauentagsfeiern am 8. März und gelegentlich auch bei Veranstaltungen der »Deutsch-Sowjetischen Freundschaft« mit Soldaten der Roten Armee, die in Torgau und Wittenberg stationiert waren.

Auf der Oberschule war ich gezwungen, Schularbeiten zu machen. Ich war von vielen sehr guten Schülern umgeben, und einige von ihnen erwiesen sich als äußerst ehrgeizig. In der Ausbildung entschied ich mich für den sprachlich orientierten Zweig mit Latein und verstärktem Englisch- und Russischunterricht.

Nach dem Abitur einschließlich des Vorbereitungsjahres in Halle/Saale brach ich auf in die Welt. Mit großen Erwartungen sah ich der Ausbildung in der Sowjetunion entgegen – trotz gewisser Skepsis meiner Eltern und einiger Verwandten.

Ende August 1960 bestiegen rund 240 Studenten, alle zwischen 18 und 20 Jahre alt – in Berlin einen Zug nach Leningrad.

Unser Empfang an der Newa war herzlich, aber ernüchternd. Statt des von uns erhofften schmucken Internats mit gemütlich eingerichteten Gemeinschaftsräumen, wie wir es von Fotos aus der Lomonossow-Universität in Moskau kannten, erwarteten uns große leere Räume. Die befanden sich zwar in einem historisch bedeutenden, aber doch recht verkommenen Gebäude an der Newa. Unsere Enttäuschung konnte auch nicht dadurch gemindert werden, daß der berühmte Kreuzer »Aurora«, der 1917 das Signal zum Sturm auf das Winterpalais und damit für die Oktoberrevolution gegeben hatte, ganz in der Nähe ankerte.

Dank des Organisationstalentes unserer russischen Kommilitonen, die unaufhörlich auf uns einsprachen, standen abends in unserem Zimmer sieben Betten, sieben Schränke, zwei Tische und sieben Stühle. Ich bezog mit fünf Russen und einem Deutschen Quartier. Beim kräftigen Abendbrot mit Wurst, Zwiebeln, Speck, etwas säuerlich riechendem Schwarzbrot und Unmengen von Wodka sah das Leben dann schon freundlicher aus.

Unsere Lehranstalt war nach dem berühmten Physiologen Iwan P. Pawlow benannt. Er hatte in St. Petersburg studiert und gearbeitet. 1904 bekam er für seine bahnbrechenden Untersuchungen des Verdauungstraktes den Nobelpreis. Und nahezu jeder kennt den berühmten Pawlowschen Reflex.

Wir waren natürlich stolz darauf, an diesem Medizinischen Institut studieren zu dürfen. Es war eine selbständige Einrichtung und besaß alle Rechte, die auch medizinische Fakultäten an deutschen Universitäten haben: Sie bildete Ärzte und Zahnärzte aus und verlieh medizinische Diplome sowie wissenschaftliche Graduierungen, beispielsweise Doktor der Medizin oder Doktor der medizinischen Wissenschaften.

Obwohl wir acht Jahre lang Russisch an der Schule gelernt hatten und im 12. Schuljahr speziell auf das Auslandsstudium in der Sowjetunion vorbereitet worden waren, verstanden wir anfangs nur Bahnhof. Es gibt eine Mitschrift einer zweistündigen Anatomie-Vorlesung von mir, die aus drei Worten besteht: Cranium = Tscherep = Schädel

Den Stoff der Vorlesung mußten wir deutschen Studenten anschließend mühsam aus dem russischen Lehrbuch mit einem Wörterbuch übersetzen. Das kostete viele Stunden und verkürzte die Nacht. Wegen Verständigungsproblemen ist jedoch kein DDR-Student bei einer Prüfung durchgefallen. So erinnere ich mich eines der ersten Biologie-Testate wenige Tage nach Studienbeginn. Das Thema lautete: Malaria. Wie sollte ich den Zyklus der Malaria-Mücke (Anopheles mosquito) verständlich auf russisch erläutern? Neben den lateinischen Fachwörtern hatte ich nur einige russische Wörter parat. Ich nannte also den Begriff Anopheles mosquito, schlug mit meinen Armen wild um mich und landete mit dem Zeigefinger auf dem Arm meines russischen Nachbarn. Nun wurde es für mich aber kritisch. Da mir das russische Wort für *stechen* nicht einfiel, sondern nur für *küssen*, »küßte« also meine Stechmücke den Menschen. Durch Aneinanderreihen der entsprechenden Fachtermini vervollständigte ich recht eigenwillig den Malaria-Zyklus.

Schmunzelnd bestätigte mir jedoch der Dozent das Testat als bestanden.

Auch außerhalb der Hochschulmauern kam es durch anfänglich recht mangelhafte Sprachkenntnisse zu recht amüsanten Situationen. Nach vier Monaten wollte ich Zwiebeln (russisch *luk*) einkaufen, die es gerade mal gab. Für den der russischen Sprache nicht mächtigen Leser sei erklärt, daß Verkleinerungsformen, sogenannte Zärtlichkeitsformen, in der russischen Sprache sehr gebräuchlich sind: Täubchen, Äpfelchen usw. Auch ich wollte mich dieser Sprachfeinheit bedienen und wünschte also ein halbes Kilo Zwiebelchen. Die etwas drall geratene Verkäuferin, so um die fünfzig, starrte mich hilflos an. Ich wiederholte akzentuiert und nun schon etwas lauter meinen Wunsch: »Lukowitza«. Die Verkäuferin machte ihrem mühsam zurückgehaltenen Frohsinn nun mit lautem Prusten Luft. »Oh, ein Feinschmecker!« sagte der Mann neben mir. Leicht verunsichert zeigte ich auf die in der Kiste liegenden Knollen.

Im Internat wischten sich die russischen Stubennachbarn lachend Tränen aus den Augen, als ich ihnen meine Zwiebelchengeschichte erzählte. Sie klärten mich auf, daß in der medizinischen Umgangssprache mit *Lukowitza* auch die Eichel des männlichen Gliedes bezeichnet würde. Ich hatte also *Penisköpfchen* im Gemüseladen verlangt, was wohl an diesem Ort kein alltäglicher Wunsch gewesen sei und die Verwirrung erklärte, die ich damit auslöste.

Das Studium glich unserer Schule daheim. Täglich mußten Hausaufgaben gemacht werden, der Besuch der Vorlesungen war Pflicht. Es gab Prüfungen und Testate ohne Ende, und wenn man Seminare und praktische Übungen nicht belegt hatte, bekam man keine Zulassung zum Examen. Viele Unterschriften in unserem Studienbuch waren erforderlich, ehe man zur Hauptprüfung durfte.

Auch die Stundenzahl der einzelnen Fachgebiete im Lehrbetrieb sowie die Bedeutung von praktischen Kursen, Seminaren und Vorlesungen waren in Leningrad anders gewichtet, als ich es später in der DDR oder in der Bundesrepublik erleben sollte. So war die Ausbildung in der Vorklinik ausgesprochen morphologisch orientiert, also gut für einen späteren Chirurgen. Neben mehreren Semestern systematischer Anatomie wurde uns zusätzlich in der Topographischen Anatomie der räumliche Zusammenhang der Organe, Nerven und Gefäße an einer Leiche demonstriert, am Modell führten wir kleinere operative Eingriffe durch. Einen Lehrstuhl Topographische Anatomie und Operative Chirurgie gibt es in Deutschland nicht.

Das Medizinstudium war anatomisch-morphologisch orientiert und sehr praxisbezogen. So erfolgte in den klinischen Fächern die Ausbildung bevorzugt am Patienten im Rahmen von kleinen Studentengruppen mit einem erfahrenen Lehrassistenten. *Bedside teaching* wird das heute genannt, wenn der Unterricht vorwiegend am kranken Menschen erfolgt. Diese Ausbildungsform erwies sich als vorteilhaft gegenüber dem deutschen Medizinstudium, das ich ab Mai 1964 kennenlernen sollte. Der Absolvent einer sowjetischen Bildungseinrichtung hat vielleicht weniger theoretische Kenntnisse, dafür weiß er aber, *wie* er handeln muß. So habe ich es vor 40 Jahren empfunden. Einen heutigen Vergleich wage ich aus Unkenntnis nicht. Nach wie vor scheint aber die unzureichende Praxis bei der Ausbildung künftiger Ärzte ein Problem zu sein. So titelte beispielsweise im August 2001 das *Deutsche Ärzteblatt*: »Reform des Medizinstudiums: Mehr Praxisbezug!«

Ab dem 4. Semester arbeitete ich im fakultativen Studentenzirkel für Chirurgie. Nach Zusammenstellen von Literaturübersichten durften wir bei Operationen assistieren und unter Anleitung kleinere chirurgische Tätigkeiten selbst ausführen. In jener Zeit festigte sich mein Entschluß, später einmal in einem größeren operativen Fach zu arbeiten.

Und Leningrad selbst, seine Bewohner?

Die Stadt war zwischen 1941 und 1944 fast 900 Tage lang von der deutschen Wehrmacht eingeschlossen. Während dieser Blockade starben etwa eine Million Menschen, die meisten von ihnen verhungerten. Obwohl fast jede Familie Angehörige verlor, wurden wir deutschen Studenten dafür nicht haftbar gemacht. Wenn das Gespräch auf die Zeit der Blockade kam, hörte ich fast immer: »Damals, das waren die Faschisten, ihr seid neue Deutsche, *unsere* Deutschen, ihr seid Freunde!« Nein, Haß oder gar Rache verspürten wir nicht. Nur einmal, während einer Busfahrt ins Stadtzentrum, pöbelte uns ein volltrunkener junger Mann an. »Verfluchte Fritzen, verfluchte Faschisten«, krakeelte er. Mehr konnte der Betrunkene aber nicht sagen. Der Bus hielt, und der Schreihals wurde von russischen Fahrgästen auf die Straße befördert.

Die Eltern meines russischen Kommilitonen Jura, Boris und Maria Sidorov, nahmen mich wie ihren eigenen Sohn auf. Meine »Pflegeeltern« ließen mich oft vergessen, daß ich in einem fremden Land mit einer anderen Kultur lebte und nur im Sommer in die Heimat durfte. Boris Sidorov, einst Major der Grenztruppen, befand sich im Ruhestand. Maria Sidorova war nun der Kommandeur und Haushaltvorstand, sie hielt das Geld zusammen, sie war die gute Seele der Familie. Geburtstage, russische und deutsche Feiertage begingen wir gemeinsam.

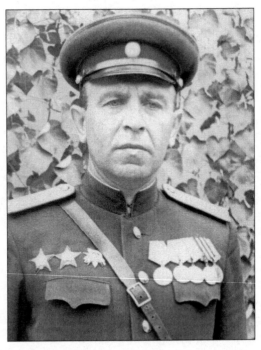

Boris Sidorov, Major der sowjetischen Grenztruppen im Ruhestand, Vater des Kommilitonen und Freundes Jura S.

Bei den russischen Feiern bog sich der Stubentisch unter der Last der vielen schmackhaften Speisen und hochprozentigen Getränke. Obwohl Sidorovs nur wenig Geld zur Verfügung hatten, waren sie mir gegenüber äußerst großzügig. So erzählten sie mir 1973 auf mein direktes Nachfragen – ich war bereits Arzt und besuchte sie in ihrer kleinen Zweieinhalb-Zimmer-Wohnung – von einer Sammelaktion zu meinem 20. Geburtstag im Jahre 1961. Um die Geburtstagsfeier würdig und üppig gestalten zu können, ging Mutter Sidorova zu ihren Nachbarn im Hause und erklärte, daß sie nicht genügend Geld für dieses Fest habe. Das Unglaubliche geschah – fremde Menschen, denen dieser deutsche Student unbekannt war, gaben Geld, damit er im Kreise seiner russischen Freunde Geburtstag feiern konnte. Das war russische Gastfreundschaft.

Im Winter nahm mich Sidorov zuweilen mit zum Eisangeln, einer typischen Freizeitbeschäftigung der Männer währen der kalten Jahreszeit. Am Wochenende saßen Hunderte, oft Tausende Angler vor ihren Eislöchern auf der endlosen Weite des Finnischen

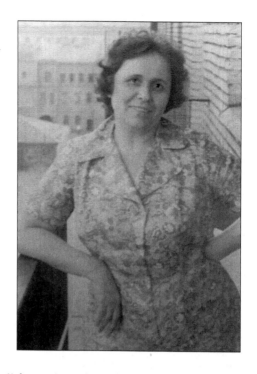

Maria Sidorova, die »Pflegemutter« in Leningrad

Meerbusens. Gelegentlich wurde auch mal ein Fisch gefangen, mir gelang es nie. Das Angeln war auch nur ein Vorwand. Viel wichtiger war das Schwätzchen mit dem Nachbarn und der Verzehr von schmackhaften Speisen sowie der Genuß des Wodkas. Der Wodka wurde oft selbst hergestellt, er hieß »Samogonka«, Selbstgebrannter. Auch mein Pflegevater produzierte mit Erfolg Samogonka. Ich kann mich nicht erinnern, daß die Familie Sidorow jemals Wodka im Laden gekauft hätte. Aus den Zutaten Wasser, Zucker und Hefe entwickelte sich nach Gärungsprozeß und Destillation das begehrte Getränk. Besonders stolz war man, wenn der Samogonka so hochprozentig war, daß er auf einer Untertasse mit blauer Flamme brannte. Verständlicherweise hatten einige Eisangler Schwierigkeiten, wieder an Land zu kommen. Der abendliche Heimgang war stets äußerst geräuschvoll und turbulent.

Ich erlebte aber auch Dinge, die ich in der Sowjetunion nicht vermutet hätte. Im Mutterland des Kommunismus wurde ich zum ersten Male in meinem Leben mit Antisemitismus konfrontiert.

Eines Sonntagmorgens bemerkten wir an einigen Hauswänden sowie auf dem Bürgersteig in der Nähe unseres Internats sehr auffällige Zeichnungen: Sie zeigten krummnasige Fratzen mit Davidsternen, daneben stand das Wort *Evrej*, die russische Bezeichnung für Jude. Erschrocken darüber gingen wir zur nächsten Dienststelle der Miliz und berichteten dem Diensthabenden von diesen Schmierereien. Wir waren sehr empört und erwarteten, daß der Vorgang sofort untersucht werden würde. Der Offizier blieb sehr ruhig, er schien auch nicht verwundert zu sein. »Das sind nur Kinderstreiche, nichts Besonderes«, winkte er gleichgültig ab. Wir sollten uns nicht aufregen. Er weigerte sich, unsere Aussage zu Protokoll zu nehmen und schickte uns nach Hause.

Oder: Einige russische Kommilitonen demonstrierten nicht nur einmal auf für mich sehr verletzende Weise, wie Juden ihrer Meinung nach aussehen und welche Eigenschaften sie haben würden. Dafür zeigte ich ebenso wenig Verständnis wie für die Tatsache, daß für jüdische Sowjetbürger im Personalausweis unter der Rubrik »Nationalität« das Wort *Jude* eingetragen war. Eine solche Klassifizierung, so wußte ich aus dem Geschichtsunterricht in der DDR, hatte es nur bei den Nationalsozialisten gegeben. Für uns Ostdeutsche war es unfaßbar, daß es so etwas in der UdSSR gab.

Die ausländischen Studenten wohnten alle im Internat. In den 3- bis 7-Bett-Zimmern bildeten sie mit Russen, Armeniern, Usbeken und Vertretern anderer Nationalitäten aus dem Vielvölkerstaat Sowjetunion eine Wohngemeinschaft. Die Ausländer kamen aus mehr als 20 Ländern Asiens, Afrikas und Europas. Es bedarf wohl keiner großen Vorstellung, um zu ahnen, daß angesichts dieser Konzentration verschiedener Kulturen, Lebensgewohnheiten und Weltanschauungen die Gespräche zu gesellschaftspolitischen Ereignissen, aber auch zu ganz normalen zwischenmenschlichen Beziehungen meist sehr emotional und spannungsreich waren.

So erlebte ich, wie eine Studentin aus Tschetschenien von ihrem Bruder fast erdolcht worden wäre, weil sie sich in einen Russen verliebt hatte. Afrikaner und Araber verhielten sich Frauen gegenüber sehr eigenartig, sie waren in ihren Augen allenfalls Dienerin des Mannes.

Wir lebten aber insgesamt friedlich und zufrieden in dieser Vielvölker-Gemeinschaft. Alles in allem ging man tolerant und respektvoll miteinander um. Unterschiedliche Sichten und Weltanschauungen wurden akzeptiert. Nationale Eigenarten schlugen nie in Nationalismus um. Ich erinnere mich an große Straßenfeste oder spontane Feten, etwa als Juri Gagarin die Erde am 12. April 1961 umrundet hatte. Die Freude der Russen über den ersten bemannten Weltraumflug teilten wir.

In Leningrad lernte ich auch Erika kennen. Sie studierte ebenfalls Humanmedizin. Die Stadt gehört zu den schönsten der Welt – nicht nur wenn man verliebt ist. Wir hatten eine schöne Zeit im Venedig des Nordens und erfreuten uns an den weißen Nächten in den Monaten Mai und Juni. Im Sommer 1963 heirateten wir während des Urlaubs in Berlin und bezogen im September mit einem anderen deutschen Ehepaar ein Zimmer in unserem Studentenwohnheim. Mit Schränken und Decken machten wir aus dem einen Raum zwei. Im Frühjahr 1964 kehrten wir nach Berlin zurück. Erika war schwanger, im Sommer kam Thomas zur Welt.

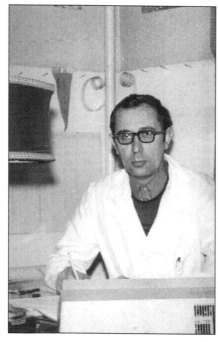

Jura Sidorov wurde Arzt und ging in die Antarktis, 1980

Die Leningrader Zeit hat mich geprägt. Neben einer soliden Grundlage für den Arztberuf konnte ich in jungen Jahren über die Mauern des eigenen Landes schauen. Ich war in einem Alter, in dem man sehr aufnahmefähig, lernbegierig und emotional leicht beeinflußbar ist. Viele Entscheidungen in meinem Leben wurden durch diesen relativ langen Aufenthalt in der Sowjetunion beeinflußt. Ich möchte diese Zeit nicht missen.

Wieder zurück in der Heimat

Ab dem 9. Semester setzte ich mein Medizinstudium an der Charité der Berliner Humboldt-Universität fort. Diese renommierte Bildungseinrichtung – Wirkungsstätte so hervorragender Ärzte wie Hufeland, Virchow und Sauerbruch – war nicht nur das älteste Krankenhaus in Berlin, sondern auch die älteste medizinische Lehranstalt dieser Stadt. Und sie gab sich auch toleranter als das »verschulte« Pawlow-Institut. Es gab nur noch selten Anwesenheitskontrollen und die unzähligen Zwischenprüfungen entfielen. In den praktischen Dingen unseres Fachgebietes war ich meinen Berliner Kommilitonen häufig überlegen, in der Theorie und bei den Fachtermini hatte ich zunächst einige Schwierigkeiten. Es kam schon vor, daß ich den falschen Artikel vor ein lateinisches Wort setzte, oder daß die falsche Betonung eines Fachbegriffs Unmut auslöste.

Die Charité war ein Krankenhaus mit wunderschönen, alten Bauten aus rotem Backstein, mit üppig wucherndem Wein und einem großen, von Tageslicht durchfluteten Operationssaal in der Sauerbruch-Klinik.

1710 ließ Friedrich I., König in Preußen, am nordwestlichen Rand der Stadt Berlin ein Gebäude in Fachwerk errichten. Es war ein geschlossenes Viereck und zunächst für Pestkranke gedacht – in Polen und Preußen grassierte gerade die Seuche. Die Sorge erwies sich erfreulicherweise als unbegründet, Berlin blieb von der Pest verschont. Der Gebäudekomplex diente darum zunächst als Armen- und Arbeitshaus bzw. als Garnisons-Lazarett. König Friedrich Wilhelm I., der Soldatenkönig, verfügte 1726, daß diese Anstalt unter dem Namen »Charité« als Krankenheilanstalt und Medizinpraktisches Lehr- und Prüfungsinstitut genutzt werden sollte.

1810, also 100 Jahre nach dem Bau der ersten Charité-Komplexe, wurde die Universität zu Berlin gegründet. Die Universitätsgründung folgte im wesentlichen dem Bildungskonzept von Wilhelm von Humboldt. Erster Rektor wurde der Philosoph Johann Gottlieb Fichte. Die Charité wurde in die Universität integriert, die »dirigierenden Abteilungsärzte« wurden zu Professoren der *Alma mater Berolinensis* berufen. Die Universität wurde im Jahre 1828 nach ihrem Stifter, König Friedrich Wilhelm III. von Preußen, benannt und hieß hinfort »Friedrich-Wilhelm-Universität« (seit 1949 trägt sie den Namen Humboldt-Universität). Der Name des Universitätsklinikums blieb unverändert: Charité.

Trotz ihrer bald 300 Jahre ist die älteste medizinische Lehranstalt Berlins recht jung – im Vergleich zur Leipziger Universität, meinem späteren Arbeitsbereich. Die *Alma mater Lipsiensis* wird 2009 ihren 600. Geburtstag begehen.

1997 wurden die Charité und das Virchow-Klinikum im Westen Berlins, das seit 1995 Fakultät der Humboldt-Universität ist, zu einem gemeinsamen Universitätsklinikum zusammengefaßt, das die Bezeichnung »Charité« trägt. Einrichtungen in Berlin-Buch, im nördlichen Teil der Stadt gelegen, wurden sodann hinzugeschlagen. Einige Kliniken wurden vom ursprünglichen Stan-

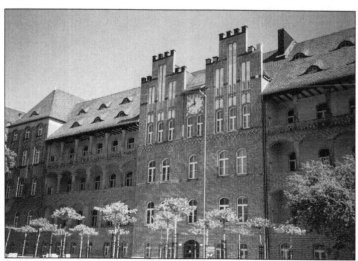

Die alte Berliner Charité, 2000

dort in das Virchow-Klinikum verlagert. Mithin: Die Charité von einst und das, was heute Charité heißt, sind kaum vergleichbar. Es ist nur noch ein Name, ein Etikett. Für mich ist der Begriff Charité immer noch identisch mit dem Gebäudekomplex zwischen Schumannstraße, Hermann-Matern-Straße (jetzt Luisenstraße), Invalidenstraße und der Mauer. Die Appendizes Campus Mitte, Campus Virchow-Klinikum, Campus Berlin-Buch zum Begriff Charité erscheinen mir fremdartig.

Ich hatte das große Glück, hier eine mitunter sehr einprägsame Ausbildung zu bekommen. Noch heute erinnere ich mich vieler Details aus der Vorlesung für Geburtshilfe und Gynäkologie. Der Lehrstuhlinhaber, Prof. Helmut Kraatz, ein Schüler des bekannten Frauenarztes Walter Stöckel, Freund und Weggefährte des berühmten Chirurgen Sauerbruch, machte jedes Kolleg zu einem Erlebnis. Die Vorlesung wurde inszeniert wie ein Spektakulum, wir waren Zuschauer ärztlicher Handlungen und operativer Eingriffe. Eine große weiße Trennwand vor dem Auditorium, einem Vorhang im Theater gleich, ging langsam in die Höhe, und plötzlich waren wir inmitten eines Operationssaales. Atemlos verfolgten wir das Geschehen auf der Bühne, im Hintergrund hörte man die Erklärungen und Erläuterungen des Dozenten. Hier verspürte ich zum ersten Mal, daß Heilkunst auch etwas mit Schauspiel zu tun hat. Diese Seite unserer ärztlichen Tätigkeit, geschickt eingesetzt, ist durchaus auch zum Wohle des Patienten. (Diesen Faktor in der Behandlung haben übrigens die Medizinmänner und Wunderheiler schon vor tausenden Jahren erkannt. Wir akademischen Ärzte unterschätzen bis zum heutigen Tag den enormen Einfluß der psychologischen Komponente bei der erfolgreichen Behandlung.)

Ein anderes Beispiel: Die Gerichtsmedizin ist ein sogenanntes kleines Fach im Medizinstudium und bei Ärzten und medizinischen Laien nicht sehr beliebt. Otto Prokop, der 1957 von Bonn als Direktor an das Institut für Gerichtsmedizin an der Charité berufen wurde und den ich hier als glänzenden Rhetoriker und auch als überzeugenden Schauspieler im Auditorium erlebte, erklärte die Ursache für diese Distanz: »Die ständige Beschäftigung und Befassung mit menschlichen Leichen, mit Menschenschicksalen, mit Unfällen und mit infektiösem Material macht das Fach für Nachwuchswissenschaftler und auch für Studenten zum wenig attraktiven Beruf, wie auch viele Mitarbeiter solche Institute nach einiger Zeit verlassen, weil sie der Dramatik, die hier abgehandelt wird – oft genug wird an zerstückelten Leichen, an fauligem Material und Überresten menschlicher oder tierischer Herkunft gearbeitet – nicht gewachsen sind.«

Der Österreicher Prokop vermochte es jedoch, die Gerichtsmedizin zu einem »großen Fach« zu machen, er demonstrierte uns sehr anschaulich, oft mit Einsatz seines Körpers, daß die forensische Medizin eben nicht nur die Untersuchung verwester Leichen ist. Von der Blutgruppenlehre, Prokops Forschungsschwerpunkt, über die Genetik bis zum Okkultismus und dem medizinischen Wert des 6. und 7. Buch Moses reichte die Palette seiner Vorlesungen.

Wie in allen Universitäten gab es auch in Berlin gut und weniger gut besuchte Vorlesungen. Daher erhitzten sich regelmäßig die Gemüter über Gestaltung und Notwendigkeit schlecht frequentierter Lehrveranstaltungen. Es wurde nach Ursachen und nach Schuldigen für das leere Auditorium gefahndet. In der Frauenklinik und in der Gerichtsmedizin dagegen waren die Hörsäle immer voll, die Plätze reichten oft nicht. Kraatz und Prokop demonstrierten anschaulich, daß das Lehrbuch allein für das Medizinstudium nicht ausreicht: Der Student benötigt im Prozeß seiner Arztwerdung die Persönlichkeit des Hochschullehrers.

Ernst wie das Studium nahmen wir auch das fröhliche Jugendleben, das weitestgehend außerhalb der ehrwürdigen Mauern der Universität stattfand. Die Etablissements in Uni-Nähe, etwa das schon etwas vornehmere »Piccolo« am Virchow-Denkmal und die gemütliche »116«, eine Studentenkneipe an der Friedrichstraße, können Geschichten erzählen. Wenn wir uns in der »116« niederließen, legte jeder von uns 5 Mark auf den Tisch. »Bitte reichlich zu essen und viel Bier«, lautete unsere Bestellung. Bald kamen die dampfenden Essenportionen mit großzügig bemessenem Kartoffelbrei und Sauerkraut sowie einem deutlich bescheidenerem Wurstanteil – meist Blutwurst – auf den Tisch. In den 5 Mark steckte immerhin noch so viel Bier, daß uns die Lieder von der »Frau Wirtin« oder der »Hobelbank« trefflich und manchmal in einer Lautstärke gelangen, daß wir das Lokal wechseln mußten.

Im Mai 1966 legte ich das Staatsexamen ab. Kurze Zeit später promovierte ich zum Dr. med. mit einem Thema aus der Psychiatrie: »Zustand nach kindlich durchgemachter Tb-Meningitis« (tuberkulöse Hirnhautentzündung). Obwohl mein Berufswunsch nun feste Formen angenommen hatte – ich wollte Chirurg am Kreiskrankenhaus in Herzberg werden, hielt ich das Vertiefen psychologischer und psychiatrischer Kenntnisse für notwendig. In meiner Ausbildung zum Arzt und Facharzt sollte die Komponente »Seele« ausreichend berücksichtigt werden. Dazu famulierte ich unter anderem mehrere Monate in der Klinik für Psychiatrie, an der auch Prof. Karl Bonhoeffer gewirkt hatte. Der Vater des am 9. April 1945 im KZ Flossenbürg hingerichteten Theologen Dietrich Bonhoeffer war eine der großen Persönlichkeiten der Charité und wie sein Sohn ein entschiedener Gegner der faschistischen Ideologie.

Um meine anatomischen Kenntnisse weiter zu vertiefen, arbeitete ich nach dem Staatsexamen am Anatomischen Institut der Charité. In der Facharztordnung der DDR wurde empfohlen, vor einer klinischen Tätigkeit in einem theoretischen Fach zu arbeiten. Für einen angehenden Chirurgen war die Anatomie dafür sehr geeignet. Ich verschrieb mich ihr für ein Jahr und wurde in dieser Zeit Lehrassistent bei den Studenten. Meine anatomischen Lehrer waren Anton Waldeyer und Walter Kirsche. In dem hohen Backsteinhaus lehrten bekannte Anatomen wie Rudof Fick und Friedrich Kopsch. Die Lehrbücher »Rauber-Kopsch« sowie der »Waldeyer« gehörten zum unentbehrlichen Rüstzeug vieler Studenten-Generationen.

Nach Abschluß meines »theoretischen Jahres« ging ich 1967 dann doch nicht in mein Heimatkrankenhaus, sondern begann in der Chirurgischen Klinik der Charité. Ich wollte an der Hochschule bleiben. Die Lehrer, die ich kennenlernen durfte, hatten mich sichtlich beeindruckt.

Meine Ausbildung zum Facharzt für Chirurgie war fundiert. Unser Chef, Hans-J. Serfling, ein Allround-Chirurg erster Klasse und hervorragender Kliniker, ein Meister tiefsinnigen Humors, war sehr großzügig. Wir jungen Assistenten durften unter Anleitung bald selbst operieren. Erste Verhaltensregeln zum Ablauf im Heiligtum der Klinik, im Operationssaal, aber auch viele Tricks beim Operieren habe ich von seinen Operationsschwestern gelernt. Die gute Operationsschwester gibt einem jungen Chirurgen bald zu verste-

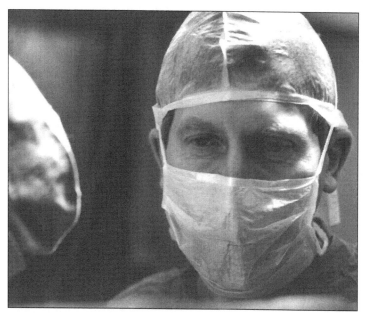

Vor einer Operation an der Charité, 1979

hen, ob er für das operative Fach geeignet ist – oder nicht. Eine versierte Operationsschwester ist ein sehr wichtiger, oft sogar der wichtigste Partner des Operateurs. Aus tiefer Überzeugung teile ich die Meinung eines renommierten amerikanischen Herzchirurgen, der einmal sagte: »Operateur und Schwester müssen sich sympathisch sein, ein Funke muß überspringen, sie sollten sich fast lieben!«

Zur weiteren Qualifizierung meiner operativen Fähigkeiten arbeitete ich anschließend ein halbes Jahr in einem städtischen Krankenhaus in Berlin. Dort wurde ich als junger Chirurg sehr gefordert – Blinddarmoperationen (Appendektomie), Bruchoperationen und die operative Entfernung der Gallenblase (Cholezystektomie) standen dort häufiger auf dem Operationsplan als in der Universitätsklinik. Die zeitweilige Delegierung an diese klinische Einrichtung war ein festgeschriebener Bestandteil der Ausbildung zum Facharzt, man blieb jedoch Mitarbeiter der Universität. Die postgraduelle Ausbildung der Ärzte wurde in jener Zeit sehr gefördert, die Kliniken waren bestrebt, möglichst viele Fachärzte auszubilden. Es wurden häufig Mentoren eingesetzt, der Kandidat blieb sich nicht allein überlassen.

Aus heutiger Sicht schätze ich das System der Facharztausbildung in der DDR unverändert als gut ein.

Ausgerüstet mit einem beachtlichen Operationsspiegel legte ich 1972 mit gutem Ergebnis die Facharztprüfung für Chirurgie ab. Diese Prüfung war damals in Berlin sehr gefürchtet – mehrere Kandidaten fielen stets durch. Die Prüfer, Berliner Chefärzte und unser »Alter« waren sehr streng, die Befragung war zudem noch öffentlich. Künftige Facharztkandidaten, aber auch andere Ärzte, saßen in mehreren Stuhlreihen vor dem Prüfungsausschuß und dem Delinquenten. Erfolg oder Mißerfolg des Prüfungskandidaten wurden sofort publik und sprachen sich schnell unter den Berliner Chirurgen herum.

Meine Hinwendung zur Herzchirurgie erfolgte Ende der 60er Jahre. In jener Zeit assistierte ich häufig bei Herzoperationen. Zunehmend beschäftigte ich mich mit diesem jungen Gebiet der Chirurgie. Neben dem Reiz des Neuen beeindruckte mich die Persönlichkeit des Leiters unserer Herzchirurgie. Harry Warnke – er hatte mit unserem Chef schon in Halle und in Greifswald zusammengearbeitet, stand vor der Aufgabe, diesen neuen Zweig der Chirurgie an der Charité weiter zu entwickeln. Seine Ausstrahlung als Arzt und Hochschullehrer war für mich entscheidend, daß ich mich für dieses Fachgebiet in der postgraduellen Ausbildung entschied.

Kurzer Ausflug in den Größenwahn

Es war im Frühjahr 1973, seit neun Monaten war ich Facharzt für Chirurgie. Meine chirurgische Ausbildung war fundiert und recht vielseitig verlaufen. Neben den üblichen Eingriffen der Allgemeinchirurgie reichte mein Operationsspektrum von der Phimose und den abstehenden Ohren im Kindesalter bis zur notfallmäßigen Schädeltrepanation bei einer Hirnblutung.

Ich wurde vertraut mit den Operationsabläufen der Neurochirurgie, Kinderchirurgie, Traumatologie und der Herz- und Gefäßchirurgie. Erste Sporen der Wissenschaft hatte ich mir erworben, Ergebnisse von experimentellen Untersuchungen und klinischen Studien konnte ich auf Kongressen vortragen oder in Fachzeitschriften veröffentlichen. Ich fühlte mich schon als erwachsener Chirurg, meine Lehrer sahen in mir aber nur den »Chirurgoiden«.

Auf der Karriereleiter saß ich auf der untersten Sprosse, ich war der jüngste Arzt in der herzchirurgischen Abteilung. Sollte das Lebensalter den Zuschlag bekommen, wäre ich rein rechnerisch mit 58 Jahren Oberarzt geworden.

Ehrgeiz beinhaltet Ungeduld.

Ich war sehr ungeduldig.

Lockende Versprechungen erreichten mich: mehr Geld (als Facharzt an der Universität bekam ich monatlich 1.510 Mark der DDR brutto), große Dienstwohnung, Dienstauto, Reisen in viele Länder und andere Vergünstigungen. Die Stelle eines leitenden Arztes beim SC Dynamo Berlin war neu zu besetzen, der mit vielen Privilegien bedachte Sportclub der Ministerien des Inneren und der Staatssicherheit suchte einen Chefarzt.

Im Vorfeld gab man mir zu verstehen, meine Chancen diesen Posten zu bekommen, wären nicht schlecht: Facharzt für Chirurgie, Studium in der Sowjetunion, Mitglied der SED und vor allen Dingen: es gab keine Westverwandtschaft. Beziehungen zum Leistungssport hatte ich, als Kind und Jugendlicher war ich ein recht guter Turner gewesen.

Ich ging zum Kadergespräch, danach sollte erst festgelegt werden, ob ich mich bewerben könnte. Über die Sprechanlage am Eingang des imposanten Dynamo-Gebäudes in Berlin-Weißensee nannte ich Namen und mein Begehr. Ich wurde abgeholt. War es der Kaderchef (heute Personalleiter), ein Mitglied der Clubleitung oder ein Trainer? Ich weiß es nicht mehr.

Wir gingen durch einen langen Korridor mit sehr hohen Fenstern, die eine exzellente Sicht auf die weitläufigen Sportstätten erlaubten. Ich erblickte ein junges Mädchen, sie lief auf der Aschenbahn. »Bei Olympia war sie Dritte. Wir haben noch viel mit ihr vor«, äußerte sich stolz mein Begleiter.

»Die junge Dame läuft etwas verkrampft«, erwiderte ich. Den Lauf einer Spitzensportlerin hatte ich mir anders vorgestellt.

»Das ist verständlich, vor drei Tagen hatte die Genossin einen Schlüsselbeinbruch«.

»Und da läuft sie heute schon wieder? Welcher Idiot von Arzt hat es erlaubt?«, polterte ich los.

»Bei uns entscheidet der Trainer über den Einsatz der Genossin Sportlerin, der Arzt hat nur eine beratende Funktion«, hörte ich eiskalt die Antwort.

Von einem Bewerbungsgespräch nahm ich Abstand, dieser Sportclub entsprach nicht meinem Berufsideal. Meine kurzzeitige Exkursion in den Größenwahn fand somit ihr jähes Ende.

Und das war gut so.

Ich setzte meine herzchirurgische Ausbildung fort.

In jener Zeit war der Anteil herzchirurgischer Eingriffe ohne Herz-Lungen-Maschine relativ hoch. Die blinde Sprengung der verengten Herzklappe vor dem linken Herzen (Mitralkommissurotomie) und die Korrektur der Aortenisthmusstenose, eine gefährliche Enge der Hauptschlagader im Brustkorbbereich, waren meine ersten selbständigen Herzoperationen. Zunehmend wurde ich dann in die Herzoperationen mit Anwendung der Herz-Lungen-Maschine eingeführt. Ich korrigierte zunächst angeborene einfache Herzfehler wie den Vorhofscheidewanddefekt. Dann erlernte ich die Technik der Bypass- und Herzklappenersatzchirurgie.

Das Spektrum operativer Eingriffe am Herzen, wie ich es an der Berliner Charité erlebte, war groß. Es reichte von der Korrektur angeborener komplexer Mißbildungen bis zu allen in jener Zeit üblichen Operationen der erworbenen Herzfehler mit Ausnahme der Herztransplantation.

In Sauerbruchs Schatten

Der wohl bekannteste Arzt unseres Fachgebietes in der Charité, der Chirurg Ferdinand Sauerbruch, war 1927 bis 1950 Direktor der Chirurgischen Klinik. Mit großer Spannung lauschte ich oft Schwester Herthas Erzählungen – sie war eine Zeitzeugin der Sauerbruch-Ära. Als junge Schwester hatte sie den Herrn Geheimrat kennengelernt und den Chirurgen und Menschen Sauerbruch hautnah erlebt. Ich konnte nicht genug darüber hören.

Sauerbruch kam von der Münchener Universitätsklinik und führte anfangs beide Chirurgischen Kliniken. Von Montag bis Mittwoch operierte er in Berlin und hielt Vorlesungen, von Donnerstag bis Samstag war er in München. Fast alle Gebiete der Chirurgie hat Sauerbruch durch sein Wirken beeinflußt – er war ohne Zweifel der führende deutsche Chirurg in der ersten Hälfte des 20. Jahrhunderts. Sein Hauptarbeitsgebiet war die Chirurgie der Brustorgane.

Durch sein Druckdifferenzverfahren (»Unterdruckkammer«) –

er entwickelt es als junger Arzt 1904 in Breslau unter seinem Chef Johannes v. Mikulicz – wurden auch der experimentellen Herzchirurgie neue Möglichkeiten eröffnet.

Seine Ausführungen auf der 1. Tagung der Chirurgen der Sowjetischen Besatzungszone im Juni 1947 zur Charakterisierung notwendiger fachlicher und menschlicher Eigenschaften eines Chirurgen sind als Vermächtnis Sauerbruchs zu werten. »Keinem anderen Arzt wie ihm wird ein Mißerfolg zur persönlichen Schuld. Tragbar wird diese Belastung nur durch die gewissenhafte Indikationsstellung, Beherrschung der operativen Technik und berechtigtes Selbstbewußtsein. Sicherste Stütze des Chirurgen aber ist die Wahrhaftigkeit. Wenn er deutet, Fehlschläge zu entschuldigen versucht, verstößt er gegen das vornehmste Gesetz seiner Zunft.«

Sein Leitungsstil wurde von vielen nachfolgenden Chefs übernommen, der »Sauerbruchstil« dominierte jahrzehntelang in vielen europäischen Kliniken.

Eine Glorifizierung des »Sauerbruchstils«, also der absoluten Hingabe für den kranken Menschen mit Hintanstellen des eigenen Ichs und der bedingungslosen Einordnung in den Klinikbetrieb einschließlich der widerspruchslosen Entgegennahme von Anordnungen der Vorgesetzten, erlebte ich erstmals Anfang der 70er Jahre beim Besuch des Generalarztes der Roten Armee in Moskau. Der betagte Alexander A. Vishnevski empfing mich in seinem pompösen Klinikgebäude aus Stahl, Glas und Beton. Als er erfuhr, daß ich in der ehemaligen Sauerbruchklinik in Berlin arbeitete, begann der alte Herr bei Cognac, Tee und Pralinen sofort von seinem großen Vorbild Sauerbruch zu schwärmen.

Vishnevski war dem großen Chirurgen im Mai 1945 nach der Kapitulation in der Berliner Charité begegnet. Der 70jährige Sauerbruch war mit seiner zweiten Frau Margot am Ende des Zweiten Weltkrieges in den großen Operationsbunker gezogen, der während des Krieges auf dem Gelände der Charité in Berlin-Mitte gebaut worden war. Hier belegte er ein Kabuff, in dem zwei Feldbetten standen. Sauerbruch operierte Tag und Nacht, teilweise unter katastrophalen Bedingungen. In seinen Memoiren »Das war mein Leben« äußerte sich der große Arzt: »Und für mich ging das Dritte Reich wirklich und wahrhaftig inmitten von Blut, Eiter, Leichen und Gestank unter … Das Licht war erloschen, wir halfen uns mit Akkumulatoren und Kerzen.« Immer wieder mußte ich Vishnevski von dem Bunker erzählen, ob er heute noch als Operationsraum diene, ob es eine Gedenktafel für Sauerbruch gäbe, und, und, und … Ich brachte es nicht übers Herz, dem Generalarzt mitzuteilen, daß der Sauerbruch-Bunker als Lagerraum sein Dasein fristete.

Bei meinen späteren zahlreichen Aufenthalten in Herzzentren der verschiedenen Unionsrepubliken des sowjetischen Riesenreiches – sei es in Moskau, Leningrad oder Tallin gewesen, in Jerewan, Taschkent, Tiflis, Samarkand oder in Jekatarinenburg – sah ich stets hierarchisch-militärisch gegliederten Krankenhäusern. Unvergeßlich der Rapport im Allunions-Forschungsinstitut für klinische und experimentelle Chirurgie in Moskau, an dem ich wiederholt während eines Zusatzstudiums 1973 teilnahm. Mehr als 100 ärztliche Mitarbeiter, unter ihnen betagte Professoren und Mitglieder in- und ausländischer medizinischer Akademien, warteten geduldig auf das Erscheinen des Direktors. Der kam kurz nach 9 Uhr. Man erhob sich und wartete, bis der Direktor, Akademiemitglied Professor Boris V. Petrovskij, der zu jener Zeit auch Gesundheitsminister der UdSSR war, auf seinem Stuhl vor dem Auditorium Platz genommen hatte. Dann ließen sich alle nieder.

Es folgten in straffem Ton vorgetragene Berichte der Diensthabenden, unterbrochen von kurzen Bemerkungen des Chefs und denen seiner Abteilungsleiter. Unwillkürlich dachte ich an eine Armee, so oder ähnlich mußten Befehlsausgabe und Befehlsentgegennahme wohl ablaufen. Ich fühlte mich wahrlich in das vergangene Jahrhundert versetzt.

Bekanntlich wurde die deutsche Medizin des 19. Jahrhunderts durch die preußische Militärakademie, die »Pépinière«, geprägt. Nach der militärischen Katastrophe von Jena und Auerstedt im Jahre 1806, welche den Zusammenbruch des Friederizianischen Staatswesens einleitete, waren zahlreiche Reformen notwendig, um in Preußen eine moderne Staatsform zu schaffen. Dazu gehörten u. a. gute Militärärzte, die man in der »Pépinière« ausbildete. Die Medizin wurde hier nach militärischem Vorbild organisiert, so gab es ab 1852 den Ober- und Unterarzt.

Da die Professoren der Militärakademie auch gleichzeitig Lehrer an der Charité waren, kam somit das Chefarztsystem an die Berliner Universität und weitete sich von dort in den deutschsprachigen Raum aus. Von der Eliteschule »Pépinière« kamen zu Anfang des vergangenen Jahrhunderts die meisten deutschen Nobelpreisträger.

Nach diesem pompösen Moskauer All-Hospital-Rapport erlebte ich Fachkonferenzen in Amerika. Was für ein Kontrast! 1982 hospitierte ich am *Hospital for Sick Children* in Boston, damals Zentrum für Korrekturen angeborener Herzfehler im Neugeborenen- und Säuglingsalter. Für Mediziner dieser Richtung das Mekka schlechthin. Das Team um Aldo Castañeda, eines Wegbereiters der Säuglingsherzchirurgie, hatte Neuland betreten, es korrigierte komplexe Herzanomalien mit Einsatz der Herz-Lungen-Maschine so zeitig wie möglich, auch in den ersten Lebenstagen.

Für mich war dies eine andere Welt, die ich staunend in mich aufnahm. Auf den wöchentlichen Konferenzen am Nachmittag erörterte man ungewöhnliche Krankheitsbilder, diskutierte und stritt um optimales operatives Herangehen. Ohne Geheimratsatmosphäre. Kein Hauch von Hierarchie. Kein Erstarren vor Amt und Titel.

»Dr. Castañeda, warum wollen Sie die obere Hohlvene mit der rechten Lungenschlagader verbinden, warum wählen Sie kein anderes chirurgisches Verfahren?«, hörte ich fragen.

Die Stimme gehörte meinem Nachbarn, einem Medizinstudenten des 3. Studienjahres. Insider wissen: Das Fach Herzchirurgie wird erst in den höheren Semestern gelehrt, dieser Student wußte also so gut wie nichts von der Herzchirurgie – und dann diese Frage!

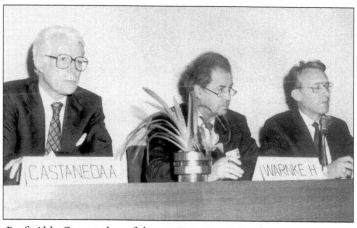

Prof. Aldo Castañeda auf dem 2. Leipziger Herzchirurgischem Symposium im April 1989. Es war mit über 400 Teilnehmern aus 20 Ländern die größte Veranstaltung ihrer Art in der DDR

Mehr liegend als sitzend, die Beine über die Lehne der unteren Stuhlreihe gestreckt, genüßlich mit einem Strohhalm Orangensaft aus dem Pappbecher schlürfend, schaute der junge Mann herausfordernd auf den Professor, den herausragenden Pionier unseres Faches. Ich war ob solcher Respektlosigkeit konsterniert. Doch ruhig und sehr detailliert beantwortete Castaneda die Frage, erläuterte anhand von Zeichnungen sein geplantes operatives Vorgehen. Im Gegensatz zu mir schien Aldo nicht über das Auftreten des Studenten verwundert zu sein. Auch mehrere Zwischenfragen des Medizin-Anwärters wurden ausführlich beantwortet.

Solche zwanglos geführten Fachdiskussionen, quasi das Vergnügen am Meinungsstreit, erlebte ich immer wieder während meines mehrmonatigen Aufenthaltes in herzchirurgischen Zentren der USA. Der Respekt vor anderen fachlichen Meinungen, so obskur sie auch scheinen mögen, war sicherlich eine der Ursachen dafür, weshalb die amerikanische Medizin seit Jahren eine internationale Spitzenposition innehatte.

Stehend zum Ruhm

Beim Ausgraben von Erinnerungen drängen sich leicht die positiven Ereignisse in den Vordergrund, und es schreibt sich alles glatt nieder. Dennoch: Der Weg zu akademischen Ehren ist in unserem Beruf nicht ganz einfach, er ist mit vielen Hindernissen und Prüfungen bestgepflastert. Das ist auch in anderen Professionen so. Hinzu kommen aber noch: das kontinuierliche Lernen, das lange Stehen am Operationstisch – oft länger als zwölf Stunden –, das Aneignen und Ausführen von neuen operativen Verfahren, das individuelle Abwägen von Nutzen und Schaden einer Operation, das Verarbeiten von negativen Erlebnissen bis hin zum Tode eines Patienten, das Verdrängen von eigenen Problemen vor den Patienten … All das sind unverzichtbare Eigenschaften, die man als Chirurg erlernen und beherrschen muß. Dies erfordert ein hohes physisches und psychisches Durchstehvermögen.

So erinnere ich mich an eine Operation Anfang der 70er Jahre. Die Kardiologen hatten uns wieder einmal sehr spät den schwerkranken Patienten überwiesen. Das Vertrauen der Internisten in die Kunst der Herzchirurgen war damals noch sehr gedämpft, daher hofften sie es vorher selbst zu richten. Erst wenn nichts mehr ging, rief man uns an. Verständlich: Die operativen Verfahren, die Herz-Lungen-Maschinen-Technik sowie der Schutz des Herzmuskels während des Herzstillstandes hatten nicht das heutige Niveau, zu viele Patienten starben bei einer Herzoperation. Bei diesem Patienten war eine Herzklappe funktionsuntüchtig, sie mußte durch eine mechanische Kunstklappe ersetzt werden. Ich war der 3. Assistent bei diesem Eingriff. (Im Gegensatz zu den heutigen Herzoperationen, an denen drei und oft nur zwei Chirurgen beteiligt sind, waren wir damals vier Herzchirurgen.)

Das Entfernen der erkrankten Herzklappe gestaltete sich schwierig, Hauptschlagader, Herzklappe und Teile der benachbarten Kammerscheidewand sahen aus wie ein »Kalkberg«. Dem Operateur gelag es trotzdem, die Kunstklappe einzunähen. Das neue Ventil funktionierte gut. Das Herz, schwer geschädigt durch die jahrelange Krankheit und nun zusätzlich durch unsere Manipulation beeinträchtigt, schlug anfangs sehr unregelmäßig, die Pumpfunktion mußte noch lange Zeit von der Herz-Lungen-Maschine übernommen werden. Gegen 16 Uhr stabilisierte sich der Kreislauf, der Patient konnte auf die Intensivtherapiestation verlegt werden. Alle Beteiligten dieser Operation waren erschöpft, der Eingriff hatte gegen 8 Uhr begonnen.

Um 19 Uhr – ich wollte gerade nach Hause gehen – kam die Meldung, der Patient blute. Erneut waren wir mehrere Stunden im Operationssaal. Eine Nahtstelle an der verkalkten Hauptschlagader hatte sich gelockert, die lebensgefährliche Blutung mußte behoben werden. Kurz vor Mitternacht konnten der Operierte und das medizinische Personal den Operationssaal verlassen. Leider nur für kurze Zeit. Der Patient hatte nun Herzrhythmusstörungen, es kam zum Herzstillstand. Unter äußerer Herzmassage ging es erneut in den Operationssaal. Der Brustkorb wurde das dritte Mal eröffnet und die Herz-Lungen-Maschine angeschlossen. Das schwache Herz schaffte es nicht, gegen 4 Uhr kam es zum Exitus letalis.

Wir waren ebenso erschüttert wie erschöpft, der extreme Einsatz vieler Menschen innerhalb der letzten 20 Stunden hatte nichts genutzt, wir hatten das Leben dieses kranken Menschen nicht retten können.

Viel Zeit zum Nachdenken und zur Erholung blieb uns nicht, um 8 Uhr begann die reguläre Arbeitszeit und damit eine neue Operation.

1973 absolvierte ich ein dreimonatiges Zusatzstudium in herzchirurgischen Einrichtungen Moskaus und Leningrads. Postgraduelle Studienaufenthalte an Hochschuleinrichtungen der Sowjetunion waren in der DDR eine der Voraussetzungen, um in der Medizin als Hochschullehrer berufen zu werden. Dank meiner Sprachkenntnisse und der sehr guten Beziehungen zu russischen Partnerinstitutionen war das Vierteljahr für mich relativ effektiv. Unter anderem nahm ich an Operationen bei Patienten teil, die einen akuten Herzinfarkt erlitten hatten. Dieses Thema sollte ich später in Berlin experimentell und klinisch bearbeiten – es wurde der Inhalt meiner Habilitationsschrift.

1975 konnte ich mehrere herzchirurgische Einrichtungen in Westeuropa besuchen. Ich hospitierte und arbeitete drei Monate in Zürich und Rotterdam, in Lyon und Paris. Angeregt wurde dieser Studienaufenthalt durch die Wissenschafts-Konzeption »Herz-Kreislauf-Krankheiten«, also vom zentralen Forschungsverband in der DDR, der alle Maßnahmen zur verbesserten Diagnostik und Behandlung der Herz- und Gefäßerkrankungen in unserem Lande koordinierte.

Der internationale Erfahrungsaustausch war für das noch junge Fachgebiet Herzchirurgie unverzichtbar. Gastaufenthalte an ausländischen Kliniken boten dafür eine gute Gelegenheit. Ich glaube aber auch, daß man diese Bildungsreise im Kontext der Entspannungspolitik sehen muß. Die DDR war zu Beginn der 70er Jahre in die internationale Gemeinschaft aufgenommen worden und unterhielt zu mehr als hundert Staaten diplomatische Beziehungen. In Helsinki strebte die Konferenz für Sicherheit und Zusammenarbeit in Europa (KSZE) ihrem Gipfelpunkt zu. Im Nachhinein kann man sagen, daß die erste Hälfte der 70er Jahre die vielleicht Goldenen Jahre der DDR gewesen waren.

Natürlich: Ohne den Segen meiner akademischen Lehrer, ohne Unterschrift des Klinikdirektors hätte es keine Delegierung gegeben. Und ohne das Stipendium der Weltgesundheitsorganisation (WHO), die die nötigen Devisen für meinen Studienaufenthalt zahlte, wäre auch nichts gelaufen. Der dritte und wohl entscheidende Punkt war die Ausreisegenehmigung. Verwandte im Westen hatte ich nicht, wohl aber zwei schulpflichtige Kinder und eine Ehefrau. Erkennbare »sicherheitspolitische Risiken« wurden bei mir nicht festgestellt. Es waren schon merkwürdige Gründe seinerzeit, die eine Qualifizierung draußen in der Welt möglich machten. Und natürlich profitierte ich selbst davon – aber auch das Land, in dem ich diese Erfahrungen künftig würde anwenden können.

Dennoch schien es Dinge zwischen DDR und Himmel zu geben, die sich den Gesetzen der Logik zu entziehen schienen. Mir sind Wissenschaftler bekannt, bei denen nicht alle drei Punkte zutrafen – und die dennoch die Reise in den Westen antreten durften. Anderen wiederum, bei denen alles stimmte und die die reine DDR-Weste trugen, wurde die Reiseerlaubnis verweigert. Auskünfte über die Ursachen der Ablehnung wurden nicht gegeben. Hinter vorgehaltener Hand hieß es, die Staatssicherheit habe ihr Veto eingelegt. Wie seit Öffnung der Archive deutlich wird, war dies die letzte Instanz, die Abweisung von Anträgen *empfahl*: Meist jedoch waren es kleinliche Vorgesetzte, die sich hinter dieser Institution versteckten. Neid und Mißgunst ließen sie meist die Unterschrift verweigern: Ich darf nicht fahren – wieso soll der? …

Zum ersten Male war mir ein unmittelbarer Vergleich zwischen der Herzchirurgie des Ostens und der des Westens möglich. Es war in der Tat ein Kontrastprogramm zu meinem Zusatzstudium 1973

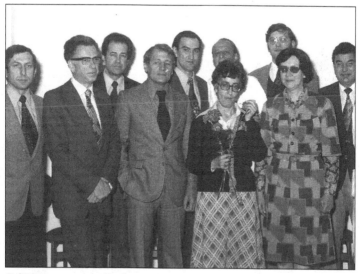

RGW-Beratung in Budapest, Mai 1979

in Moskau. Besonders beeindruckte mich der hohe Grad an technischer Ausrüstung sowie der großzügige Einsatz von Einweg-Materialien. Aus Gründen der Sparsamkeit wurden in der DDR Wegwerf-Materialien entweder selten oder wiederholt benutzt. In Moskau war es durchaus üblich, sogar Operationshandschuhe zu waschen, zu sterilisieren und neuerlich einzusetzen. Zweifellos war es richtig, daß wir im Osten nicht dieser Hopp-und-Ex-Mentalität des Westen folgten. Es gab bei uns keine Bierbüchsen und keine Plastiktüten, und mancherorts bekam man sogar noch »lose Milch« in der Kanne. Dennoch: Zwischen Mehrwegflaschen und Operationshandschuhen gab es schon erhebliche Unterschiede.

In der Schweiz, den Niederlanden und in Frankreich bemerkte ich mit Erstaunen, daß die Herzchirurgie nicht mehr etwas Besonderes war. Sie hatte den Ruch des Neuen längst verloren, der Übergang zur Routine war bereits eingeleitet. Viele Kollegen hatten ihre Ausbildung oder Weiterbildung in den USA absolviert, sie kannten und beherrschten die aktuelle Operationstechnik. Wir dagegen mußten unser Wissen mühsam aus der Literatur, auf Kongressen oder bei Kurzaufenthalten in führenden herzchirurgischen Kliniken des Westens erwerben.

Besonders prägend für mich war der Aufenthalt in Zürich. Dort arbeitete seit 1961 der Schwede Åke Senning, ein wahrer Pionier der Herzchirurgie. Senning beflügelte fast alle Gebiete unseres Faches – von der extrakorporalen Zirkulation bis zu Eingriffen bei erworbenen oder angeborenen Herzfehlern. So pflanzte er 1958 in Stockholm dem ersten Menschen einen Herzschrittmacher ein. Besonders bekannt wurde ein operatives Verfahren zur Korrektur einer angeborenen sehr komplexen Herzmißbildung, das nach ihm benannt wurde. Diese »Senning-Operation« konnte ich in Zürich studieren. Später habe ich sie mit Erfolg bei zahlreichen Kindern in Leipzig angewandt.

Forschen und habilitieren

Ich war stets bemüht, offene Probleme unseres Fachgebietes wissenschaftlich zu bearbeiten. Nicht zu forschen bedeutet wohl in allen Wissensgebieten Stagnation. Auch die DDR-Medizin konnte es sich nicht leisten, den Anschluß an die internationale Forschung zu verlieren. Also forschte ich – neben meiner klinischen Tätigkeit, also

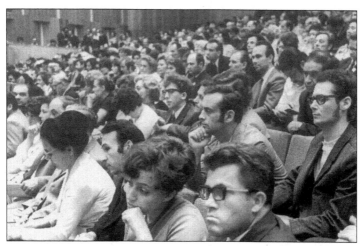

Auf einem Kardiologenkongreß in Moskau, Juni 1973

in erster Linie das Operieren am Herzen. Einige Jahre leitete ich die tierexperimentelle Forschungsabteilung unserer Klinik. Der Hundestall befand sich unter dem Dach der Chirurgischen Klinik, das Hundegebell tönte Tag und Nacht durch die Charité. Liebe Tier- und Naturschützer: Ja, Sie erregen sich an dieser Stelle zurecht. Aber das ist inzwischen Geschichte, behandeln Sie die damals dafür Zuständigen mit Nachsicht. Auch sie bewerten ihre Arbeit und den Umgang mit den Tieren heute ein wenig anders. Nobelpreisträger Forßmann, der 1977 die Charité zur Entgegennahme seiner Ehrenpromotion besuchte, meinte dazu lakonisch: »Seit Sauerbruch hat sich hier nichts geändert.«

Der »Tierstall«, wie unsere tierexperimentelle Abteilung genannt wurde, war Basis vieler wissenschaftlicher Untersuchungen und von mindestens sechs Habilitationsschriften. Ich selbst leitete eine interdisziplinäre Forschungsgruppe, die ein Laserskalpell entwickeln sollte. Physiker, Techniker, Ingenieure und Ärzte begannen 1977 mit experimentellen Untersuchungen zur Anwendung des »optischen Skalpells«. 1981 setzten wir erstmalig in der DDR das Laserskalpell zur Beseitigung therapieresistenter Narben und bei der operativen Behandlung von Hirntumoren in unserer Klinik ein.

1978 erwarb ich den Doktor der medizinischen Wissenschaften (Dr. sc. med.) mit experimentellen und klinischen Untersuchungen zum Thema »Die Wiederdurchblutung des akut ischämisch ge-

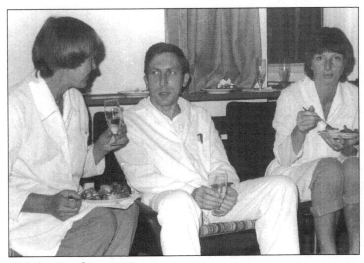

Habilitationsfeier, 1978

schädigten Myokards«, also mit Untersuchungen zur Effizienz der Akutoperation beim Herzinfarkt. Für diese Arbeit wurde mir gemeinsam mit meinem Mitstreiter Jürgen Bohm der Sauerbruch-Preis der Gesellschaft für Chirurgie der DDR verliehen. Als Assistent und Oberarzt an der ehemaligen Wirkungsstätte des großen Sauerbruch arbeitend, war dieser Preis für mich besonders wertvoll.

In den 60er Jahren, also in der Pionierzeit, waren die ausführenden Herzchirurgen »Facharzt für Chirurgie«, sie operierten sowohl am Herzen als auch an den übrigen Organen des Körpers. Mit der stürmischen Entwicklung herzchirurgischer Eingriffe – es hatte sich ein neues Fachgebiet entwickelt, eigenständige Abteilungen waren entstanden – wurde die Bezeichnung »Subspezialist« eingeführt. Nach mehrjähriger erfolgreicher Tätigkeit in der Herzchirurgie, nach Vorlage eines entsprechenden Operationsspiegels, konnte nun der Facharzt für Chirurgie die Subspezialisierung beantragen. Eine gesonderte Prüfung war dazu nicht notwendig. In meiner Ernennungsurkunde vom 1. April 1978, also sechs Jahre nach meiner Facharztprüfung, war die recht aufwendige Formulierung zu lesen: »Subspezialist der Fachrichtung Chirurgie auf dem Subspezialisierungsgebiet Herzchirurgie.«

Dieser Titel war natürlich oft Gegenstand spitzer Bemerkungen von Kollegen benachbarter Disziplinen.

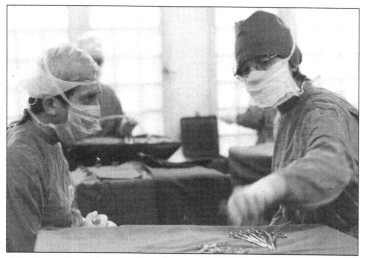

Mit Operationsschwester Lieselotte in der Charité, 1980

Unsere Fachorganisation, die Sektion Herzchirurgie in der Gesellschaft für Chirurgie der DDR, wertete es zurecht als Erfolg, als Ende der 80er Jahre endlich der »Facharzt für Herzchirurgie« eingeführt wurde. Auf der Grundlage eines detaillierten Ausbildungsprogramms und mit einer kurzen allgemeinchirurgischen und kardiologischen Fortbildung konnze nun nach der Approbation mit der spezifischen Ausbildung in der Herzchirurgie zu begonnen werden. Obwohl anfangs umstritten war, daß sich der junge Kollege frühzeitig für ein Spezialgebiet entscheiden mußte, gewann er dadurch eine klare Perspektive. Die Anerkennung als Facharzt für Herzchirurgie war nun nach dem Ablegen einer Prüfung möglich.

Als Übergangslösung hatten »langfristige Subspezialisten« die Gelegenheit, den zusätzlichen Facharzt auf Antrag zu erwerben.

1989, also 17 Jahre nach meiner Facharztprüfung für Chirurgie und elf Jahre nach Ernennung zum Subspezialisten, wurde ich Facharzt für Herzchirurgie. Zu diesem Zeitpunkt leitete ich bereits sechs Jahre eine herzchirurgische Klinik …

Meine Tätigkeit in Berlin endete im September 1983 – ich wurde auf einen Lehrstuhl der Leipziger Universität berufen. Die Klinik für Herz- und Gefäßchirurgie der Karl-Marx-Universität Leipzig war damals die einzige selbständige universitäre Einrichtung ihrer Art in der DDR.

»Hallo Dienstmann!«
Der Arzt neuen Typus?

Hallo, junger Mann«, brubbelte kurzatmig der 70jährige Patient mit den lichten weißen Haaren. »Stell' den Kopf höher und gib mir'n Schieber.«

Der gut sichtbare Kugelbauch, Teil von etwa 30 Kilo Übergewicht, erschwerte dem Mann Atmen und Sprechen. Der Mann war vor drei Tagen wegen verstopfter Herzkranzgefäße operiert worden, drei Venentransplantate führten dem Herzen im Bypass nun wieder ausreichend Blut zu.

Mich sah der Kranke zum ersten Male, er hielt mich offenkundig für einen Pfleger. Ich stellte das Kopfteil des Bettes behutsam höher und schob ihm den Schieber unter das Gesäß. Schließlich hatte ich während meiner Ausbildung eine harte Schule durchlaufen und verfügte über die Rußland-Erfahrung einer *Njanja*.

Wir Medizinstudenten mußten Anfang der 60er Jahre ein obligates Pflege- und Schwesternpraktikum in Leningrader Kliniken absolvieren. Begonnen wurde als *Njanja*, als Pflegerin. Die Aufgaben der *Sestra*, einer Krankenschwester, durften wir erst nach dem Physikum im 3. Studienjahr ausführen. Die Tätigkeiten von Njanja und Sestra waren streng geteilt. Medizinische Maßnahmen wie das Austeilen von Medikamenten, Dokumentation der Körperfunktionen oder gar Verabreichung von Injektionen waren einer *Njanja* strengstens untersagt. Besonders Studenten höherer Semester, die als Krankenschwester schon arbeiten durften, achteten peinlich genau auf diese Gewaltenteilung.

Eine unserer vordringlichen Aufgaben als Neulinge in der Krankenpflege war die Beseitigung menschlicher Stoffwechselprodukte. Bis auf den heutigen Tag unvergessen: der Abtransport und die Säuberung von Spucknäpfen, den heutigen Patienten deutscher Krankenhäuser ein gewiß unbekanntes Utensil. Die kreisrunden metallenen Gefäße – 30 Zentimeter im Durchmesser und zehn hoch – mit einem zentralen oberen Loch und einer kleineren seitlichen Öffnung standen neben jeder *Koika*, dem Krankenbett, in den mit vier bis acht Patienten belegten Krankenzimmern. Temperament und Treffsicherheit des Bettinsassen widerspiegelten sich am äußeren Erscheinungsbild der Spuckgefäße, deren Abtransport und Säuberung uns oblag. Wir balancierten eine Pyramide aus bis zu acht übereinandergestellten Sputum-Behälter zum Spülraum, Nase und Augen abgewandt, ein Würgen tapfer unterdrückend. Studenten höherer Semester beobachteten mich grinsend und sparten nicht mit Bemerkungen. Sie waren fein raus, diese pflegerische Tortour war für sie Vergangenheit.

Monetik statt Ethik?

So glaubt noch immer mancher. Die Realität sieht für die meisten Ärzte anders aus. »Arzt, althochdeutsch *Arzat*, aus dem Griechischen *Archiatros* (Oberheilkundiger) ist die Berufsbezeichnung für Männer und Frauen (Ärztinnen), die nach einer wissenschaftlichen Ausbildung den Heilberuf ausführen […] Aufgabe des Arztes sind, Krankheiten zu erkennen, zu heilen und zu lindern […]« So steht es wohlformuliert in den zeitgenössischen Nachschlagwerken.

Seit mehr als 2000 Jahren sind Prinzipien unseres ärztlichen Handelns in einem nach dem griechischen Arzt Hippokrates (460 bis um 370 vor unserer Zeitrechnung) benannten Dokument niedergeschrieben. Der »Eid des Hippokrates«, obwohl einige Passagen wie das Verbot des Schwangerschaftsabbruches nicht mehr zeitgerecht sind, beinhaltet wichtige Leitsätze unseres Berufsstandes, die unverändert für mich Credo des Mediziners darstellen. So heißt es: »Meine Verordnungen werde ich treffen zu Nutz und Frommen der Kranken, nach bestem Vermögen und Urteil und von ihnen Schädigung und Unrecht fernhalten […] Wenn ich diesen Eid erfülle und nicht verletze, möge mir im Leben und in der Kunst Erfolg zuteil werden und Ruhm bei allen Menschen für ewige Zeiten […]«

Für die heutige Ärztegeneration ist das Ärztegelöbnis maßgebend, das unsere Aufgaben aktualisiert und zeitgerecht festlegt. In der von den Ärztetagen jeweils aktualisierten Muster-Berufsordnung findet sich folgende Vorbemerkung: »Bei meiner Aufnahme in den ärztlichen Berufsstand gelobe ich feierlich, mein Leben in den Dienst der Menschlichkeit zu stellen. Ich werde meinen Beruf mit Gewissenhaftigkeit und Würde ausüben. Die Erhaltung und Wiederherstellung der Gesundheit meiner Patienten soll oberstes Gebot meines Handelns sein.«

Im Ärztegelöbnis der DDR hieß es überdies: »Ich erkläre feierlich, dieses Gelöbnis mein Leben lang treu zu erfüllen.«

Diese Ehrenposition unseres ärztlichen Standes gilt für mich unverändert. Trotz unerträglicher Bürokratisierung im Alltag und vieler unsinniger Diskussionen zur Arbeitszeit und zum Bereitschaftsdienst Anwalt des kranken Menschen bleibe ich bis zum Ende meiner Tage.

Mit dieser Haltung bin ich nicht allein. Aber sie wird nicht von allen Kollegen geteilt. Auch das trifft zu. Zu denen aus meiner Generation, die sie in Praxi leben, gehörte bis zu seinem 67. Lebensjahr der Allgemeinmediziner Dr. Roland M. aus dem unterfränkischen Bad Neustadt/Saale. Tag und Nacht war er einsatzbereit, beteiligte sich am Bereitschaftsdienst. Wie oft erlebte ich bei geselligem Beisammensein oder gar in unserer Saunarunde, daß er per Handy zu einem Kranken gerufen wurde und er ohne Zögern aufbrach. Unbeeindruckt von der Budget-Begrenzung, den Aufrufen ärztlicher Standesorganisationen zum »Dienst nach Vorschrift« oder gar zum Ärztestreik behandelte Roland M. alle Kranken, die seiner Hilfe bedurften.

Oder der »Heidearzt« Dr. Reinhold S., mein Freund aus dem in der Schorfheide gelegenen Groß Schönebeck bei Berlin. Mit seiner

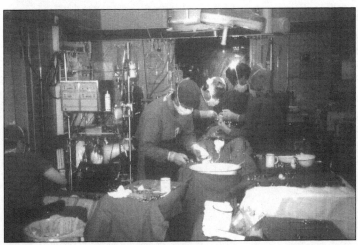

Während einer Operation in Leipzig, 1987

»mobilen Praxis«, einem speziell ausgerüsteten VW-Bus, betreute er betagte Menschen in ihrem vertrauten Umfeld oder brachte die Senioren mit seinem Auto in seine Praxis am Waldesrand zu notwendigen diagnostischen und therapeutischen Maßnahmen.

Doktors Privatleben ist daher sehr eingegrenzt, es reicht nur zur Restaurierung notwendiger Lebenskräfte. Der Einsatz am Patienten hat Vorrang vor Verwandtschaft und Freunden. Immer dasein für Billig- oder gar Nulltarif! Zunehmend beschleicht mich das Gefühl, daß diese Gattung Arzt im Aussterben begriffen ist. Ist der »Heidearzt« ein Auslaufmodell?

»Die Ärzte machen viel Geld« ist eine weit verbreitete Meinung. »Monetik statt Ethik« höre ich vielerorts. Diese Vorstellung korrigieren veröffentlichte Verdienstangaben des Zentralinstitutes für die kassenärztliche Versorgung des Jahres 1999. So betrug z. B. das monatliche Einkommen eines Arztes in einer kleineren ostdeutschen Praxis zwischen 1.718 DM und 3.393 DM (umgerechnet nach dem seit 2002 geltendem Euro also 870 bzw. 1735).

Mein Studienfreund aus der Leningrader Zeit, Dr. Gerd S., Gynäkologe in einer thüringischen Kleinstadt, bewertet ärztliche Ideale höher als die Ökonomie. Unabhängig von den limitierenden Vorgaben der Krankenkassen führt er notwendige Untersuchungen und therapeutische Maßnahmen durch, weil er seinem ärztlichen Gewissen verpflichtet ist. Der Geldbeutel wird dabei nicht prall.

Wir alle kennen natürlich auch Kollegen, die der Monetik frönen. Jene Sumpfdottergewächse der menschlichen Gesellschaft werden wohl nie verdorren, solange Anstand und Ehre käuflich sind. Diese Exemplare gibt es halt in jeder Berufsgruppe.

Im Unterschied dazu der kurz vor seiner Pensionierung stehende ehemalige Ordinarius der Orthopädie und jetzige Direktor einer orthopädischen Klinik in Südthüringen. Er fliegt noch Rettungsdienste mit dem Hubschrauber. Die Unfallopfer auf der Straße und Akut-Erkrankte sollen eine optimale medizinische Erstversorgung bekommen. Muß er das in seinem Alter noch tun? Diesem Arzt ist es ein Bedürfnis.

Seit einigen Jahren beobachten wir Umwälzungen in der Medizin, das ärztliche Handeln verändert sich und somit das ärztliche Selbstverständnis. Die Zeit für den Patienten, also der Dienst am kranken

Menschen, schrumpft. Immer mehr Leitlinien, Algorhithmen, Standardisierungen, Abrechnungen und natürlich der Computer machen die Tätigkeit des Mediziners für Krankenkassen abrechenbar, aber bekanntlich lassen sich Zuwendung und Aufmerksamkeit nicht in ökonomische Kategorien fassen. Der Arzt befindet sich zwischen medizinischem Fortschritt und finanziellen Möglichkeiten, er steht im Spagat zwischen Ethos und Ökonomie.

Ich durfte als Mediziner noch in erster Linie behandeln. Heute muß der Arzt detailliert beweisen, daß er behandelt hat. Fast drei Stunden seiner täglichen Arbeitszeit benötigt gegenwärtig der Chirurg für die Dokumentation, 60 Prozent der Tätigkeit eines Klinikarztes sind fachfremd. Ein Kollege stöhnte kürzlich entnervt: »Unsere Klinik wird immer mehr eine computergesteuerte Fabrik.«

Die *Dienstanweisung 35/16/xy/2003* bewegte die Gemüter, sorgte für Aufregung: »Im Rahmen unserer Arbeitsprozeßoptimierung wird die Toilettenanlage am 15.8.2003 auf EDV-vernetzten Betrieb umgestellt. Zur Benutzung geben Sie künftig bitte zunächst Ihr Paßwort in den Computer Ihres OP-Saales bzw. Ihrer Station ein. Der Grund des Besuches ist in Med-Folio entsprechend zu kodieren (Diagnosen R14-15 für die Symptome des Verdauungstrakts oder R30 […], für urologische Indikationen).

Die Hauptprozedur ist aus dem Kapitel ›Inanspruchnahme von Einrichtungen des Gesundheitswesens aus sonstigen Anlässen‹ auszuwählen, da die Kliniktoilette unbestreitbar eine solche Einrichtung ist.

Bei mehr als einmal täglicher Benutzung ist die Diagnose Z72.8 (sonstige Probleme in bezug auf die Lebensführung) einzugeben, was Ihrer persönlichen Arbeitsmotivation dienen soll.

Bei Unklarheiten wenden Sie sich bitte an die EDV-Abteilung und fragen Sie Ihren Verdauungssystemadministrator.«

Erst hier ging den meisten von uns ein Licht auf, erscholl herzhaftes Lachen. Ein Schalk hatte recht realistisch demonstriert, daß unser Klinikalltag und diese Fiktion dicht beieinander liegen.

Ärzte genießen unverändert das höchste Ansehen in der deutschen Bevölkerung. Dieser Meinung waren 70 Prozent der Befragten im Jahre 2003, während die Pfarrer erst mit 36 Prozent den zweiten Platz in der beruflichen Prestigeskala einnahmen. Nicht überraschend wurden Politiker und Gewerkschaftsführer sehr schlecht beurteilt, sie hatten mit 8 Prozent bzw. 7 Prozent das niedrigste Ansehen aller nachgefragten Berufe. Warum ist es aber gegenwärtig für junge Leute wenig attraktiv, als Arzt zu arbeiten, warum tendieren Ärzte mit abgeschlossener Ausbildung zu nichtärztlichen Tätigkeiten oder suchen ihr berufliches Glück im Ausland?

Die Nachfrage für Studienplätze der Humanmedizin ist nach wie vor sehr hoch – jedoch wollen immer weniger als Arzt am Patienten arbeiten. Im Verlauf des Studiums beobachtet man einen Verlust von Bewerbern für unseren Beruf, nur zwei Drittel der Immatrikulierten vom ersten Semester erreichen das Klassenziel nach sechs Jahren.

Selbst nach bestandenem Staatsexamen waren nur 80 Prozent der Absolventen im Jahr 2000 bereit, in ihrem Beruf zu arbeiten. Warum lehnt jeder Fünfte nach einem erfolgreichen, zeitaufwendigen und kräftezehrenden Medizinstudium es ab, den Beruf zu ergreifen?

Hierzu haben entscheidend die in den letzten Jahren installierten äußeren Rahmenbedingungen beigetragen. Eine Überfrachtung mit nichtärztlichen Aufgaben, insbesondere in der Dokumentation, die Ausbeutung der ärztlichen Arbeitskraft auf der einen und ein unsinniges Arbeitsgesetz auf der anderen Seite sowie eine im Vergleich mit anderen Berufen inakzeptable Reduzierung des Einkommens haben Spuren hinterlassen. »Der Schreibkram ist das, was am meisten belastet« – das ist immer wieder von jungen Ärzten zu hören. Dauertraining und Stressbelastung bis zum Burn-out sind alltägliche Erscheinungen für den Mediziner geworden. Vor allem junge Ärzte, die engagiert, enthusiastisch und voller Erwartungen für eine gute Sache brennen, sind bald ausgebrannt.

Früher garantierte die Berufsentscheidung, Arzt zu werden, eine sichere wirtschaftliche Zukunft, die Ärzteschaft wurde sowohl materiell aus auch immateriell für ihren extrem belasteten Arbeitstag entschädigt. Dienst rund um die Uhr, Überstunden, emotional sehr belastende Tätigkeiten wie etwa die Betreuung Schwerstkranker wurden durch ein soziales Polster abgefedert. Heute haben insbesondere niedergelassene Kollegen ernste ökonomische Probleme.

Die Berichte in den Medien über Skandale, Abzocker und schwarze Schafe innerhalb der Äskulap-Jünger haben das Arztbild in der Gesellschaft verzerrt. Presse, Funk und Fernsehen sind voll von Negativberichten über Ärzte, Kritik am ärztlichen Handeln ist überall angesagt. Der Bevölkerung wird suggeriert, daß die Qualität der Krankenversorgung durch Fehlverhalten und Ignoranz der Mediziner oder durch Organisationsmängel in Krankenhäusern und Praxen unzureichend ist. Es daher nicht verwunderlich, daß die Lust an dieser Profession schwindet und somit die praktizierenden Ärzte immer älter werden. Deutschland gehen die Ärzte aus! Unter den Ärzten existiert ein hohes Maß an Berufsunzufriedenheit.

Nachdenklich und betroffen machte mich der Brief eines Kollegen im *Deutschen Ärzteblatt* (September 2002): »Liebend gern würde ich einen anderen Job ausüben, z. B. sorgenfrei als Handlanger am Lago Maggiore arbeiten, um abends fischen zu können. Wie bei vielen anderen Kollegen hat sich bei mir ein großer Frust breitgemacht.«

Auch in früheren Zeiten in der Charité waren geregelte Arbeitszeit oder gar Überstunden kein Thema – man blieb so lange in der Klinik, wie man gebraucht wurde. Der Arbeitstag von 8 Uhr bis gegen 19 Uhr war eher Regel denn Ausnahme. Gewöhnlich waren wir bis in die Nachmittagsstunden im Operationssaal beschäftigt, danach erwarteten uns die Patienten auf der Station.

Zu den rein medizinischen Tätigkeiten gesellten sich zunehmend administrative Aufgaben. Die Schreibtischarbeit empfand ich als unangenehme, wenngleich notwendige Begleiterscheinung des Berufes. Ich hielt mich dennoch lieber im OP auf.

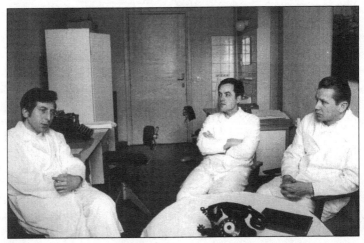

Fachsimpelei mit russischen Kollegen in der Charité, 1977

Als Hochschuleinrichtung bildete unsere Klinik künftige Ärzte aus. So war ich mehrere Jahre Lehrassistent und leitete darüber hinaus einen fakultativen Studentenzirkel im Fachgebiet Chirurgie. Ich war immer auch politisch interessiert und gesellschaftlich aktiv, besonders in jenen Jahren, in denen ich davon überzeugt war, die Welt verbessern zu können und zu müssen. Die Montagabende waren zumeist den Parteiveranstaltungen vorbehalten.

Neben der regulären Arbeitszeit hatten wir Ärzte den Bereitschaftsdienst fest einzuplanen, der wochentags von 16 Uhr bis zum anderen Morgen 8 Uhr dauerte. Fünf bis acht Nächte im Monat mußte ich in der Klinik verbringen. Hatte man Pech, war man während des Wochenendbereitschaftsdienstes von Samstag 8 Uhr bis Montag 8 Uhr im Einsatz, dem sich dann eine reguläre Arbeitswoche anschloß.

Die Chefvisiten begannen immer nach 16 Uhr. Als ich Stationsarzt auf der Kinderstation war, im 2. Stock der Klinik gelegen, erreichte uns die »weiße Wolke« oft Freitag erst gegen 18 Uhr. Um diese Zeit waren die meisten Berliner schon auf ihren Datschen und hatten den Grill angezündet.

Ich klage nicht postum. Wir hatten auch viele lustige und unterhaltsame Klinik- und Abteilungsfeiern. Das überwiegend gute Verhältnis der Kollegen führte dazu, daß wir uns des öfteren auch außerhalb der Charité, auf dem Grundstück eines Kollegen in der reizvollen Umgebung Berlins oder bei Theater- oder Konzertbesuchen zum erholsamen Beieinander trafen.

Albträume

»Hallo Dienstmann!«, ertönt es vielstimmig aus unzähligen Kehlen. Die aufgerissenen Münder gehören zu grinsenden Gesichtern von 27 Patienten im großen Krankensaal der Sauerbruchschen Klinik. »Hallo Dienstmann!« schallt es schon wieder durch den weitläufigen Raum mit seinen überdimensionalen großen Fenstern und großzügigen Balkonen. Wilder Wein rankt an der Decke. Mit dem Charakterkopf Theo Lingens und den Armen wild gestikulierend wie Hans Moser laufe ich von einem Patienten zum anderen. Unendlich langsam komme ich voran, denn Angehörige der Kranken mit grellroten Papiermützen halten mich an meiner weißen Schürze fest, mustern mich durch schwarze Lorgnetten.

Stell mir das Bett hoch … Ruf' meine Frau an … Das Essen ist zu salzig für eine Herzklinik … Mein Nachbar schnarcht … Ich will hier weg … Wo bleibt mein Operateur? … Ich will nach Hause … So kreischt es dissonant durch das Krankenzimmer.

Eine junge Kollegin mit unzähligen Armen und Beinen schwebt an mir vorbei. »Die Zellteilung hat eingesetzt. Ich bin nun ein Tausendfüßler«, posaunt sie durch den Raum, dabei schelmisch lächelnd. Der große Computer bewegt sich auf mich zu und fragt im Stakkato: »Dein Codewort, dein Codewort, dein Codewort …«

Ich stammele eine vierstellige Zahl. »Falsch, falsch, falsch!«

Aufjauchzend explodiert das Gerät und zerstört damit alle Daten zur Diagnostik und Therapie der 27 Patienten.

»Sie haben nur die Genehmigung, die 92jährige, gehbehinderte Patientin einen Tag nach dem zweifachen Herzklappenersatz in ihrem Krankenhaus zu behalten«, lese ich in fetten schwarzen Lettern auf dem spiegelblanken Fußboden. »Für jeden weiteren Tag benötige ich als Krankenkasse eine ausführliche Begründung … Begründung … Begründung …«

Der Wecker klingelt. Schweißgebadet sitze ich im Bett in meinem Haus in der Frühlingstraße.

Der Zustand des Gesundheitswesens entspricht dem Zustand unserer Gesellschaft. Traditionelle Werte, ethische Regeln und Grundsätze, die ein Gemeinwesen zusammenhalten, gelten nicht mehr. Daran ist primär die Art unseres Wirtschaftens schuld: Wenn die Profitmacherei zum Maßstab aller Dinge wird, bleibt der Mensch auf der Strecke, wird gleichsam zum Störfaktor. Selbst wenn wir die Frage beantworteten, wann der Geist aus der Flasche gelassen wurde, bekämen wir ihn nicht wieder in die selbe. Die moderne globalisierte Wirtschaft hat alles unter den Pflug genommen, die Politik hat längst kapituliert, auch wenn sie so tut, als habe sie alles im Griff. Sie wird getrieben von nationalen Lobbyisten und Interessenverbänden, wer am lautesten schreit, bekommt sein Gesetz und etwas vom Kuchen ab, der immer kleiner wird. Pharmaindustrie, Krankenkassen, Kassenärztliche Vereinigungen, Hospitäler, Apotheken etc.: Sie alle wollen und müssen verdienen.

Das Solidarprinzip gilt nur für jene, die einzahlen.

Ja, es gibt Sozialschmarotzer, die gern als Beweis vorgeführt werden für die These, daß die Vollkasko-Mentalität ausgeprägt sei und daß man nur fordere, statt selbst gesund zu leben. Wer sich zeitlebens mit Pommes mästet und wie ein Schlot raucht, wer sich der Bequemlichkeit hingibt statt sich zu bewegen: Hat der das Recht, wenn sich die Natur wehrt, von der Gesellschaft Solidarität zu fordern, damit sie ihn heile und gesundpflege, wo er doch an seinem Zustand selber schuld trägt?

Nein, sagen jene, die glauben nur einzuzahlen, und ihre medialen Sprachverstärker. Selber schuld, ich schleppe die nicht durch.

Und was ist mit jenen, die gesund leben und dennoch auf der Strecke bleiben? In der ersten Hälfte unseres Lebens raffen wir das Geld zusammen und verlieren darüber die Gesundheit, die wir dann in der zweiten Hälfte unseres Lebens mit diesem Geld wieder herzustellen versuchen.

Offenbart nicht allein diese Logik den Aberwitz des Daseins?

»Eine Kiepe mit 40 kg Steinen müßte ich ständig tragen«, erläuterte ich dem enorm übergewichtigen Mann meiner Körpergröße, der schnaufend im Krankenbett lag. »Laufen, Treppensteigen, Radfahren, selbst das Umarmen meiner Frau wären damit recht mühsam. Meine Gelenke, das Herz, der Blutdruck und der Stoffwechsel könnten diese extreme Belastung nur kurzzeitig kompensieren. Der vorzeitige Tod ist vorprogrammiert!«

Ein Gespenst geht um, das Gespenst der Fastfood- und Freßlust. Wir Deutschen werden immer fetter und folgen darin dem amerikanischen Beispiel. Traurig registriere ich zunehmend übergewichtige Kinder in unserem Land. Schuld sind deren Vorbilder – die fetten Erwachsenen. Auch wenn wir nicht mehr essen als früher: Wir bewegen uns weniger und arbeiten körperlich meist nicht mehr so schwer, also wird auch weniger Energie »verbrannt«.

Rauchende Patienten vor dem Eingang unserer Herz- und Gefäß-Klinik gehören zum Alltag. Männer und Frauen in Freizeitkleidung ziehen genüßlich am Glimmstengel, verpesten die Luft. Angesichts amputierter Zehen und abgeschnittener Unterschenkel, in Watte eingewickelter Füße oder frische Operationswunden am Brustkorb empfinde ich Trauer, Wut und Hilflosigkeit. Was muß eigentlich noch passieren, damit Menschen ihr unseliges Laster aufgeben? Raucher belügen sich und ihre Umwelt.

»Ich rauche seit langem nicht mehr«, antwortete der 55jährige Mann mit der grauen Gesichtsfarbe und den gelben Fingerkuppen. Vor drei Tagen war er wegen verstopfter Herzkranzgefäße operiert worden. Erst nach einer Weile folgte bei der morgendliche Visite der leise Nachsatz: »Bis zum Vorabend der Operation habe ich geraucht, täglich zwei Schachteln seit etwa 40 Jahren.« In der Rauchergilde sehe ich viele Mitarbeiter des Gesundheitswesen, insbesondere junge Damen und Herren des Pflegepersonals frönen diesem Imponiergehabe. Ich kenne auch rauchende Chefärzte.

Hier offenbart sich die doppelbödige Moral unsere Gesellschaft: Die Politik hielt sich zugute, daß sie es vermocht hatte, europaweit jede Zigarettenschachtel mit abschreckendem Spruch zu verzieren. Und als eine meßbare Wirkung eintrat und der Konsum zurückging, beklagte der Finanzminister die rückläufigen Einnahmen aus der Tabaksteuer. Und: Obgleich die EU etwa mit Werbeverboten gegen den Tabakkonsum vorgeht, subventioniert sie gleichzeitig den Tabakanbau. Da fällt es schwer, dem starken Raucher, der sich am Ende seines langen Raucherlebens auf Kosten der Krankenkassen, also der Gesellschaft, pflegen und behandeln läßt, unsolidarisches Verhalten vorzuwerfen. Er verhält sich nicht weniger irrational als die Obrigkeit.

Darum schlug die bayerische Gesundheitsministerin Christa Stewes vor, »Risikogruppen« wie Dicke, Kettenraucher und Extremsportler mit einer Strafprämie zur Kasse zu bitten. Angeblich um sie von diesem Laster zu befreien. Vonwegen.

Nein: Es ist die hohe Zeit der Heuchler. Denn mit der Tabaksteuer wird inzwischen das Mutterschaftsgeld finanziert, und durch ihr »sozialverträgliches Frühableben« tragen die Raucher nicht nur zur Kostendämpfung im Gesundheitswesen bei, sie leisten auch ihren Beitrag für die Demografie. Das sagen die Politiker nicht öffentlich, weil es zynisch ist. Doch genau so wird kalkuliert. Auch wenn der Ansatz durchaus nachvollziehbar ist: Wer sich vorsätzlich in Gefahr begibt, sollte auch das Risiko selbst tragen und nicht der Allgemeinheit überhelfen. Doch ist das der Kern des Problems?

Und noch etwas fällt mir auf. Den Statistiken zufolge werden wir Deutschen immer gesünder. Die Leute gehen immer seltener zum Arzt und die Liegezeiten in den Krankenhäusern geht auffällig zurück. Das bescherte den gesetzlichen Krankenkassen im Jahr 2004 einen Überschuß von über 4.000.000.000 Euro. Vier Milliarden blieben also übrig.

Der Trend überrascht. Denn eigentlich fühlen sich weitaus mehr Menschen krank als etwa noch vor dreißig Jahren. Das hängt möglicherweise mit unserer eigenen Wahrnehmung zusammen. Denn Gesundheit wird als Abwesenheit von Krankheit gesehen. »Fühlt« man sich »nicht gesund«, ist man folglich krank. Dieser Zustand korrrespondiert durchaus mit dem Zeitgeist. Schwermut galt vor etwa 200 Jahren als Ausdruck des Charakters, heute sind es Depressionen, die behandelt werden müssen. Vor vier Jahrzehnten ging Alkoholismus noch als schlechte Angewohnheit durch. Heute bekommt jede Erscheinung ein Etikett und ruft sofort eine Therapie auf den Plan (die natürlich Geld kostet): von Burn-out und Tinnitus über Hyperaktivität bis zu Impotenz und ungewollter Kinderlosigkeit. Manche Krankheiten werden, wie die britische Medizinexpertin Marcia Angell kritisch anmerkte, auch einfach nur »erfunden«, um sie pharmakologisch bedienen zu können.

Wir sind inzwischen darauf trainiert, unseren Körper argwöhnisch zun beobachten. Wir horchen fortgesetzt in uns hinein und mustern jeden Zentimeter Haut. Eine Pigmentveränderung auf der Haut, eine Unebenheit in der Brust, Schnaufen auf der Treppe – wir eilen zum Arzt.

Inzwischen wird nicht nur unter Medizinern diskutiert, ob wir wissen wollen und sollen, was wir wissen können. Das Recht auf Nichtwissen hat im übrigen auch eine versicherungsrechtliche Relevanz, weil Privatversicherer schon heute bemüht sind, Risikopatienten auszuschließen bzw. gar nicht erst aufzunehmen.

Jeder Mensch trägt natürlich Risiken in sich. Und auch wenn ich ein Verfechter der Vorsorge bin: Ich lehne eine Art Produkthaftung für den Körper ab, in die wir genommen werden sollen; an dem alten Prinzip »Was ich nicht weiß, macht mich nicht heiß« sollten wir auch in bezug auf unseren Körper festhalten dürfen.

Denn ich sehe den doppelten Boden dieses Vorgangs: Das neue Körper- und Risikoverständnis deckt sich mit der Art, wie der Gesundheitsmarkt den Körper umwirbt, umsorgt und zurichtet. Die Mensch-Maschine soll reibungslos funktionieren und bei Bedarf repariert oder von der Schönheitschirurgie runderneuert werden.

Auf diesem »Markt« bewegt sich der Patient als »Kunde«. Er soll Vorsorgen, Ärzte, Medikamente oder Therapien sichten, auswählen oder ablehnen. Gesundheitskassen konkurrieren um »gute Risiken« und Ärzte um zahlungskräftige (Privat-)Patienten. Der Hausarzt wird zum »Disease Manager«, der Krankenhausarzt zum Erfüllungsgehilfen des klinikinternen Benchmarking und die Pflegerin zum Optimierer des Pflegealltags.

Und dabei werden wir mit Halb- und Unwahrheiten überhäuft. Etwa mit jener, daß alte Menschen besonders teuer seien. Man hat sich darauf verständigt,daß sie als Kostenfaktor diskriminiert werden. Lediglich die allerletzte Lebensphase schlägt finanziell zu Buche. Doch das ist sie immer, egal, ob der Patient nun jung oder alt ist. Doch man sieht bei diesem Thema im Fernsehen immer nur bettlägrige alte Menschen, nie die siechen Jungen.

»Was erwartest du von einem Arzt?«, fragte ich meinen älteren Freund, der im Laufe seiner (damals) 74 Lebensjahre ein Dutzend operativer Eingriffe überstanden hatte.

»Außer den gängigen Plattitüden fällt mir nichts dazu ein. Hingegen will ich gerne etwas von meiner asymptomatischen Annäherung an die Medizin preisgeben«, schrieb er mir. »Im Jahre 1933 landete ich – gerade mal vier Jahre alt – in einem Grünberger Krankenhaus bei Dr. B., der mich umgehend von meinem überforderten Blinddarm befreite. Mir gegenüber lag ein Mann, dessen Bein an einem Galgen hin. Immer wenn ich daran zog, stöhnte der Mann. Ich bekam etwas auf die Finger. Meine erste Erfahrung im Krankenhaus: Alles, was Spaß macht, wird verboten.

Bis auf diesen kleinen Makel aber prägte der Aufenthalt für viele Jahre mein nahezu ungetrübtes Verhältnis zur Medizin. Die Ärzte und Schwestern waren freundlich. Jeden Abend wurde ich von einer rundlichen Schwester in den Schlaf gesungen, die mich während ihres anrührenden Vortrags zwischen ihre mächtigen Brüste lagerte. Und die vielen alten Männer um mich herum hörten andächtig oder neidvoll – was das Lager betraf – zu.

Zehn Jahre später kam ich für sechs Wochen in ein Erholungsheim im Riesengebirge. Auch dort waren die Ärzte freundlich und besorgt. Eine adlige Schwester – Ilka, ich werde sie nie vergessen – langweilte sich mächtig, wenn sie nachts die Oberaufsicht über die zwei Schlafsäle der Jungs hatte.

Um sich die Zeit zu vertreiben, holte sie mich, so oft es ging, in ihr Zimmer und weihte mich nach Kräften in die Mannwerdung ein. Meine neue Erfahrung: medizinisches Personal kann nicht nur freundlich, sondern richtig lieb sein. Das hätte so weitergehen können mit dem Sammeln medizinischer Erfahrungen.

Statt dessen wurde ich eines Tages um die Erfahrung bereichert, daß die bis dahin von mir für unfehlbar gehaltenen Mediziner irren können. Ich trug den Glauben zu Grabe, daß Ärzte unfehlbar seien. Das war irgendwie schmerzlich. Wenn's dir obendrein noch dreckig geht, sitzt du erst mal mächtig enttäuscht rum.

Was also erwarte ich von den Ärzten? Daß sie sich niemals irren, daß sie immer das Richtige tun, daß sie Tag und Nacht für mich da sind, immer ein sonniges Lächeln auf den Lippen haben, mich und meinen gequälten Leib mit fröhlichem Optimismus besänftigen usw.

Das wäre eine Zumutung für Deine Zunft, lieber K.-F.

Aber reden sollte der Medizinmann mit mir, meine Krankheit verständlich erklären, mir empfehlen, welche Behandlungsform für mich geeignet wäre … Vielleicht einen anderen Doktor um Rat befragen. Ich verlange keine Wunder vom Arzt, aber eine anständige Beratung, und wenn wir uns geeinigt haben, die zeitgemäße Therapie.

Für gefährlich halte ich den Arzt, der mangelndes Können hinter impertinenter Arroganz versteckt. Dieser Zustand kann tödlich sein – leider nur für den Patienten.«

Und wie ist das mit dem Tod?

»Muß ich sterben?«, fragte eine 70jährige Patientin bei der Frühvisite auf der Wachstation.

»Irgenwann ja, gnädige Frau, wenn Ihre Zeit abgelaufen ist. Aber nicht heute – so wie Sie aussehen«, erwiderte ich.

Die Dame lächelte befriedigt.

Am selben Tag konnte die lebenslustige Rheinländerin auf die Normalstation verlegt werden.

Den Tod als fixen Bestandteil unseres Lebens können viele Zeitgenossen nicht richtig einordnen. Das Sterben wird verdrängt. Auch gläubige Christen machen dabei keine Ausnahme. »Ich will davon nichts wissen, es betrifft mich noch nicht«, meinen leichtgläubig junge Menschen.

Personen im fortgeschrittenen Alter erwarten dagegen häufig Wunder von den Medizinern, sind der irrigen Meinung, daß der wissenschaftlich-technische Fortschritt schon mal Naturgesetze überlisten könne.

Den Wettlauf mit dem Tod kann die Medizin aber nicht gewinnen.

Mein erster Toter war Großmutter Meta Helbig. Zu jener Zeit war ich 12 Jahre, besuchte die 6. Klasse der Grundschule in Schönewalde. Ich hatte nur eine Oma. Die Eltern meines Vaters und Opa Friedrich Helbig waren schon vor meiner Geburt verstorben. Meine Eltern hatten die Großmutter aus ihrem kleinen Dorf im Südharz in unser brandenburgisches Städtchen geholt. Oma war auf Hilfe angewiesen, ein Schlaganfall lähmte eine Körperseite. Zusätzlich bedrohte Magenkrebs ihr Leben, die Geschwulst besaß bereits ein Ausmaß, wo kein Arzt mehr helfen konnte.

Ich liebte meine Oma. Für mich waren die wenigen Besuche auf ihrem Bauernhof immer sehr erlebnisreich. Sie erzählte mir die Sage vom Kaiser Barbarossa. Friedrich der Rotbart schlummerte schließlich im nahen Kyffhäusergebirge und wartete auf seine Erlösung. Meta trällerte Lieder aus Operette und Oper, es waren die Schlager ihrer Jugend. Meine Großmutter war aufmüpfig gegenüber der Obrigkeit, und sie verfügte über einen ausgeprägten Gerechtigkeitssinn. Eigenschaften, die sie mir wohl vererbt hat.

Der Tod in seinen vielfältigen Formen begegnete mir während des Medizinstudiums: in der Anatomie, in der Pathologie und Gerichtsmedizin sowie im Krankenhaus.

Dann kam der Tag, an dem ich erstmals als approbierter Arzt das Ableben eines Menschen beurkunden sollte. Kurz nach dem Staatsexamen übernahm ich in Vertretung eines älteren Kollegen den hausärztlichen Notdienst, »Rettungsamt fahren«, wie das in Berlin hieß.

Kurz nach 22 Uhr erreichte uns der lallende Anruf einer offensichtlich betrunkenen Frau: »Kommt mal vorbei, ick gloobe, meen Oller is tot.«

Wir fuhren sofort los: Hackescher Markt, 4. Hinterhof, 3. Stock. Der Eingeweihte kennt diese Mietskasernen in Berlin, gebaut in der Gründerzeit, den Anfangsjahren des deutschen Kaiserreiches. »Selbst die Höfe zwischen den Mauerkolossen schrumpfen zu dunklen Röhren, die mit frischer Luft und warmen Sonnenstrahlen auf gespanntem Fuß leben«, urteilte ein Baufachmann im Jahre 1873. So erlebte ich 1966 diese Wohngegend (heute sind die »Hackeschen Höfe« zu einem multikulturellem Zentrum umgestaltet worden). Mit unserem Auto durchquerten wir vier enge Hauseinfahrten und drei dunkle Höfe. Erst nach mehrmaligem Klingeln wurde mir geöffnet, eine ungepflegte Frau zeigte stumm zu einem Zimmer.

Was ich dort vorfand, entsprach den Zeichnungen von Pinsel-Heinrich, wie Heinrich Zille von den Berlinern betitelt wurde. In Korridor und einsehbaren Räumen lagen Glasscherben, leere Flaschen, Kleidungsstücke und Essensreste. In der Wohnstube lag ein dicker Mann bäuchlings auf dem Fußboden.

Zeichen äußerer Gewalt fanden sich bei dem 60jährigen nicht. Als wahrscheinliche Todesursache kreuzte ich »Herzinfarkt« an und stellte den Totenschein aus. Da der Verstorbene mir unbekannt und die Ehefrau zu keinen Angaben zu bewegen war, ordnete ich eine behördliche Obduktion an.

Der Fahrer fuhr mit mir zum nächsten Hausbesuch. Im Auto überkamen mich Zweifel. War der Mann wirklich tot gewesen? Livores (Totenflecke) hatte ich zwar als sichere Todeszeichen gesehen, aber konnten es nicht auch »Kirchhofrosen«, die Vorboten vom Gevatter Tod gewesen sein? In der Agonie, also beim Übergang des Lebens zum Tod, beginnt das Blut, der Schwerkraft folgend, sich in tiefere Körperpartien zu senken, es entstehen die sogenannten Kirchhofrosen. Wenn der Mann also noch lebte?

Unter dem Vorwand, meinen Formularblock vergessen zu haben, fuhren wir zurück. Der Mann lag unverändert im verwahrlo-

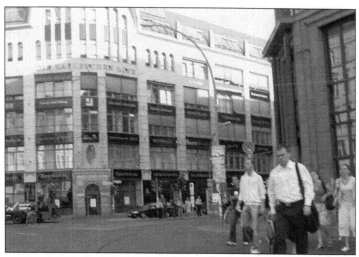

Die Hackeschen Höfe heute

sten Zimmer. Die Totenstarre (Rigor mortis) war deutlich zu bemerken. Beruhigt verließ ich die Wohnung …

Schweißgebadet erwachte ich später, ein böser Traum im kargen Bereitschaftszimmer beendete meinen kurzen Schlaf: Der Tote saß im Sessel! Blödsinn.

Aber der Zweifel nagte.

Die vielfältigen Geschichten von Scheintoten, mir als Märchenliebhaber bestens bekannt, spukten in meinem Kopf.

Am folgenden Morgen, der Bereitschaftsdienst war beendet, fuhr ich noch einmal zum Hackeschen Markt. Die verschlafene, nun schüchterne Ehefrau öffnete.

»Ihr Mann wird demnächst von der Gerichtsmedizin abgeholt«, sagte ich forsch, dabei einen Blick in das besagte Wohnzimmer werfend. Status idem. Die Leiche lag unverändert inmitten der Unordnung.

Erst Jahre später fand ich den Mut, diese Geschichte Kollegen zu erzählen. Der erwartete Spott blieb aus. Im Gegenteil. Die meisten wußten Ähnliches zu berichten.

Nur wenige Menschen sterben noch zu Hause. Ich erinnere mich meiner Kindheit, da wurde noch in den eigenen vier Wänden gestorben. Es war nicht unüblich, den lieben Angehörigen in der Guten Stube aufzubahren. Der Tod war inmitten der Lebenden, wie auch heute noch in anderen Kulturkreisen üblich.

So erlebte ich in Leningrad und Moskau, daß die Trauergemeinde am offenen Sarg Abschied von dem Toten nahm. Erst unmittelbar vor der Beisetzung verschloß man den Sarg auf dem Friedhof.

Im Laufe der Zeit wurde der Tod in unserem Land zunehmend anonym und damit unheimlich. Etwa 70 Prozent der Deutschen sterben im Krankenhaus, abgeschirmt von den Menschen, die ihnen im Leben am nächsten standen. Dichter, Philosophen und Chronisten haben oft über den Tod geschrieben, aber den Sterbeprozeß mit allmählich versagender Herzfunktion und daraus folgender Minderdurchblutung der Körperorgane, dem schleichenden Verlust der Persönlichkeit nur selten mit eigenen Augen gesehen. Ärzte und Pflegepersonal sehen das Sterben in seiner Vielfalt, schreiben aber selten darüber. Jeder Mensch stirbt auf seine eigene Weise wie er auch individuell gelebt hat. Nicht der Tod ist schrecklich, sondern ein qualvolles Sterben!

Es war der Verdienst des außergewöhnlichen Mediziners Hufeland, der 1800 an die Charité berufen worden war, daß man unheilbare Kranke und Sterbende in den ärztlichen Bewahrungsauftrag aufnahm und somit dem Sterbenden das Leiden erleichterte.

Nur wenigen schwerkranken Menschen bin ich begegnet, die den Tod bewußt erwartet haben und ihn als biologische Realität akzeptierten. Die meisten Menschen sperren sich gegen diese Einsicht, daß es mit ihnen zu Ende geht. »Herr Lindenau, ist meine Hautfarbe nicht fast wieder normal geworden?« So begrüßte mich jeden Morgen der unheilbar an Leberkrebs erkrankte 63jährige Mann. Zu jener Zeit war ich Pflichtassistent in der Chirurgischen Klinik der Charité und betreute den Patienten mit Gelbsucht. Seine Hautfarbe wurde zunehmend dunkler, veränderte sich von gelb zu schwarz-grünlich.

Fassungslos vernahm ich täglich jene Botschaft des im Einzelzimmer Liegenden. Vor zwei Jahren noch hatte er selbst in didaktisch hervorragenden Vorlesungen uns Medizinstudenten die verschiedenen Formen der Gelbsucht erklärt. Dieser Patient war ein bekannter Arzt, er war Professor der Inneren Medizin der Berliner Humboldt-Universität.

Ein 50jähriger Journalist erzählte mir, daß er noch nie einen Toten gesehen habe – erstaunlich für einen Mann, der von Berufswegen doch neugierig sein sollte. »Ich habe Angst davor«, meinte er sehr nachdenklich.

Das ist verständlich, Angst und Furcht vor dem Allerletzten, dem Ungewissen ist allzu menschlich. Der Tod ist endgültig. Schon vor 2000 Jahren sagte Seneca d. J., Erzieher und Lehrer des römischen Kaisers Nero: »Non mortem timemus, sed cogitationem mortis« – nicht den Tod fürchten wir, sondern die Vorstellung vom Tode. Im Jahre 65 wurde dieser außergewöhnliche Philosoph und Gelehrte von seinem Ziehsohn Nero getötet, ein Sklave mußte auf Befehl die Pulsadern an den Beinen und Armen eröffnen.

In unserer Wohlstandsgesellschaft ist das Sterben ein Tabuthema, es wird verschämt in die Aufklärungsecke geschoben. Dieses Thema ist ein weißer Fleck in der Medienlandschaft, eine Terra incognita. Einfach wäre diese Problematik zu vermiteln, das Sterben zu entmythologisieren, so wie ich es kürzlich auf einem Friedhof gelesen habe: »Die wir verloren glauben, sind uns vorangegangen.«

Auch Volksmärchen erscheinen mir recht hilfreich, um den Tod richtig einzuordnen. Ich finde nach wie vor in diesen Volksweisheiten Regeln für unser heutiges Leben. Gesetzmäßigkeiten, die außerhalb des menschlichen Wollens existieren, die wir daher akzeptieren sollten! In »Der Gevatter Tod« aus der Märchensammlung der Gebrüder Grimm sucht ein armer Mann einen Taufpaten für sein 13. Kind. Den lieben Gott und den Teufel hatte er bereits abgelehnt, beide waren für einen einfachen Verstand nicht gerecht ... Er ging weiter, da kam der dürrbeinige Tod auf ihn zugeschritten und sprach: »Nimm mich zum Gevatter.«

Der Mann fragte: »Wer bist du?«

»Ich bin der Tod, der alle gleich macht.«

Da sprach der Mann: »Du bist der Rechte, du holst den Reichen wie den Armen ohne Unterschied, du sollst mein Gevattersmann sein.«

»Ja, ich habe eine Patientenverfügung hinterlegt, ich habe eine Vorsorge-Vollmacht mit eindeutiger Willenserklärung abgefaßt«, erwiderte ich, als eine distinguierte ältere Dame mich ob dieser sensiblen Problematik befragte. »Dem Heilauftrag des Arztes sind Grenzen gesetzt, und der schriftlich erklärte Wille des Patienten bedeutet für den Mediziner eine wichtige Entscheidungshilfe. Allerdings muß behandelt werden, solange ärztliche Hoffnung besteht – auch gegen den vorab aus ungenügendem Wissen erklärten Willen des Kranken«.

Sterben gehört zum Leben, nicht aber die Behandlung um jeden Preis, bei der eine routinemäßig angewandte »Apparatemedizin«, der Einsatz aller technisch verfügbaren Mittel, den Patienten am Sterben hindert. Wenn die zu behandelnden Organstörungen irreparabel sind, ist das Selbstbestimmungsrecht des Erkrankten zu respektieren, muß ihm ein natürlicher Tod ohne Leiden ermöglicht werden.

Der für Sterbehilfe international gebräuchliche Fachausdruck »Euthanasie« wird in Deutschland weitgehend vermieden, da die Nationalsozialisten den Begriff mißbrauchten für die Tötung von ca. 100.000 Menschen, für eine groß angelegte »Vernichtung lebensunwerten Lebens«.

Das Wort »Euthanasie«, also »schöner Tod« findet sich bereits in der griechisch-römischen Antike, es wurde verwendet für einen »schnellen und schmerzlosen Tod«, gelegentlich auch für das ehrenvolle Sterben eines Kriegers. Aber niemals bedeutet Euthanasie in jener Zeit das Eingreifen des Menschen in den Sterbeprozeß. Im 17. Jahrhundert wurde die Schmerzlinderung bei Sterbenden als eine ärztliche Aufgabe angesehen (*Euthanasia medica*).

Sterbehilfe ist für mich Sterbebegleitung. In Situationen, in denen der Sterbeprozeß unumkehrbar ist, und der Tod nahe bevorsteht, sind die zentralen Lebensfunktionen nicht durch medizinische Eingriffe zu stützen. Der Sterbende ist in einer würdevollen Umgebung zu pflegen, Schmerzen und Atemnot sind zu lindern und Durst und Hunger müssen gestillt werden.

Ich wünsche mir die Gnade eines sanften Todes, denn ich weiß, wie schrecklich das Leben enden kann. Wenn Gevatter Tod an meinem Bett steht, wird es keine Apparate, technische Verfahren und Medikamente geben, die meinen Abgang hinauszögern werden.

Aber vorerst bin ich auf vieles noch neugierig.

Die stillen Helden

Perspektivwechsel.

»Endlich Feierabend! Es ist 23 Uhr. zwölf Tage Schichtdienst vorbei. Zwölf Tage Dienst am Krankenbett im Wechsel von Nacht- und Spätschicht liegen hinter mir. Vier freie Tage, viermal 24 Stunden ohne Klinikbetrieb. Endlich werde ich meinen Mann nicht nur schlafend antreffen. Ich hoffe, daß unser brachliegendes Ehe- und Liebesleben aufgefrischt werden kann. In der letzten Zeit hatte er nicht viel von mir. Entweder habe ich gearbeitet – oder ich mußte mich von der Arbeit erholen.

40 km Heimfahrt liegen noch vor mir, hoffentlich schlafe ich im Auto nicht ein. Seit sechs Jahren fahre ich diese Strecke, kenne jeden Baum, jede Kurve und jedes Schlagloch. Wie oft mußte ich schon am Straßenrand parken – der Sekundenschlaf hat mich dann kurzzeitig wieder auf Vordermann gebracht.

Heute haben mich meine sechs Patienten, die vor wenigen Tagen am Herzen operiert wurden – Männer und Frauen zwischen 72 und 85 Jahren –, ordentlich auf Trapp gehalten: Medikamente austeilen, Perfusoren einstellen, Einlauf machen, Schieber leeren, das mit Schokoladenpudding befleckte Bettzeug wechseln, beim Essen helfen und besorgte Angehörige beruhigen.

Der 84jährige Herr M., ein sonst sehr netter, umgänglicher

Herr, hat mich heute plötzlich angespuckt und nach mir getreten – infolge einer kurzzeitigen Verwirrung hielt er mich für seine bösartige Nachbarin.

Sechs Jahre arbeite ich schon als Krankenschwester, davon zwei Jahre auf der postoperativen Wachstation. Heute war besonders viel zu tun. Wegen Krankheit fielen zwei Kollegen kurzfristig aus, also mußten wir ihre Aufgaben mit übernehmen. Auf dem Papier sieht unser Stellenplan recht toll aus: Eine Pflegekraft für vier Patienten, Hilfspfleger und Küchendienst inbegriffen. Frühschicht, Spätschicht und Nachtschicht wollen aber besetzt sein, oft ist sogar ein zusätzlicher Zwischendienst notwendig. Urlaub und freie Tage müssen abgesichert werden. Mutterschutz und Krankenheiten bedingen Ausfallzeiten, schwangere Kolleginnen dürfen nicht für alle Tätigkeiten auf der Wachstation eingesetzt werden. Sind viele Schwerpflegebedürftige auf unserer Abteilung, bleibt recht wenig Zeit für sogenannte normale Patienten.

Meine Arbeit möchte ich gut machen. Es belastet mich daher sehr, wenn ich während meiner Schicht nicht genügend Zeit für die kranken Menschen habe, wenn ich mich ihnen nicht ausreichend widmen kann.

Ob wir am Freitag wieder einmal tanzen gehen? Mein Mann und unsere Bekannten würden sich wohl freuen. Nur gut, daß Horst sehr verständnisvoll ist, meine Probleme versteht. Seit vier Jahren sind wir nun verheiratet, Horst wußte, was ihn erwartet, als er mich damals als 22jährige Krankenschwester heiratete. Geduldig hörte er zu, wenn ich vom Klinikalltag berichtete, er streichelte mich, wenn ich weinend erzählte, wenn ein Patient trotz unserer Bemühungen verstorben war. Ohne meinen Horst könnte ich diesen Beruf nicht ausführen.

Gleich bin ich zu Hause, morgen früh bringe ich wieder mal unsere fünfjährige Tochter in den Kindergarten und dann ab zum Einkaufen.

Vier Tage frei – hoffentlich wird keine Kollegin krank. Sollte ich nicht doch mal das Telefon einfach abstellen? Das wäre unkollegial. Ob ich dieses unruhige Leben nötig hätte, bei einem durchschnittlichen Nettoverdienst von 1.600 Euro im Monat, werde ich immer wieder gefragt, mein Mann sei schließlich Chefingenieur, verdiene gut. Welche Frage? Eine andere Tätigkeit könnte ich mir gar nicht vorstellen, mir würde etwas fehlen …«

Was wären wir Mediziner ohne unser Pflegepersonal, ohne Krankenschwestern, ohne Krankenpfleger. Rund um die Uhr sind sie für die Patienten da. Wieviel Einfühlungsvermögen, Menschenliebe und Selbstbeherrschung braucht dieser Beruf? Das Privatleben muß sich dem Dienstplan unterordnen. Für Pflege eines kranken Menschen, für Körperpflege einer fremde Person muß man berufen sein, sie kann man nicht anordnen.

Auch physische Belastungen bis zur Leistungsgrenze stehen auf dem Dienstplan der Schwestern und Pfleger. Patienten mit 30 bis 60 kg Übergewicht sind keine Ausnahme. Trotz verordneter Sparzwänge gibt es noch die Krankenschwester, die nicht nur Puls und Blutdruck registriert, sondern sich Nöte und Sorgen hilfsbedürftiger Menschen anhört. Möge uns je ein Pflegenotstand erspart bleiben, wie ich ihn in den 70er Jahren erlebte. Operationen fielen damals aus, und nicht nur einmal habe ich als junger Assistenzarzt bei dringenden operativen Eingriffen instrumentiert und versucht, die fehlende Operationsschwester zu ersetzen.

Zunehmend werden Menschen aus anderen Kulturkreisen in unserem Krankenhaus behandelt. Die Wahrung von andersgearteten Sitten und Gebräuchen erfordert erhebliches Fingerspitzengefühl des Pflegepersonals. Obwohl mancher Patient schon jahrzehntelang in Deutschland lebt, spricht er schlecht oder gar kein Deutsch. Er erwartet, daß die Krankenschwester ihn versteht.

Mit recht außergewöhnlichen Situationen wird die Krankenschwester im Krankenhaus konfrontiert. So stand ein 70jähriger Patient nackt auf dem Balkon und verlangte lauthals nach der Polizei. Verständlicherweise kam die Schwester diesem Begehren des verwirrten Patienten nicht nach. Viel Diplomatie erfordert auch ein Krankenhauskoller: Hierbei fordert der Patient u. a. kategorisch seine sofortige Entlassung, möchte mit frischer Operationswunde und mehreren Schläuchen im Körper das Krankenhaus verlassen. Überzeugungskraft, Beharrlichkeit und menschliche Wärme sind erforderlich, um den aufgeregten Patienten wieder zu beruhigen.

Die Pflege eines kranken Menschen erfordert Samaritertum und Contenance. Für mich sind die Krankenschwestern und Krankenpfleger leise Helden, eben Helden ohne Ruhm.

»I have a dream«, sagte 1963 der große amerikanische Bürgerrechtler Dr. Martin Luther King, brachte ergreifend seine Vision von einer neuen Zeit zum Ausdruck.

Auch ich ertappe mich beim Träumen: Mir träumte, meine Landsleute versorgten ihre Körper ebenso liebevoll wie ihre Autos und Wohnungseinrichtungen, vorbei war es mit Freßlust und Fast Food, mit Mißbrauch von Nikotin und Alkohol.

Ich träumte, daß der Arzt ausreichend Zeit für den kranken Menschen hätte, für Behandlung der körperlichen Leiden und der empfindlichen Seele. Sah einen freundlichen Mediziner, der nicht vorwiegend Codierer von Krankenheiten war und dessen Handeln nicht permanent von wirtschaftlichen Überlegungen diktiert werden.

In meinen Träumen war der Arzt Anwalt des erkrankten Menschen, der durch zeitgemäße und verständliche Aufklärung seinen Patienten in Diagnose und Therapie mit einbezog. Die Entscheidung des Erkrankten besaß oberste Priorität. Keine Altersbegrenzung für teure Medizin, aber sinnvolle Anwendung des medizinisch-technischen Fortschritts im Einzelfall entsprachen unseren humanistischen Berufsidealen. Der »Dienstleister-Arzt«, der Mediziner mit Stechuhr-Mentalität, verschwand im Albtraum. Die Arbeitszeit des Arztes bestimmten die medizinischen Bedürfnisse des Kranken.

In meiner virtuellen Welt sah ich ein einfaches Bezahlungsverfahren für medizinische Leistungen, die Prachtbauten der unzähligen Krankenkassen stürzten zusammen und ihre Vorstandsmitglieder fuhren in eigenen Autos zur Dienststelle. Ich erblickte ehrliche Politiker, die sich von Versprechungen ihrer Vorgänger distanzierten, »sinkende Kassenbeiträge bei immer besserer medizinischer Versorgung« seien möglich. Vorbei war es mit der Vollkasko-Mentalität, die unser Sozialsystem in den Kollaps trieb.

Schließlich träumte mir, die entwürdigenden Rahmenbedingungen für unsere Profession zerbrachen und unzählige junge, gut ausgebildete Mediziner stürmten in Krankenhäuser und Praxen, waren besessen von unserem schönen Beruf, so wie ich es durchlebt habe.

Die »Industrialisierung« der »medizinischen Produktion« versank endgültig im großen schwarzen Loch.

Der Kranke

Alle Kranken haben Angst: Angst vor Schmerzen, Angst vor dem Ungewissen, vor dem Verlust der Persönlichkeit, vor dem Allerletzten – dem Sterben.

Der Kranke ist allein. Auch bei guter Partnerschaft muß der Betroffene mit dem Leiden *allein* fertig werden, da andere Menschen seine Probleme allenfalls theoretisch nachvollziehen können. Schlimm sind insbesonders die Nächte, die furchtbar lang werden können.

»Ich hasse Krankenhäuser. Schon der Geruch …«, sagte ein bislang gesunder 40jähriger Mann, den ich wegen eines Herzklappenfehlers operieren mußte.

Eine ältere gepflegte Dame, sie lebte seit kurzem im Ruhestand nach einem erfüllten Berufsleben als Chefsekretärin, meinte: »Meine Persönlichkeit habe ich am Klinikportal abgegeben, mein Name wurde von einer Fallnummer ersetzt.«

Dieser Ausspruch machte mich betroffen, bemühten sich doch Ärzte, Pflegepersonal und technische Kräfte eben diesem Eindruck entgegenzuwirken.

Kranke Menschen sind mißtrauisch, Flüstern oder Fachgeschwafel vor dem Krankenbett verunsichern. Der leidende Mensch denkt anders als ein Gesunder, er ist nur mit der eigenen Person befaßt, versteht oft nur das, was er hören möchte. Er kommt sich hilflos vor, seine Intimsphäre ist aufgehoben. So sind dem Kranken hörbare Luftturbulenzen, verursacht durch wieder einsetzende Darmtätigkeit, sehr peinlich – Unsinn. Mein ehemaliger Chef in der Berliner Charité pflegte diese Geräusche bei der Visite treffend zu kommentieren: »Endlich, das Blasorchester funktioniert wieder!«

Doch in Ausnahmesituationen wird der Mensch nicht vom Kopf, sondern auch von seinen Empfindungen gesteuert.

Und es gibt Personen, die sofort im Krankenzimmer auffallen. Sie kann man einfach nicht übersehen, weil sie nicht übersehen werden wollen. Sie fragen in forschem Ton, ihr Blick ist streng. Eingeschüchtert stehe ich dann vor dem Krankenbett und fühle mich wie ein Schüler.

Es sind Lehrer, sie können halt ihre Profession nicht verleugnen. Die Gefühlswallung des Patienten für seinen Arzt sind vielschichtig. Vertrauen und Angst, Hoffnung und Dankbarkeit wechseln sich ab, kennzeichnen dieses sensible Miteinander. Nach wie vor ist aber Dankbarkeit die häufigste Gefühlsäußerung der kranken Menschen.

Ich erlebte es tausendfach.

»Heute kann ich Ihnen melden (schließlich war ich Offizier): Mir und meinem Herzen einschließlich Bypass geht es gut. Ich hätte allen Grund gehabt, mich viele Jahre früher an Sie zu wenden, um mich für die lebensrettende Bypassoperation zu bedanken. Aber, trotz der vergangenen 21 Jahre ist mein Dank nicht weniger herzlich und aufrichtig. Anfang Juni war ich zu einer Nachuntersuchung im Herzzentrum Bernau (Land Brandenburg, bei Berlin). Die dort durchgeführte Angiographie ergab die uneingeschränkte Funktion des am 11. Dezember 1980 bei mir eingesetzten Bypass.

Ich glaube, Sie können nachvollziehen, mit welchen Glücksgefühlen ich den Untersuchungsraum im Herzzentrum verlassen habe. Der Wunsch, auch Ihnen das Untersuchungsergebnis mitzuteilen, ließ mich nicht mehr los. Wieder zu Hause, durchstöberte ich sämtliche Telefonverzeichnisse Deutschlands und fand Ihre jetzige Anschrift.«

Dieser Brief erreichte mich im Juni 2001. Obwohl es recht ungewöhnlich ist, daß Patienten Ihrem Arzt »Meldung« erstatten, habe ich mich über diese emotional gehaltene Botschaft sehr gefreut. Der damals 32jährige Horst H. war einer unserer ersten Patienten an der Charité, die wir aus der besonderen Hochrisikogruppe »Akuter Herzinfarkt« operiert hatten.

»Mir geht es gut, ich studiere Wirtschaftsmathematik an der Leipziger Universität«, klang es mit tiefer Stimme aus dem Telefonhörer unmittelbar vor Weihnachten 2002. Es war Stefan. Aus dem ehemaligen »blauen Kind«, das wir im Alter von zweieinhalb Jahren im Herbst 1984 in Leipzig wegen eines angeborenen komplexen Herzfehlers operiert hatten, war nun ein junger Mann von 1,90 Meter Körperlänge geworden.

Kartengrüße des Vogtländers Dieter S. lese ich nicht ohne Emotionen, sie erinnern mich an das ungewöhnliche Schicksal eines Ehepaares. Im April 1988 mußten wir der Ehefrau das Herz eines anderen Menschen verpflanzen, es war unsere dritte Herztransplantation in Leipzig. Die Patientin überstand den Eingriff gut, konnte nach vier Wochen wieder ins heimatliche Plauen zu ihrem Mann zurückkehren. Das neue Herz funktionierte gut, arbeitete normal.

Ehepaare teilen alles, heißt es. Nun mußte Herr S. zum Herzchirurgen. Die Herzkranzgefäße waren verstopft, konnten nicht mehr ausreichend sauerstoffreiches Blut transportieren. Am Anfang des Jahren 1989 bekam der 48jährige Dieter S. in unserer Klinik einen Doppelvenenbypass. Auch der Ehemann verließ zufrieden unsere Einrichtung.

Die Herzen der beiden funktionierten nun wieder, viele Wünsche des Lebens waren noch offen. Sie wollten gemeinsam leben. Im Sommer 1989 verstarb die Ehefrau plötzlich an akutem Herzversagen. Dieter war nun allein.

Mehrmals im Jahr bekomme ich farbenprächtige Karten und Briefe aus vielen Orten unseres Erdballs, sie zeugen vom Lebensmut dieses Mannes. »Wir sind auf der großen Mauer in China«, »Grüße vom Nordkap. Die Mitternachtssonne mit ihren weißen Nächten ist faszinierend«, »Amerika ist toll«, »Heute habe ich mir bei Fidel in Havanna echte kubanische Zigarren gekauft, das Stück für 4 Dollar«.

Etwas wehmütig klang der telefonische Weihnachtsgruß 2002. »Bis 1994 bin ich sogar noch Trabbi gefahren ... Aber nun muß ich wohl alles etwas ruhiger angehen.«

Die mir vertraute, in Jahrzehnten erlebte Arzt-Patient-Beziehung hat sich nun leider verändert, sie ist dem Zeitgeist und somit dem sichtbaren Wertewandel unserer Gesellschaft unterworfen worden. Immer häufiger begegne ich nun einem Patienten neuen Typus, der eine hohe Erwartungshaltung an die Medizin hat, zunehmend Garantieleistungen vom Arzt fordert und leichtfertig Schuldzuweisungen an das medizinische Personal äußert. Liegt ihm was verquer, schickt er seinen Anwalt vor.

Dieser Typ Patient betrachtet die Krankheit nicht mehr als Teil des Daseins, als Schicksal, sondern als unerwarteten Schadensfall. Lauthals werden Entschädigungen nach dem Vorbild amerikanischer Verhältnisse verlangt. Wunschdenken und Realität vermischen sich. Man glaubt, die hochtechnisierte Medizin sei in der Lage, Naturgesetze außer Kraft zu setzen. Die eigene Verantwortung für einen gut funktionierenden Organismus wird bagatellisiert. In einer

Konsum- und Dienstleistungsgesellschaft wird alles delegiert und gekauft. Auch die eigene Vorsorge. Insbesondere Jugendliche und junge Erwachsene negieren Appelle der Ärzteschaft. Aber auch das ist letztlich Indiz für das gestörte Verhältnis der Menschen zu- und untereinander. Die Beziehungen zwischen Patienten und Medizinern eingeschlossen.

Den Kranken verbindet mit seinem Arzt in erster Linie Vertrauen. Vertrauen in dessen fachliches Können, Vertrauen in dessen menschliche Qualitäten. Der kranke Mensch begibt sich in die Hand des Mediziners, er liefert sich ihm quasi aus. Der Patient glaubt – in der Regel: Es gibt auch andere – fest daran, daß sein Arzt ihm helfen werde. Das führt dazu, daß er dessen Möglichkeiten objektiv überschätzt. Nicht alles ist machbar. Es sind keine Götter in Weiß. (Selbst wenn sich manche so gerieren.)

Der Ausgang einer Krankheit, das Ergebnis einer Behandlung kann nur auf der Basis des Erfahrungsschatzes der Medizin prognostiziert werden. Ein Rest Ungewißheit bleibt immer. Und dieser Rest kann zuweilen sehr groß sein. Angst und Hoffnung begleiten den leidenden Menschen. Diese Wechselbeziehung ist in gewissem Sinn mit der Religion vergleichbar. Der Gläubige erhofft sich Hilfe und Stärkung durch den Glauben, um die Angst vor dem Ungewissen zu überwinden.

Ein Patient ist ein in ärztlicher Behandlung stehender Kranker, heißt es in entsprechenden Nachschlagewerken. Die Bezeichnung leitet sich vom lateinischen Wort *patientia* ab, was soviel bedeutet wie Erdulden, Ausdauer, Geduld. Wird damit umfassend die vielschichtige Problematik des Erkrankten erfaßt? Der heutige Patient ist selbstbewußt, kritisch und oft im fortgeschrittenen Lebensalter. Er kann sich seinen Arzt aussuchen und nimmt aktiv Teil an der Wahl des Behandlungsverfahrens. Die Sauerbruch- Ära ist vorbei. Zu Beginn meiner ärztlichen Tätigkeit wußten die Kranken relativ wenig über ihr Herzleiden. Sie waren froh, wenn ihnen mit einem chirurgischen Eingriff geholfen wurde. 60jährige wurden damals in der Regel nicht mehr operiert.

Der heutige Mensch ist dagegen relativ fachkundig. Selbsthilfegruppen, leicht zugängliche Fachliteratur und auch die Medien inklusive Internet vermitteln mehr oder weniger seriöse Informationen über Herzleiden. In Zeitungen und Magazinen lesen sie über Vorbeugung, Entstehung und Behandlung der weitverbreiteten

Krankheitsbilder. Im Fernsehen sieht man Herzoperationen. Der moderne Mensch hat daher eine sehr große Erwartungshaltung. Sein Behandlungswunsch: 100prozentiger Erfolg. Bei der Reparatur eines Gerätes oder einer Maschine gelten physikalisch-mechanische oder mathematische Gesetzmäßigkeiten. Das Ergebnis ist vorhersehbar, es kann ermittelt werden. Beim menschlichen Organismus ist das nicht möglich, sein biologischer Faktor kann leider nicht berechnet werden, er stellt eine Unbekannte dar.

Jeder Mensch ist einmalig.

Eine Garantieleistung gibt es in der Medizin nicht.

»Doktor Stefan Frank wäre zuvorkommender gewesen und hätte mehr Zeit für mich gehabt«, sagte vorwurfsvoll eine 40jährige Patientin dem jungen Klinikarzt, der müde vom Nachtdienst kam und die morgendliche Visite durchführte. Auf die vielen Fragen der eloquenten Dame antwortete mein Kollege recht kurz, schließlich wartete schon seit einigen Minuten im Operationssaal ein anderer kranker Mensch auf ihn.

»Im Vergleich mit den medizinischen Lichtgestalten im Fernsehen sind wir doch arge Stümper.«

»Diabetiker?« – »Nee, Katholik!«

Der Kranke betrachtet sein Leiden sowie die diagnostischen und therapeutischen Maßnahmen aus einer anderen Perspektive als der Arzt. Verständlicherweise spielen die Schmerzen und die Beschaffenheit der Narben eine besondere Rolle. So erinnere ich mich an einen der ersten Bypass-Patienten 1971. Wir alle waren sehr gespannt auf das Ergebnis der Nachuntersuchung bei dieser neuartigen Herzoperation. Auf die Frage: »Haben Sie noch die krampfartigen Brustschmerzen, die Sie vor der Operation hatten?«, antwortete der Patient ohne Emotionen, fast gelangweilt: »Ich habe keine Herzschmerzen mehr.«

Doch dann kam der klagende Nachsatz des Berliners: »Mit dem Herzen ist alles in Ordnung, aber die Beene, Herr Doktor, die tun vielleicht weh!«

Die lebensrettende Herzoperation war vergessen, der Patient dachte nur noch an die Narbenschmerzen im Oberschenkelbereich, wo die Vene entnommen worden war.

»Das Krankenhaus is wahrlich keen Freudenhaus«, schmetterte mir ein anderer Berliner, im Bett sitzend, bei der morgendlichen Visite entgegen. Der Mann hatte völlig recht. Der Alltag in der Klinik unterscheidet sich grundlegend vom Leben draußen. Der Schlaf-Wach-Rhythmus ist anders, die Speisen schmecken und riechen anders. Man muß sich vielen Untersuchungen unterziehen, einige sind mit Schmerzen verbunden. Es gibt Momente, da ist der Kranke ganz auf sich allein gestellt – ähnlich dem Sportler im Wettkampf. Da ist niemand, der ihm raten oder helfen kann. Trotz seelischem Beistand von Verwandten, Freunden und Bekannten kann dem Patienten niemand die eigenen Entscheidungen, die Schmerzen und das Gefühl der Ungewißheit abnehmen.

Fremde Menschen mit ähnlichen oder anderen Herzleiden erzählen ihre Version von der Operation – sie erteilen gutgemeinte, aber nicht immer die richtigen Ratschläge. Wer besonders laut und viel spricht, will damit nur die eigene Angst überwinden. (Was auch legitim und verständlich ist.) Nach dem chirurgischen Eingriff ist man von piependen Monitoren umgeben, Schläuche ragen aus dem Körper. In dieser Situation kommt sich der Mensch sehr hilflos vor, weil er einerseits völlig mit sich allein ist – aber andererseits vollständig öffentlich. Es existiert keine Intimsphäre mehr. Er glaubt, die Persönlichkeit verloren zu haben. In diesen Momenten sind Pflegepersonal und Angehörige gefordert, dem in seinem Selbstbewußtsein getroffenen Patienten Zuversicht und Willenskraft zu vermitteln.

Das Krankenhaus ist dem Menschen unheimlich, der tägliche Ablauf in dieser Einrichtung widerspricht seinem sonstigen Leben. In einer aktuellen Umfrage nehmen rund 60 Prozent der Patienten das Krankenhaus als Massenbetrieb wahr. Gelegentlich habe ich schon den Begriff *Martyrium Medizin* vernommen. Obwohl die modernen Einrichtungen zunehmend Hotelcharakter haben, können sie die gewohnte häusliche Umgebung weder ersetzen noch imitieren. Der Kontakt zur Außenwelt wird über ein Telefon und begrenzte Besuchszeiten hergestellt. Die Psyche ist labil, man hat Angst vor dem, was kommen wird. Der Patient erwartet daher menschliche Wärme, Zuwendung und Verständnis für seine Sorgen, und das weitaus stärker als sonst im Leben.

Besonders die Begegnungen vor der geplanten Operation sind wichtig, hier sollten Ängste und Zweifel beseitigt werden. Ein per-

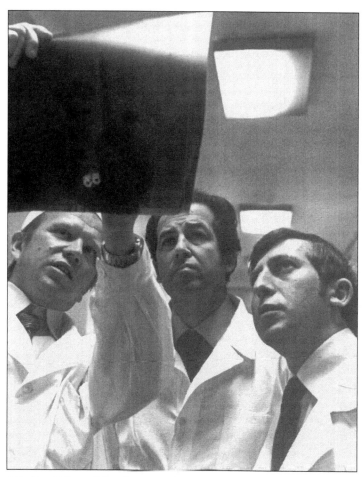

Mit Prof. Harry Warnke in Moskau, 1977

sönliches Gespräch wirkt oft Wunder. Diese Aufgabe obliegt zwar dem gesamten medizinischen Personal, die wichtigste Bezugsperson ist aber der Arzt. Er muß den Kranken fachlich beraten, ihm verständlich die entsprechende Behandlungsmethode erklären. Das Aufklärungsgespräch sollte dem Patienten Vertrauen in die Klinik geben und ihm deutlich machen, daß die gewählte Behandlung, d. h. Operation, die denkbar beste für ihn sei. Das ist, wohl wahr, eine Wanderung auf einem schmalen Grat zwischen Beratung und Bevormundung.

Die tägliche Visite ist eine der wichtigen Möglichkeiten für den Patienten, quälende Fragen loszuwerden. In den letzten Stunden hatte er genügend Zeit, sich mit seinen Vermutungen und Zweifeln zu befassen. Gelegentlich gibt es aber auch amüsante Situationen während der Visiten.

So erkundigte ich mich bei einem Patienten mit dem Namen Pathieu, ob seine Vorfahren Hugenotten gewesen seien.

Mit weit aufgerissenen Augen schaute mich der Mann an und erwiderte nach einer Weile: »Nein, Glasbläser.«

Ich weiß nicht, ob er so aufgeregt war oder wirklich nicht wußte, was Hugenotten sind.

Auf die Frage einer meiner Mitarbeiter bei einem anderen Kranken, ob er Diabetiker sei, kam die Antwort: »Nee, Katholik.«

Verständlicherweise bedurfte es nach solchen Antworten einer großen Selbstbeherrschung, um nicht loszulachen. Es hätte verheerende Folgen haben können.

Die Technik hat das Krankenhaus erobert. Durch den enormen wissenschaftlich-technischen Fortschritt kam es zu einem Wandel der Methoden in der Medizin. Fast alle Herzerkrankungen können heute operativ behandelt werden, das Risiko ist inzwischen relativ gering. Die Apparate haben ihren Siegeszug angetreten, moderne Herzchirurgie ist ohne technische Hilfsmittel nicht möglich. Die Geräte-Medizin kann aber nur ein Teil unseres medizinisches Alltags sein, sie stellt eine notwendige, aber eben doch nur Unterstützung dar. Alle technischen Errungenschaften bedürfen eines guten Arztes, der seinen Beruf als Berufung versteht. Sauerbruch meinte dazu: »Beide aber, Technik und Wissenschaft, erreichen letzten und höchsten Wert in der ärztlichen Verantwortung, die zur Persönlichkeit gehört und an die Pflicht gebunden ist.«

Besonders junge Kollegen verlassen sich oft zu sehr auf Laborwerte oder die Anzeigen am Bildschirm. Ein Blick in das Gesicht des Patienten, auf seinen Urinbeutel oder eine gezielte Frage teilen mitunter mehr mit als technische Parameter. Ein guter Arzt gebraucht seine fünf Sinne, der klinische Blick ist durch keine Technik zu ersetzen.

Ordinarius – Umbruch – Abgang

1983 wechselte ich von der jüngsten zur ältesten Universität in der DDR. Meine neunjährige Tätigkeit an der Leipziger Universität nimmt einen vorderen Platz in meinem Berufsleben ein. Höhepunkte sind mit diesem Zeitabschnitt verbunden – es bleiben aber auch sehr schmerzhafte Erinnerungen.

Die Universität Leipzig, von 1953 bis 1991 trug sie den Namen von Karl Marx, ist eine der ältesten Hochschulen auf deutschem Boden. In Prag kam es 1348 zur Bildung der ersten deutschen Universität. Aus Protest gegen politische Gängelung erfolgte dann am 2. Dezember 1409 im Thomaskloster zu Leipzig die Gründung einer weiteren Universität. Am 10. Juli 1415 wurde die Medizinische Fakultät, die *Facultas Medicinae*, als eigenständige Institution gebildet. Zwei Professoren repräsentierten damals die gesamte Medizin. 1438 wurden die medizinischen Ordinariate für Therapie und Pathologie geschaffen: Die »praktische Medizin«, die *medicina practica*, wurde vom Professor für Therapie vertreten, für die »theoretische Medizin«, die *medicina theoretica*, war der Professor für Pathologie verantwortlich. (1990 vereinte die Medizinische Fakultät der Leipziger Universität mehr als 40 Kliniken und Institute.)

Namhafte Persönlichkeiten haben zu verschiedenen Zeiten in Leipzig studiert: Ulrich von Hutten, Thomas Müntzer, Gottfried Wilhelm Leibniz, Gotthold Ephraim Lessing, Johann Wolfgang von Goethe, Jean Paul, Novalis, Theodor Körner und Erich Kästner und viele andere.

Im September 1983 nahm ich meine Tätigkeit als Klinikdirektor und Ordinarius für Herzchirurgie in Leipzig auf. Mit 42 Jahren verfügte ich über die notwendigen fachlichen und handwerklichen Anforderungen, war aber auch noch ausreichend jung, um einen 12- bis 14stündigen Arbeitstag durchzustehen.

Während meiner Charité-Zeit war ich der Überzeugung, daß ich bereits die Grenzen der Belastbarkeit erreicht hätte. Ich sollte mich getäuscht haben. Im Roten Haus in der Philipp-Rosenthal-Straße erinnerte ich mich nunmehr wehmütig der *ruhigen* Berliner Zeit.

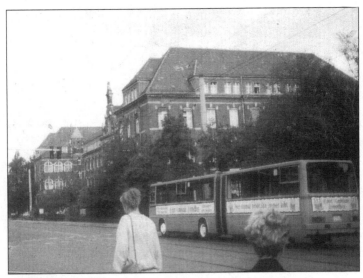

Das Rote Haus in der Philipp-Rosenthal-Straße in Leipzig

Vielleicht hatte ich mir zuviel vorgenommen. Ich wollte das fachliche Profil der Klinik auf dem Gebiet »angeborene Herzfehler« erhalten und verstärken, die Zahl der Operationen mit der Herz-Lungen-Maschinen erhöhen und operative Verfahren am Herzen weiterentwickeln. Das war nur in enger Zusammenarbeit mit den Nachbardisziplinen Anästhesiologie, Kardiologie und Kinderkardiologie zu erreichen. Daher suchte ich die Kooperation mit diesen Fachgebieten im Rahmen eines funktionellen Herzzentrums.

Da meine Familie zwangsweise in Berlin geblieben war (wir sollten erst im Herbst 1984 ein Quartier in Leipzig bekommen), führte ich im ersten Jahr ein Junggesellendasein. Ich bewohnte ein Zimmer im Klinikgebäude, mein Zuhause war nun Tag *und* Nacht das Krankenhaus. Am Wochenende fuhr ich nach Berlin. Häufig setzte ich mich völlig übermüdet ins Fahrzeug. So mußte passieren, was vorauszusehen war. Auf regennasser Autobahn drehte mich zweimal rasant um meine eigene Achse – unter Ausnutzung aller sechs Fahrspuren. Mich rettete nur das Fehlen einer Leitplanke in der Mitte der Bahn (dieses Teilstück war im Kriegs- und Krisenfall von der DDR als Ausweichlandebahn für Kampfjets konzipiert) und weil es keinen Gegenverkehr gab.

Kreidebleich fuhr ich langsam in Richtung Berlin weiter. Das war knapp.

Im September 1984 bezogen wir mit unserer 15jährigen Tochter Antje ein Haus am Stadtrand von Leipzig. Die klinikfreien Stunden gestalteten sich nun angenehmer. Der 21jährige Sohn Thomas blieb mit seiner Familie in unserer Berliner Wohnung: In jenem Jahr wurde ich Großvater.

Ausweitung der Kampfzone

In den 70er Jahren stagnierte in Leipzig die Zahl der Herzoperationen. Grund: die desolate Bausubstanz der Klinik und der nur schleppende Fortgang der Rekonstruktionsmaßnahmen. Meine erste Tätigkeit als Ordinarius für Herzchirurgie war daher sehr artfremd – ich entwickelte mich zum Leiter einer Baustelle. Zur Verwunderung vieler Universitätsangehöriger und der Bauarbeiter nahm ich diese Aufgabe sehr ernst. Ohne funktionsfähige Klinik war keine gute Herzchirurgie möglich, also mußte ich dafür sorgen, daß die Voraussetzungen stimmten. Unter sehr hohem persönlichen Einsatz der Mitarbeiter unserer Klinik konnte zur Jahreswende 1983/84 der erste Teil der Rekonstruktions-Maßnahmen abgeschlossen werden. Ärzte und Pflegepersonal waren fortan in der Lage, sich wieder ihren eigentlichen Aufgaben zu widmen.

Nun mag man darüber lächeln oder höhnen, ich kann sowohl mit der postumen Häme wie mit zynischem Wohlwollen leben. Tatsache aber bleibt: Das Problem war so typisch DDR wie eben auch die Bereitschaft der Beteiligten, aus eigener Kraft die Misere zu überwinden. Es war »unsere Klinik«, es waren »unsere Patienten«, für die wir Verantwortung trugen. Und so wie wir handelten viele an tausenden Plätzen in der DDR. Mit den gleichen oder ähnlichen Motiven.

Und das wurde ihnen später, unter veränderten politischen Bedingungen zum Vorwurf gemacht. Sie, wir hätten damit das »Unrechtsregime« gestützt und getragen.

Unsinn. Engagement für die DDR war Einsatz für die hier lebenden Menschen, für das Gemeinwesen und keineswegs für eine Ideologie oder ein Politbüro.

Es gelang uns nach erfolgter Rekonstruktion innerhalb kurzer Zeit, die Operationskapazität erheblich zu steigern. (Auf dem 1.

Leipziger Herzchirurgischen Symposium vom 24. bis 26. April 1986, das unter reger Beteiligung von Kollegen aus der DDR, der BRD und Fachleuten aus mehr als zehn Staaten stattfand, konnten bereits die Ergebnisse der ersten 1.000 seit 1984 mit Einsatz der Herz-Lungen-Maschine operierten Patienten analysiert werden.)

Nach Abschluß der Rekonstruktion und Erweiterung der Klinik gegen Ende der 80er Jahre verfügte unsere Einrichtung über 48 Betten, davon sieben Intensivtherapiebetten, und über zwei modern ausgestattete Operationssäle. Für Notfälle und Schrittmacherimplantationen stand ein weiterer Operationsraum zur Verfügung. Wir erreichten eine jährliche Operationskapazität von mehr als 1.000 Eingriffen. Dieses Ergebnis war nur unter sehr großen Anstrengungen möglich. Ich forderte dabei viel von den Mitarbeitern. Insbesondere von den Ärzten erwartete ich ein überdurchschnittliches Engagement. Es sprach sich bald herum im Medizinischen Bereich der Universität, daß man in der Herzklinik hart arbeiten müsse. »Der Neue aus Berlin ist ein furchtbarer Antreiber!« Einige Mitarbeiter gewöhnten sich nur schwer daran, von einer relativ geruhsamen Gangart im Klinikbetrieb auf eine höhere umzuschalten.

»Uns kann keener!«

Hannelore war meine Sekretärin in Leipzig. Sie kam wie ich aus dem Brandenburgischen. »Uns kann keener!«, rief sie immer. Ich habe ihren Ruf noch immer im Ohr. Er war wie ein Kampfschrei der Krieger vor dem Angriff – ein Mutmacher. Mut hatte ich nötig. Viele ungelöste Probleme harrten meiner.

Um Tag für Tag operieren zu können, bedurfte es vieler Arbeitsmaterialien – Herzchirurgie ist sehr materialintensiv. Nahtmaterialien, Instrumente, Oxygenatoren für die Herz-Lungen-Maschine, künstliche Herzklappen mußten aus dem westlichen Ausland importiert werden. Auch der Unbedarfte erahnt den dazu notwendigen bürokratischen Aufwand in jener Zeit. Oft fehlte es an dem Nötigsten. Nicht nur einmal mußte ich mich um Toilettenpapier kümmern. Häufig saß ich abends nach dem 12-Stunden-Tag in meinem Arbeitszimmer und dachte verzweifelt: Wie soll ich das lösen? Wo soll ich anfangen? Vor allen Dingen galt es aber, die Mitarbeiter zu motivieren, damit sie freiwillig ihren geruhsamen 8-Stunden-Tag aufgaben. Ohne Mehrbezahlung.

Auch das liebliche »Geeht gloar« – die sächsische Variante für »Ja, ja«, »ach so« oder »Es geht schon seinen sozialistischen Gang« – konnte mich nicht von meinem Ziel abbringen, den Schwächsten der Gesellschaft zu helfen, den Kranken.

Mit dieser Beharrlichkeit machte man sich nicht nur Freunde.

Einige Klinikdirektoren der Medizinischen Fakultät erklärten überdies lauthals, ich würde ihnen »ihre Mittel« wegnehmen. Beim Verwalten des Mangels war es natürlich schwer, Prioritäten bei der Verteilung der Ressourcen zu setzen. Objektiv kamen alle zu kurz. Meinen Vorgesetzten verschaffte ich Unruhe und schlaflose Nächte. Als die materiellen Probleme einmal unlösbar erschienen, bin ich mit einer Patientenliste in die SED-Bezirksleitung gegangen. Er solle Kreuze hinter jene Namen machen, die sterben sollen, forderte ich sarkastisch den zuständigen Genossen auf. Diese moralische Erpressung hat funktioniert, ich bekam das Verlangte.

In meinem Aktenschrank gab es unter anderem einen Vorgang »Alltagssorgen der Mitarbeiter«, was heutigen Klinikdirektoren sicherlich absurd erscheint. So verfügte die leitende Operationsschwester über kein Telefon in ihrer Wohnung und war außerhalb der Dienstzeit nur über »reitende Boten« zu erreichen. Rufdienste mußte diese Frau somit im kargen Bereitschaftszimmer des Hospitals verbringen. Mehrere Dringlichkeitsbescheinigungen und auch

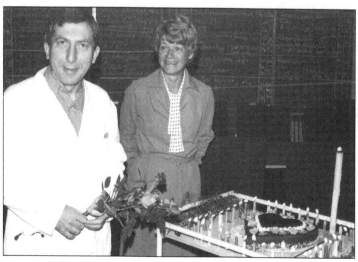

Mit Hannelore Hanisch

etwas diplomatisches Geschick führten schließlich zum Erfolg – Schwester Ulla bekam den Telefonanschluß.

Oder Wohnungen … Mein Kampf mit universitären und städtischen Dienststellen war leider nicht immer erfolgreich, aber meine Hartnäckigkeit brachte einigen Mitarbeitern bessere Wohnverhältnisse. Selbst »Begründungen für Gasheizungen« fanden sich in meiner Korrespondenz.

Ich erlebte, wie aus Mitarbeitern zunehmend Mitstreiter wurden, die sich mit mir über unsere Erfolge freuten, die Befriedigung empfanden und Spaß an der Arbeit hatten. »Wer nur in die Fußstapfen anderer tritt, hinterläßt keine bleibenden Eindrücke« – wurde das Motto unserer Klinik. Der Preis dafür war sehr hoch.

Wie oft habe ich im stillen gemurmelt: »Uns kann keener.«

Ich räume ein: Leider zahlten sich Mehrleistungen im Gesundheitswesen der DDR materiell nicht aus. In Einzelfällen gab es am Jahresende oder zu staatlichen Feiertagen Geldprämien um 300 Mark. Das war angesichts der Preise in den Exquisit- und Delikat-Läden nicht eben viel.

Erfolg im Beruf – Niederlage im Privatem

Des öfteren wurde ich mit dem Vorwurf konfrontiert, daß die Steigerung der Operationszahlen zu Lasten der Qualität ginge. Unsere guten Operationsergebnisse widerlegten diese Befürchtung. Trotzdem wurden nicht von allen Kollegen der hohe persönliche Einsatz gebilligt. So hielt sich die Gruppe meiner Sympathisanten stets in Grenzen. Diese zwiespältige Stimmungslage beeindruckte mich nicht, denn ich wußte: Mit jeder zusätzlichen Herzoperation konnten wir menschliches Leid mindern.

In der Leipziger Klinik wurden Patienten aus Sachsen, Sachsen-Anhalt und dem Berliner Raum operiert. Das operative Spektrum umfaßte alle damals üblichen Korrekturen von angeborenen oder erworbenen Herzfehlern. Heute ist die Spezialisierung in der Herzchirurgie weit vorangeschritten. Vernünftigerweise wird die Säuglings- bzw. Transplantationschirurgie nur in wenigen Einrichtungen durchgeführt, die herzchirurgischen Kliniken Deutschlands konzentrieren sich jeweils auf ausgewählte Operationen.

Als Direktor einer Universitätsklinik war ich auch Hochschullehrer, praktizierender Arzt und Forscher. Das Fachgebiet mußte weiterentwickelt werden, dazu war eine klinische und experimentelle Forschung notwendig. Darüber hinaus hatte ich unzählige Aufgaben der Administration zu erledigen – eine Tätigkeit, die ich ungern machte. Froh war ich immer, wenn ich in den Operationssaal gehen konnte – hier ließ mich die übrige Welt in Ruhe.

Auch nach der Arbeit beschäftigten mich die Patientenschicksale weiter. Ich nahm die Klinikprobleme mit nach Hause. Es fiel mir schwer abzuschalten. Die Familie mußte sich wohl oder übel meiner Zeiteinteilung unterordnen. Ich war damals – glaube ich – ziemlich rücksichtslos gegenüber meiner Umgebung. Meine Frau kümmerte sich um den Haushalt und war der Ansprechpartner für die Kinder, während ich mich vom Alltagsleben fernhielt. Eigentlich lebte ich in der Klinik, allein dort fühlte ich mich wohl. Den Aufenthalt zu Hause empfand ich zunehmend als eine unproduktive und nutzlose Pause zwischender Arbeit. In der Ehe begann es zu bröckeln, unsere gemeinsamen Jugendträume aus der Leningrader Zeit verblaßten. Schließlich zerbrach unsere Ehe, Erika und ich hatten uns, wie man so sagt, auseinandergelebt.

Herzen in meiner Hand

Von 1984 bis 1991 operierten wir mehr als tausend Patienten mit einem angeborenen Herzfehler, das waren fast 20 Prozent aller mit Herz-Lungen-Maschinen gestützten Operationen. In dieser doch recht beachtlichen Zahl fanden sich fast alle damals korrigierbaren angeborenen Herz- und Gefäßmißbildungen mit Ausnahme sehr seltener Mißbildungen.

Die Operation von Säuglingen steckt voller Emotionen. Ich meine damit sowohl die Behandlung des Kindes als auch die Begegnung mit den zumeist jungen Eltern. Im Gegensatz zum Erwachsenen kann der Säugling nichts erzählen – er zeigt uns aber unmißverständlich seine Beschwerden. Sehr eindrucksvoll ist dies bei dem sogenannten *blue baby*, die Hautoberfläche erscheint bläulich gefärbt, das Kind ringt nach Luft, das Trinken wird dem Säugling zur Qual. Ursache dieser Symptome ist eine komplexe Herzmißbildung, das Herz schafft es nicht, genügend sauerstoffreiches Blut in den Organismus zu pumpen.

Während der Operation ist das Spannungsfeld anders als beim großen Patienten. Die Freilegung des kleinen Säuglingsherzens und

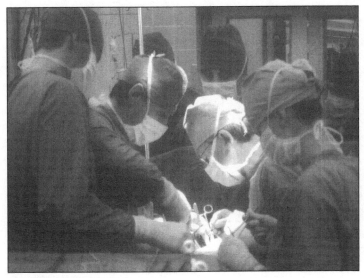

Operation in Leipzig

das Anschließen der Herz-Lungen-Maschine an dieses winzige Organ bewirken bereits in dieser Phase der Operation den Ausstoß von Stresshormonen beim Chirurgen. Beim erwachsenen Kranken ist das Einbringen der Maschinenschläuche in das Herz unproblematisch. Auch die Arzt-Patienten-Gespräche verlaufen anders. Der Arzt sitzt sehr besorgten Eltern gegenüber, die *für* ihr Kind fragen. Eltern leiden *für* das Kind.

Nicht jede Operation führt zum gewünschten Ergebnis, die Natur ist oft stärker als jedes ärztliche Können. Für die Eltern und Großeltern ist der Tod eines Kindes unfaßbar. Bei einem kleinen Jungen gelang es uns nicht, trotz einer sehr aufwendigen Operation den äußerst komplexen Herzfehler zu korrigieren. Die wartenden Angehörigen empfingen mich auf dem Flur mit dem Aufschrei: »Mörder!« Meine Erklärungen und Erläuterungen, daß das Kind auch ohne die Herzoperation nicht lebensfähig gewesen wäre, wurde nicht akzeptiert. Insbesondere die Großmutter beschimpfte mich unentwegt und wurde sogar handgreiflich. Viele Jahre bekam ich jeweils am Todestag einen Brief mit dem Bildnis eines lachenden Jungen mit der Unterschrift: »Wenn Sie nicht gewesen wären, würde unser X noch leben, er wäre heute Y Jahre alt!«

Glauben Sie nicht, daß einen so etwas kalt ließe!

Den zahlenmäßig größten Anteil aller herzchirurgischen Maßnahmen beanspruchte die Koronarchirurgie, das war in Leipzig nicht anders als in den übrigen Herzzentren. Einer besonderen Untergruppe von Koronarkranken – Patienten mit einer sogenannten schlechten Herzkammer – galt meine besondere Aufmerksamkeit.

Bei einer schlechten Herzkammer (*poor ventricle function*) ist die Pumpfunktion des Herzens sehr eingeschränkt. Ursache dieser Herzmuskelschwäche ist die hochgradige Kranzarteriensklerose. Oft sind es aber ausgeprägte Vernarbungen nach Herzinfarkten. Vor einer geplanten Operation ist es wichtig festzustellen, ob die Herzschwäche nur vorübergehend ist oder ob ein Endzustand vorliegt. Bereits in meiner Berliner Zeit konnten wir tierexperimentell, aber auch klinisch-diagnostische Kriterien zur Abgrenzung der funktionellen Herzmuskelstörung von einer endgültigen Schädigung erarbeiten. Diese Forschung führte ich in Leipzig fort. Damit wurde es uns möglich, Patienten, die als inoperabel galten bzw. schon als Herztransplantations-Kandidaten eingestuft waren, mit einer Bypassoperation erfolgreich zu behandeln. Die Herztransplantation konnte somit vermieden werden.

Nicht jede dieser Operationen war erfolgreich – es kam auch zu Todesfällen. Ich erinnere mich eines Mannes, den ich seit vielen Jahren aus gemeinsamer Arbeit kannte. Er wußte, daß er sehr krank war, sein Leben war zur Qual geworden. Gemeinsam schauten wir uns den Röntgenfilm mit der Darstellung seiner Herzkranzgefäße an: »Die sind ja beschissen«, lautete sein kurzer Kommentar, als er die kläglichen Reste der Blutversorgung seines Herzens sah. Seine Gefäßruinen glichen dürren Ästen eines vertrockneten Baumes.

Der Patient bestand jedoch auf eine Bypassoperation, eine Herztransplantation lehnte er kategorisch ab.

Der Befund, den wir dann bei der Operation vorfanden, war katastrophal: verkalkte und fast verschlossene Gefäße. Die Herzkranzarterien sahen in Natura noch schlimmer aus als auf dem Röntgenfilm. Was sollte ich machen? Gar nichts, oder es doch versuchen? In der mehrstündigen Operation flickten wir die Koronararterien, nähten Venentransplantate an die Kalkröhren. Der Versuch einer operativen Verbesserung der Herzmuskeldurchblutung mißlang – es kam zum *Exitus letalis*, zum Tod auf dem Operationstisch.

In jenen Tagen durchlebte ich die Feststellung Sauerbruchs besonders schmerzhaft: »Keinem anderen Arzt wie ihm *(dem Chirurgen – d. Verf.)* wird ein Mißerfolg zur persönlichen Schuld.« War es richtig, diesen Patienten noch zu operieren? Wäre es nicht besser gewesen, den natürlichen Verlauf der Krankheit abzuwarten? Der Mann hätte vielleicht noch Jahre leben können. Diese quälenden Gedanken ließen mich lange nicht zur Ruhe kommen.

Mir nahestehende Menschen selbst zu operieren habe ich nie abgelehnt. Das Wissen, daß ein Angehöriger oder ein guter Bekannter auf dem Operationstisch liegt, hat mich während des chirurgischen Eingriffs emotional von meiner Arbeit nicht abgelenkt. So hatte ich meinen langjährigen Freund Heinz Helmund und mehrere Verwandte unter dem Messer. Nach dem Hautschnitt und dem Durchtrennen des Brustbeines hatte ich vergessen, wen ich operierte. Ich sah das kranke Herz, und der programmierte und gewohnte Mechanismus lief ab – tausendmal bereits ausgeführt.

Ich erinnere mich jedoch besonders jener Patienten, an denen wir operationstechnisch anspruchsvolle Eingriffe vornahmen. Etwa wenn neue Teile des Herzens gebildet wurden oder der Blutkreislauf im Herzen eine neue Richtung bekam. Solche angeborenen oder erworbenen Deformationen gaben uns Rätsel auf, wie unter solchen Bedingungen das Herz als Blutpumpe überhaupt funktionieren konnte. In einem derartigen Falle formten wir aus einer gemeinsamen Hauptschlagader, die ihren Ursprung in beiden Herzkammern hatte, je eine Körperschlagader und eine Lungenschlagader. Mehrere Löcher im Herzen mußten verschlossen werden.

Bei einem Kleinkind fehlte die Lungenschlagader, das sauerstoffarme Blut wurde über schmale Ersatzgefäße in die Lunge geleitet. Das Kind sah tiefblau aus und drohte zu ersticken. Wir pflanzten eine Gefäßprothese mit zugehöriger Herzklappe ein und korrigierten Begleitanomalien. So wurde die normale Blutversorgung zur Lunge wieder hergestellt.

Es waren erhebende Momente, wenn nach den aufwendigen Korrekturmaßnahmen das Herz normal arbeitete und der Körper die veränderten Strömungsverhältnisse im Herzen akzeptierte, die wir Ärzte uns ausgedacht hatten.

Bei einem älteren Mann ähnelte der Ausgang der linken Herzkammer einem sprichwörtlichen Schweizer Käse. Eine Entzündung hatte das Gewebe zerlöchert. Die Herzklappe war undicht, in der Scheidewand zwischen den Kammern waren ebenfalls Löcher, und die Hauptschlagader (Aorta) drohte zu platzen. In einer aufwendigen Operation – die Nähte rissen immer wieder aus in dem morschen Gewebe – gelang es uns schließlich, eine Kunstklappe zu befestigen und die Löcher zu verschließen. Der Mann konnte nach mehreren Wochen Klinikaufenthalt zur Rehabilitation entlassen werden.

Unter meinen Patienten waren natürlich auch einige, die man als prominent bezeichnete: Politbüromitglieder, Minister, Schauspieler, Akademiker. Im OP waren sie alle gleich. Wesentlich stärker als die VIPs beeindruckten mich allerdings die Kinder. Sie zeigten direkt und unverstellt ihren Schmerz – und ihre Freude. Die sichtbaren Veränderungen nach dem chirurgischen Eingriff haben mich immer wieder in Erstaunen versetzt. Anstelle der zuvor beängstigend stillen, nach Luft ringenden und blau aussehenden Kleinen sah ich nach der Operation zufriedene und rosige Kinder.

Unterwegs in der Welt

Mit einer Expertendelegation des Rates für Gegenseitige Wirtschaftshilfe (RGW) besuchte ich Ende der 70er Jahre medizinische Einrichtungen in der transkaukasischen Sowjetrepublik Georgien. Erstaunt waren wir über den hohen Grad der technischen Ausrüstung in einigen Krankenhäusern. In einer Klinik sahen wir sogar zwei Herzkatheteranlagen der neuesten Generation. Leider wurden diese hochmodernen Geräte nicht genutzt, weil sie niemand bedienen konnte.

Diese Reise nach Georgien hätte ich bald vergessen, wenn da nicht der Besuch in Gori gewesen wäre. Gori ist eine der ältesten Städte Georgiens. Sie wurde im 1. Jahrhundert vor Christi gegründet und hat einen berühmten Sohn: Am 21. Dezember 1879 bekam der Schumacher Dschugaschwili einen Sohn, den er auf den Namen Jossif Wissarionowitsch taufen ließ. Mit 14 schickte er ihn nach Tiflis in ein Priesterseminar. Kaum 19 wurde er vom Seminar gefeuert.

Später nannte er sich »der Stählerne« – Stalin.

In Gori erinnerte ein großes Museum an ihn, das Wohnhaus Dschugaschwilis war sorgsam gepflegt. Es gab auch ein überlebensgroßes Denkmal. Vermutlich war es das letzte im ganzen Ostblock, wo bis Mitte der 50er Jahre Tausende und Abertausende Büsten und Monumente von ihm herumstanden. 1956, auf dem XX. Parteitag der KPdSU, hatte Parteichef Chruschtschow in einer Geheimrede mit dem Diktator abgerechnet: mit seinen Verbrechen, mit seinem Personenkult, mit seinem parteifeindlichen Verhalten. Formell, so waren wir überzeugt, hatte man sowohl in der Sowjetunion als auch in den anderen Staaten des Realsozialismus den Stalinismus überwunden. Umso überraschter waren wir, was wir nun in Gori erlebten. Wir schienen uns an einem Wallfahrtsort zu befinden. Sehr viele Menschen interessierten sich andächtig und respektvoll für Einzelheiten aus dem Leben des Tyrannen, der beispielsweise mehr deutsche Kommunisten hatte umbringen lassen als Hitler. Es war für uns schon recht eigenartig zu erleben, wie nach über 20 Jahren Entstalinisierung der Kult um Stalin in häßlichster Blüte stand.

Die nationalistische Begründung lieferten uns unsere georgischen Kollegen mit feierlicher Stimme: »Stalin war kein Russe und trotzdem Führer der Sowjetunion!«

Machte das seine Verbrechen geringer?

1977 machte ich Bekanntschaft mit dem Orient. Im September besuchte ich die Sozialistische Sowjetrepublik Usbekistan. Auf Einladung des RGW referierte ich in Taschkent und Samarkand vor Kardiologen, Chirurgen und Politikern über den Stand der Herzchirurgie. In beiden Städten plante man die Errichtung von Herzzentren. Das Land war im 8. Jahrhundert von Arabern erobert und die dort lebende Bevölkerung islamisch missioniert worden. Von 1219 bis 1221 überrannten die Mongolen unter Dschingis Khan die Gegend. Um 1500 kamen die Usbeken. In der zweiten Hälfte des 19. Jahrhunderts kolonisierte der russische Zar das Land; inzwischen ist es wieder ein islamischer und selbständiger Staat.

Seinerzeit, als ich mit dem Auto von Taschkent nach Samarkand fuhr, bemerkte ich weiße Hügel in der kargen Landschaft: Das waren Baumwollenballen. Usbekistan produzierte mehr als fünf Millionen davon im Jahr und belegte damit einen der vorderen Plätze weltweit. Das Land war trocken und staubig; 90 Prozent der Felder mußten künstlich bewässert werden. Das Wasser entnahm man den Flüssen Amudarja und Syrdaja, die den Aralsee speisten. Dadurch kam dort immer weniger an – der einst viertgrößte See der Welt schrumpfte, die Salzkonzentration stieg, die Fische starben und der Grundwasserspiegel in der Gegend sank unaufhörlich. Eine Um-

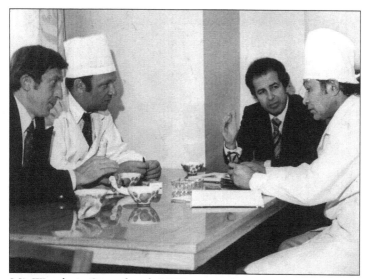

Mit Warnke in Samarkand, 1977

weltkatastrophe größten Ausmaßes zeichnete sich ab. Sie ist heute
traurige Realität.

Gleichwohl: Samarkand war (und ist) ein Kleinod asiatisch-ara-
bischer Baukunst. Die Pracht der Medresen, Moscheen und Mau-
soleen kündete vom Glanz vergangener Jahrhunderte. Insbesondere Timur (Temür, Tamerlan), der Samarkand 1369 zur Hauptstadt
seines Riesenreiches machte, siedelte Handwerker und Künstler an
und machte den Ort zu einem der schönsten Städte der Welt. Die
Überfälle seiner nomadisierenden Horden waren gleichwohl grau-
sam und bestialisch. Zwischen 1336 und 1405 stießen sie bis nach
Moskau und Mesopotamien, Anatolien und Indien vor.

Gemeinsam mit Buchara bildete Samarkand so etwas wie das
Herz der Seidenstraße, jenes Handelsweges, der Europa mit China
verband.

Meine zweite Begegnung mit dem Orient hatte ich zehn Jahre
später. Im April des Jahres 1987 reiste ich zu Vorträgen nach Aleppo. Aleppo (arabisch: Haleb) ist die zweitgrößte Stadt Syriens und
einer der ältesten Orte Vorderasiens. Die wechselvolle Geschichte
in den vergangenen vier Jahrtausenden war für mich Mitteleuropäer
natürlich sehr beeindruckend. In der altbabylonischen Zeit (18./17.
Jahrhundert v. u. Z.) war Aleppo Hauptstadt des mächtigen Staates

131

Jamchad. Später kam es unter die Herrschaft der Assyrer und Alexander des Großen. Im 1. Jahrhundert v. u. Z. wurde Aleppo römisch und später persisch. 638 u. Z. erfolgte die Eroberung durch die Araber. 1516 bis 1918 war Aleppo türkisch. Es fiel nach dem 1. Weltkrieg an Syrien.

Nach mehreren Vorträgen an der Universität sowie im Arbeiterkrankenhaus der Stadt zu aktuellen Problemen der Herzchirurgie wurde mir der Wunsch angetragen, ich solle einige herzkranke Menschen untersuchen. Nur mit einem Stethoskop und auf meine fünf Sinne vertrauend, habe ich es getan. Die wenigsten Patienten waren allerdings herzkrank. Drei Frauen habe ich jedoch mit der Verdachtsdiagnose von Herzklappenfehlern zur weiterführenden Diagnostik nach Damaskus geschickt. Viele Frauen ließen sich nur im Beisein von Ehemann oder Bruder untersuchen. Auf die Frage »Wo haben Sie Beschwerden?« wurde nicht nur einmal der Bauch entblößt und mit dem Finger auf den Nabel gewiesen. Mir wurde bedeutet, daß in der hiesigen Vorstellung der Bauchnabel Sitz des Herzens sei und somit der Ort der Herzbeschwerden.

Am 19. April verließ ich Aleppo, da am 21. April 1987 in Damaskus mein Abflug erfolgen sollte. Während der mehrstündigen Autofahrt zeigte sich mein sonst sehr gesprächiger syrischer Begleiter Ahmed schweigsam, allerdings wirkte er zugleich irgendwie unruhig. Achmed, Funktionär der Baath-Partei, war von mir vor Jahren in Leipzig operiert worden und hatte eine neue Herzklappe bekommen. Das war auch der Grund, weshalb ich – auch um das Schweigen zu beenden – ihm vorschlug, wir könnten ja vor meiner Abreise noch die Klinik für Herz- und Gefäßchirurgie in Damaskus besuchen. Der eher beiläufig gemachte Vorschlag wurde mit überschäumender Begeisterung aufgenommen. Dem Gefühlsausbruch maß ich keine Bedeutung bei, da ich inzwischen die arabische Mentalität ausreichend kennengelernt hatte.

Die Idee zu diesem Besuch war mir auch deshalb gekommen, weil ich dort einen syrischen Kollegen wußte, der in Leipzig von uns ausgebildet worden war.

Am 20. April, morgens gegen 8 Uhr, betrat ich die Universitätsklinik für Herz- und Gefäßchirurgie. Ich wunderte mich allerdings über den großen Bahnhof, der mir zuteil wurde. Der Chef der Einrichtung – er hatte in Moskau studiert und sprach russisch mit mir – zeigte seine Klinik. Sie war modern ausgerüstet, der technische Standard hoch. Ausführlich erfolgte die Demonstration von Krankenunterlagen eines männlichen Patienten. Nachdem ich auch seinen Herzkatheterfilm gesehen hatte, sollte ich mich konkret zur Behandlung äußern. Ich erklärte: »Hier ist eine Bypassoperation an drei Herzkranzgefäßen erforderlich.«

Nach einer kleinen Pause vernahm ich: »Dr. Lindenau, der Patient liegt auf dem Operationstisch und wartet darauf, daß Sie ihn operieren.«

Ich glaubte mich verhört zu haben. Auf Nachfrage kam neuerlich die Aufforderung.

Ich schluckte – und lehnte kategorisch ab. Schließlich sei ich auf der Durchreise, ich kenne nicht das Team, die Bedingungen, morgen in der Frühe gehe mein Flugzeug …

Damit provozierte ich einen arabischen Überzeugungsmarathon. Man erklärte mir in blumenreicher Sprache, der Patient – Dekan der Juristischen Fakultät – würde die Klinik verlassen, wenn ich ihn nicht operierte. (Später erfuhr ich, daß Ahmed dem Juristen Wunderdinge über mich, den Arzt aus Leipzig, erzählt hatte. Ich hätte ihm das Leben gerettet – und wenn ihm einer helfen könne, dann nur der Deutsche.)

Ich sah keine Chance, die Klinik ohne großen Krach zu verlassen. Also willigte ich ein. Die Operation verlief erfolgreich – trotz des babylonischen Sprachengewirrs im Operationssaal. Mit dem leitenden syrischen Chirurgen sprach ich russisch, mit dem Kardiotechniker englisch. Der Operationsschwester, die nur arabisch beherrschte, wurden meine auf deutsch vorgetragenen Bitten von jenem Kollegen übersetzt, der drei Jahre in Leipzig gearbeitet hatte.

Selten habe ich während einer Operation so geschwitzt wie in Damaskus. Meine zahlreichen Stoßseufzer sind aber offenkundig von Allah erhört worden.

Mitte der 80er Jahre operierte ich in der polnischen Hauptstadt. Die Kollegen der Ersten Herzchirurgischen Klinik des Kardiologischen Institutes hatten uns gebeten, ihnen einige Tipps und Tricks bei koronarchirurgischen Eingriffen, der Bypasschirurgie an den Herzkranzgefäßen, zu vermitteln. Das Berliner Herzzentrum führte diese spezielle Herzoperation bekanntlich seit 1971 durch, war somit eine der ersten Kliniken in Europa, die dieses segensreiche Verfahren praktizierte.

LOT, die polnische Fluggesellschaft, verzögerte unsere Ankunft um Stunden, wir landeten mit Verspätung. An diesem Abend konnte ich nicht mehr den Patienten aufsuchen. Nach einem sehr gehaltvollen Abendessen mit unseren polnischen Gastgebern schlief ich erschöpft im Hotel ein.

Am nächsten Morgen sah ich den Kranken, einen wohlbeleibten Mann um die 50. Die Augen waren geschlossen, die Narkosemittel wirkten bereits. Ich operierte den Patienten, legte einen dreifachen aortokoronaren Venenbypass an die erkrankten Herzkranzgefäße. Zwei polnische Kollegen, einer von ihnen hatte längere Zeit in München hospitiert, assistierten mir. Mehrere Ärzte schauten zu. Der Eingriff wurde erfolgreich beendet. Zufrieden verließ ich den Operationssaal und ging nach einer kurzen Kaffeepause auf die Intensivtherapiestation. Der Patient wurde künstlich beatmet, die Kreislaufverhältnisse waren normal. Aus den in das Operationsgebiet eingelegten Schläuchen entleerten sich nur geringe Mengen Blutes. Ein Stein fiel mir vom Herzen – Auslandsspiele haben bekanntermaßen ein besonderes Risiko.

Am späten Nachmittag besuchte ich erneut den Patienten. Stabile Kreislaufverhältnisse, keine Besonderheiten. Routinemäßig schob ich die Augenlider des Patienten hoch: Oh Gott, Anisokorie, eine Seitendifferenz der Pupillen. Starr und weit schaute mich ein Auge an. Anisokorie ist ein Zeichen für eine Schädigung der Hirnnerven oder des Hirnes selbst. Hatten wir etwas übersehen während der Operation? Schließlich übernahm eine Maschine für anderthalb Stunden die Funktion von Herz und Lunge, wurde das Herz selbst für etwa eine halbe Stunde völlig ruhig gestellt. War Luft in das Kreislaufsystem gekommen oder hatten sich Kalkbröckel gelöst und waren ins Gehirn verschleppt worden? Viele andere Ursachen einer Hirnschädigung überdachte ich.

Das leichte Grinsen der Anästhesisten bemerkte ich nicht, zu sehr hatte mich die Verzweiflung übermannt. Den Festabend in einer wunderschönen Gaststätte konnte ich nicht genießen, die Freude meiner polnischen Gastgeber nicht teilen. Herz repariert – Gehirn beschädigt. Sollte dieser Ausgang das Ergebnis unseres Erfahrungsaustausches gewesen sein?

Ich hatte eine gestörte Nachtruhe.

Voller Unruhe betrat ich am nächsten Morgen die Intensivtherapiestation. Der Patient, inzwischen konnte er wieder selbst atmen, lachte mich an. Ängstlich schaute ich auf die Augen: Eine Pupille war unverändert starr und weit, das andere Auge strahlte. Ich stutze, dann lachte ich auch: Der Mann hatte ein Glasauge.

Empfand ich meine Reisen als Privileg?

Manchmal schon, und manchmal überhaupt nicht.

Wenn ich zu einer Reise ins kapitalistische Ausland aufbrach, sahen darin viele Kollegen und Mitarbeiter ein Privileg, das mir zuteil wurde. Daß es Arbeits- und keine Vergnügungsreisen waren, spielte bei der Beurteilung keine Rolle. Das verstand ich: Diese Sicht war für jene, die daheimbleiben mußten, völlig normal. Ich konnte die DDR verlassen, sie nicht. Und auch der Hinweis auf meine Profession (gleiches galt für Künstler, Sportler, Journalisten) konnte das Faktum nicht vom Tisch wischen: Die Mehrheit meiner Landsleute blieb eingemauert. Dieser Umstand wurde auch nicht dadurch behoben, daß in den 80er Jahren gewisse »Reiseerleichterungen« eingeführt wurden.

Darum reiste ich stets mit zwiespältigen Gefühlen. Wohl wissend: Um eine USA-Reise wurde ich beneidet – besuchte ich ein Entwicklungsland aus dem gleichen Grunde, hielt sich der Neid in Grenzen.

Trotz des allgegenwärtigen Mangels an Devisen war das Ministerium für Gesundheitswesen daran interessiert, in der Medizin den Anschluß an das berühmte Weltniveau nicht zu verlieren. Das Politbüro, die letzte Instanz vor dem Herrgott, folgte diesen Intentionen. Dazu waren Kontakte mit den Vertretern der medizinischen Wissenschaften in den hochentwickelten kapitalistischen Ländern erforderlich.

Ich gehörte zu jenen Privilegierten, die zu ausgewählten internationalen Kongressen fahren und in herzchirurgischen Zentren Westeuropas und der USA hospitieren durften. Meist übernahmen die Gastgeber die Kosten, einmal gab es ein Stipendium der Weltgesundheitsorganisation (WHO). In der Regel nahmen wir Konserven und andere haltbare Lebensmittel mit auf die Reise. Die Dauerwurst im Koffer war ein Markenzeichen des DDR-Dienstreisenden.

Die Begleitumstände dieser Reisen waren aus heutiger Sicht mitunter abenteuerlich. Obwohl die Dienstreisen viele Monate, mitunter ein bis zwei Jahre vorher zur Genehmigung eingereicht wurden, kam der Bescheid – egal, ob positiv oder negativ – in der Regel wenige Stunden vor der geplanten Ausreise. Ich erinnere mich des Besuchs zum XVII. Weltkongreß der Internationalen Gesellschaft für Herz- und Gefäßchirurgie in Monte Carlo im August 1985. Trotz meiner ausdrücklichen Hinweise auf die gehobenen Preise im Fürstentum wurden Tages- und Übernachtungssätze nach den üblichen Normen bereitgestellt. Trotz sparsamster Lebensführung konnte ich die letzte Übernachtung in dem mittelmäßigen Hotel nicht mehr bezahlen. Was tun? Vorzeitig abreisen. Aber mein Flugticket galt erst für den nächsten Tag. Umbuchen auf eine andere Fluggesellschaft mit einem Ticket der *Interflug* erwies sich als unmöglich. Auf der Straße übernachten? In Monte Carlo nicht gestattet. Alle Obdachlosen landen auf der Polizeiwache. Ich schlief notgedrungen mit meinem Kollegen Harry Warnke in einem Bett. »Schläfst du schon?«, höre ich noch heute seine gequälte Stimme gegen zwei Uhr morgens. Wie er lag auch ich steif auf der Bettkante und wagte kaum zu atmen …

Gelernt haben wir bei diesen Reisen eine ganze Menge, und das, weiß Gott, nicht zum Schaden unserer Patienten. Natürlich reichte die Zeit nicht, um Land und Leute kennenzulernen. Doch selbst die wenigen Stunden waren ein wirkliches Privileg gegenüber jenen, die nie die Möglichkeit einer solchen Reise bekamen. Im übrigen: Ich unterschied nie zwischen einer Westreise und einer Ostreise. Die Neugier auf das Land, in das ich reiste, war größer als alle Vorbehalte und Vorurteile, die mir zuweilen von wohlmeinenden Beratern mit auf den Weg gegeben wurden. Die mehr oder weniger krassen Unterschiede zwischen den einzelnen Ländern, die nicht nur auf verschiedenen politischen Gesellschaftssystemen gründeten, habe ich aber durchaus wahrgenommen.

Und überall wiehert der Amtsschimmel

Mit dem Beruf des Arztes waren in der DDR auch Pflichten verbunden, die recht fachfremd waren. Im bürokratischen System des Sozialismus waren Verwaltungsaufgaben ganz wichtig. Für die Verwaltungsmedizin konnte ich mich nie begeistern.

Mit der Zunahme der Verantwortung wuchsen allerdings auch meine administrativen Aufgaben. In Leipzig beanspruchte dieser Teil meiner Arbeit täglich zwei bis drei Stunden. Obwohl ich mich

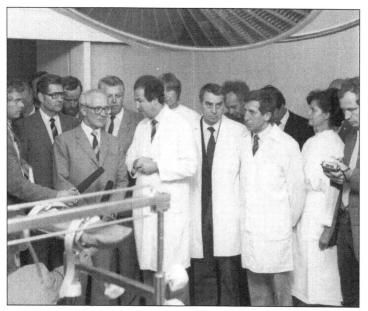

Einweihung des chirurgisch orientierten Zentrums der Charité am 14. Juni 1982. Rechts neben Staats- und Parteichef Erich Honecker Prof. Dr. Harry Warnke, Prof. Dr. Helmut Wolff und Dr. Karl-Friedrich Lindenau

sehr sträubte, mußte ich regelmäßig an mehreren zentral einberufenen und zumeist unergiebigen Besprechungen teilnehmen.

Selbst die sogenannten kleinen Dinge des Lebens belasteten uns sehr – jeder Papierschnipsel, der das Haus verließ, mußte vom Direktor, also von mir, unterschrieben werden. Im offiziellen Sprachgebrauch der Universität hieß das: »Der Direktor einer Einrichtung ist für alles verantwortlich!« Selbst wenn das Toilettenpapier auf der Station knapp wurde, wie einmal geschehen, sollte ich mich darum kümmern. Mit dem mir eigenen Leitungsstil wurde dieser unsinnige Vorfall schnell geklärt. Freunde in der Verwaltung habe ich mir damit nicht gemacht.

Um Toilettenpapier muß ich mich heute nicht mehr kümmern. Die nichtmedizinischen Aufgaben des Arztes haben sich verändert. Allerdings haben sie erheblich zugenommen. Die Krankenkassen fordern einen ausführlichen Leistungsbeleg der diagnostischen und therapeutischen Maßnahmen. Als junger Arzt habe ich mich darauf konzentriert, kranke Menschen zu behandeln – heute muß ich in aller Ausführlichkeit beweisen, daß ich den Patienten auch *wirklich* behandelt habe. (Bekanntgewordene Fälle von Schummeleien müssen immer wieder dafür herhalten, daß die Bürokratie neue Regelungen erfindet, um das zu verhindern. Wegen ein paar schwarzer Schafe im weißen Kittel muß die ganze Branche schwitzen und schreiben.)

Die Stadt Leipzig verlieh mir 1987 den »Preis für Medizin«.

Am 7. Oktober 1984 hatte ich – gemeinsam mit anderen Medizinern – bereits den Nationalpreis für die Entwicklung der Herzchirurgie in der DDR erhalten. Ich gestehe, daß ich mich über die Würdigung der von mir geleisteten Arbeit gefreut habe. Die höchste staatliche Auszeichnung wurde uns von Erich Honecker überreicht.

Beachtlich war der gesamte organisatorische Aufwand. So mußten wir uns schon Stunden vor der eigentlichen Feierstunde im Palast der Republik in Berlin einfinden. Es gab ein sehr ordentliches Frühstück, dann fuhren wir mit dem Bus hinüber zum Staatsratsgebäude, das nur hundert Meter entfernt lag. An der Veranstaltung nahmen mehrere Mitglieder des Politbüros der SED sowie unsere Fachminister – Prof. Böhme vom Ministerium für Hoch- und Fachschulwesen und Prof. Mecklinger vom Ministerium für Gesundheitswesen – teil. Im Inszenieren von Protokollveranstaltungen hatte die DDR gewiß Weltniveau. Doch die solcherart Geehrten empfanden den Rahmen nicht nur als höfische Wichtigtuerei, sondern auch als Ausdruck der Achtung und des Respektes vor ihren Leistungen.

Wenn man das Bundesverdienstkreuz verliehen bekommt, geht man zum Bundespräsidenten auch nicht wie zum Friseur.

Und sollte es so sein, wäre es besser, man schaffte die Auszeichnung ab.

Umbruch

Die Rekapitulation der vielen Geschehnisse in jener Zeit ist mir nicht leicht gefallen, Emotionen wurden dadurch wieder geweckt, die ich lieber hätte ruhen lassen mögen. Es ist sehr eigenartig: Diese Periode war der schrecklichste, aber auch der schönste Abschnitt in meinem Leben.

Meine Ehe war Anfang 1989 geschieden worden. Es war eine ungleiche Partnerschaft. Ich lebte in der Klinik, war zu sehr auf Beruf und Karriere fixiert. Erika hielt mir dafür den Rücken frei, kümmerte sich um die Familie. Ich habe ihr viel zu verdanken. Diese Ehe ist zerbrochen am Zwiespalt von meiner Hingabe zur Arbeit und der damit verbundenen Reduktion des Privatlebens.

Am 3. September 1989 starb mein Sohn im Alter von 25 Jahren an den Folgen eines Verkehrsunfalls.

Einige Tage zuvor hatte Kehlkopfkrebs das Leben meines langjährigen Freundes Heinz H. beendet.

Am 18. Oktober 1989 übernahm Krenz die abstürzende DDR. Moskau hatte seinen Satelliten freigegeben, und als dieser die Umlaufbahn verließ, verglühte er. Auch in den anderen Staaten des Warschauer Paktes zerbrachen die alten Machtstrukturen.

Am 9. November 1989 fiel in Berlin die Mauer.

Am 25. November konnte ich erstmals gemeinsam mit meiner neuen Frau zu einer herzchirurgischen Veranstaltung ins westliche Ausland reisen. Nunmehr gehörte ich nicht mehr zum »Klub der frauenlosen Männer«, wie die männlichen Kongreßteilnehmer aus den Ostblockstaaten bis dahin scherzhaft bezeichnet wurden, weil sie ihre Frauen – im Unterschied zu ihren westlichen Kollegen – daheim lassen mußten.

Evelyn hatte ich im Frühjahr 1989 geheiratet. Sie war Operationsschwester in der Herzchirurgie. Bis zum heutigen Tage besteht ein Gleichklang von beruflichen und privaten Interessen. Wir lieben beide Märchen und Sagen, versinken in diese romantische Gefühlswelt. In Groß Schönebeck, dem Tor zur Schorfheide, fand die Hochzeit statt. Freunde gestalteten diesen Tag für uns zu einem unvergessenen Erlebnis. Viel Zeit zum Feiern hatten wir nicht – wir befanden uns in der Endphase von Kongreßvorbereitungen: Vom 19. bis 22. April fand im Rathaus der Stadt das »2. Leipziger Herzchirurgische Symposium« statt, das Thema lautete: »Moderne Trends in der operativen Behandlung von Herzerkrankungen«. Mit etwa 400 Teilnehmern, darunter 70 Wissenschaftlern aus 20 Ländern Europas, Amerikas und Asiens, war es sicherlich die größte Veranstaltung von Herzchirurgen in der DDR, die das Land je erlebte. In diesen vier Tagen gestalteten Kollegen, die mir seit vielen Jahren persönlich bekannt waren oder die aus Einrichtungen kamen, die enge Kontakte zum Leipziger Herzzentrum hatten, gemeinsam mit uns das wissenschaftliche Programm. Besonders freute ich mich über die Teilnahme von Aldo Castañeda aus Boston. Wie bereits erwähnt, hat mich seine Philosophie der Frühkorrektur angeborener Herzfehler entscheidend beeinflußt.

Kultureller Höhepunkt des Symposiums war der Auftritt des Thomaner-Chors. Alle Kongreßteilnehmer waren ergriffen von der Perfektion, mit der Bach und Mendelssohn uns zu Gehör gebracht wurde. Hans-Joachim Rotzsch, der 15. Thomaskantor seit Johann Sebastian Bach, hatte seit 1972 diesen einmaligen und in der Welt bewunderten Klangkörper geformt. Am 17. Mai 1991 sollte er per Schreiben des Oberbürgermeisters in den vorzeitigen Ruhestand versetzt werden. Die allgemeine Stasi-Hysterie und sächsischer Provinzialismus trieben diesen exzellenten Musiker und Pädagogen aus dem Amt. In Salzburg war man erheblich souveräner: Seit 1992 hat Rotzsch dort ein Lehramt am Mozarteum.

Unmittelbar nach dem Kongreß reiste ich in die Karibik. Das *Instituto Nacional de Cardiologia y Cirurgia Cardiovascular* hatte zwei Chirurgen, zwei Operationsschwestern und einen Anästhesisten – ein komplettes Operationsteam aus Leipzig – vom 10. bis 26. Mai für zwei Wochen nach Kuba eingeladen. Wir sollten sowohl bei der Operation als auch in der Nachsorge schwerstkranker Koronarpatienten den Kubanern helfen.

Am 10. Mai, 18.30 Uhr, verließen wir Berlin-Schönefeld mit einer IL-62 gen Westen und landeten mit einer Zeitverschiebung von minus sechs Stunden um 1.15 Uhr Ortszeit auf dem Flughafen José Marti in Havanna. La Habana, um 1514 gegründet, damit einer der ältesten stätischen Ansiedlungen der spanischen Eroberer in der »Neuen Welt«, empfing uns mit feucht-warmen tropischen Klima. Nach einer temperamentvollen Begrüßung durch unsere Gastgeber brausten wir in rasanter Fahrt in drei Autos auf leeren Straßen zum etwa 15 km entfernten Luxushotel »Habana Riviera«. Dieses Hotel befindet sich in der Nähe des Malecon, jener breiten Uferpromenade, welche wie ein Gürtel die Stadt vor den anrollenden Wellen des Atlantischen Ozeans schützt. Für die wunderschönen Oleanderbüsche, Feuerbäume und blühenden Hibiskussträuche hatten wir nicht mehr die notwendige Aufmerksamkeit – der Biorhythmus forderte sein Recht.

Während unseres Aufenthaltes konnten wir mehrere Patienten aus der erwähnten Hochrisikogruppe erfolgreich behandeln. Die

Bypassoperationen mit der anschließenden Nachsorge auf der Intensivtherapiestation führten zu einem guten Ergebnis. An allen medizinischen Maßnahmen waren unsere kubanischen Kollegen beteiligt, das Für und Wider unserer Behandlungskette erläuterten wir.

Das Herz-Kreislauf-Institut in Havanna war ohne Zweifel die Nr. 1 von sechs herzchirurgischen Zentren der Inselrepublik. Die apparative Ausstattung der Klinik war gut, nur Operationstische und Beleuchtung schienen noch die Kolonialzeit erlebt zu haben. Gewöhnungsbedürftig für mich war allerdings die Effizienz dieser Gesundheitseinrichtung. Die gut 200 Mitarbeiter in der herzchirurgischen Abteilung, unter ihnen etwa 30 Ärzte und 45 Operationsschwestern, versorgten nur halb so viel Kranke wie unser Leipziger Zentrum mit 100 Beschäftigten. In den vier Operationssälen wurden am Tag gewöhnlich zwei Herzoperationen durchgeführt.

»Caribbeans time, Professor, about nine o'clock«, kam lachend zur Antwort, wenn ich vorwurfsvoll auf die Uhr zeigte. Schließlich hatten wir am Vortag den Operationsbeginn auf 9.00 Uhr festgelegt. Für mich als Preuße gab es am Zeitbegriff natürlich keine Auslegung …

Gewöhnlich begannen wir gegen 10.30 Uhr zu operieren.

In diesem Hospital fühlten wir uns recht wohl, vieles sah man nicht so verbissen wie in Deutschland. Die Kubaner waren immer gut gelaunt, lachten viel, sangen bei der Arbeit und machten reich-

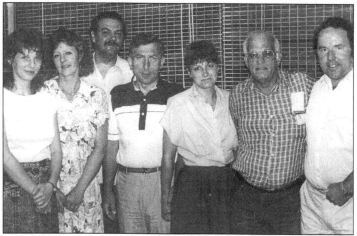

Das Ärzteteam aus der DDR mit kubanischen Kollegen

lich Pausen, die sie sich mit riesigen Eisportionen versüßten. Unvorstellbar der Speiseeisvorrat in den Kühlschränken! Auch ich erlag dieser süßen Versuchung, immer wieder dargeboten von tänzelnden, wohlbeleibten Kreolinnen. Wir erlebten den Reiz der sonnigen Tropenmetropole an der Nordküste der Insel, fanden in der leider verwahrlosten Bausubstanz der Stadt vielfältige Spuren aus ihrer fast fünf Jahrhunderte währenden Geschichte. Havanna war »Schlüssel zur neuen Welt« und »Bollwerk gegen die Indianer« bei den Spaniern, »Monte Carlo der Karibik« für die USA, und für die einheimischen Schriftsteller ist sie unverändert »Krone der Antillen«. Beeindruckend die Altstadt La Habana Vieja. Schachbrettförmig angelegt, mit den barocken Fassaden der Kirchen und Paläste ist dieses Kleinod spanischer Kolonialarchitektur zu Recht von der UNESCO zum Kulturgut der Menschheit erklärt worden. Aufregend das »Tropicana« mit Tänzerinnen und Tänzern auf und unter den Bäumen, der wohl einzigartigen Show unter den Sternen. Die leichtbekleideten, reizend anzusehenden Damen des Balletts schienen gleichsam von den Bäumen auf die Erde zu schweben. Von der Ferne betrachtet meinte man, anstelle des Nachtlokals einen botanischen Garten zu sehen, mit zahlreichen exotischen Gewächsen auf einem Areal von 3.600 Quadratmeter. Unvergessen die endlosen weißen Strände und das kristallklare blaue Wasser von Santa Maria und Varadero.

Beschämend die Tatsache, daß kubanische Herzchirurgen tagelang herumfahren mußten, um ihre deutschen Kollegen mit einer Ananas zu erfreuen.

Wir verschwiegen, daß in unserem Luxushotel »Riviera« vielfältige exotische Früchte im Überfluß angeboten wurden.

Als weiteres Ergebnis unseres Aufenthaltes vereinbarten wir eine fortführende Zusammenarbeit. So sollten unter anderem junge kubanische Chirurgen und Kardiologen ihre Ausbildung in Leipzig ergänzen. Dr. Horacio Perez Lopez, unser unermüdlicher Begleiter in Havanna, kam als Erster in den Genuß dieser Hospitantur. Im Oktober besuchte er Leipzig. Horacio wurde Zeuge des Herbstes 1989, verwirrt schaute er auf die Menschenmassen bei den Montagsdemonstrationen.

Die »Wende« beendete abrupt die Verbindung zu den Habaneros. Heute zeugen nur vereinzelte Kartengrüße von unserer aufregenden Zeit in den Antillen.

Dem unruhigen Sommer mit Flüchtlingsströmen über die öster-
reichisch-ungarische Grenze und Botschaftsbesetzungen folgte ein
dramatischer Herbst. Die Stimmung war überall gereizt. Auch in
den Gremien, in denen ich vertreten war, gab es dicke Luft. Alle
spürten, daß gehandelt werden mußte – aber nichts passierte. Die
Probleme türmten sich zuhauf, doch Berlin reagierte nicht auf die
Staatskrise.

Ich gehörte seit 1988 dem Rat für Medizinische Wissenschaft
beim Minister für Gesundheitswesen an. Der Rat war 1980 gebildet
worden und amtierte jeweils für vier Jahre. Fünfmal im Jahr versammelten sich die 50 Vertreter aus allen Ressortbereichen der medizinischen und medizinrelevanten Forschung. Sie analysierten unter anderem Entwicklungstendenzen der medizinischen Wissenschaft auf nationaler und internationaler Ebene und erarbeiteten
perspektivische Anforderungen an die Grundlagenforschung und
an die klinisch angewandte Forschung in der DDR. Am Ende wurden dem zuständigen Minister Empfehlungen unterbreitet, was zu
tun sei.

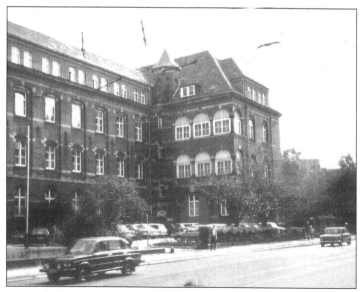

Das Herzzentrum in Leipzig 1989: jeden Tag hauten welche ab

Dauerthema war die Forderung, die materiellen Mittel für die medizinische Betreuung der Bevölkerung und für die Forschung wesentlich zu erhöhen. Allerdings nahm auch die Kritik an der Arbeitsweise und der Struktur des Gremiums zu. Sowohl wir selbst als auch Kollegen von außerhalb mahnten Veränderungen an, damit dieses zentrale Koordinationsorgan für Forschung und Prognose in der Medizin seiner tatsächlichen Aufgabe gerecht wurde.

Auf unserer Tagung am 23. November 1989 stellten sich alle Ratsmitglieder dem Minister für Gesundheits- und Sozialwesen zur Disposition. Wir wollten ihm freie Hand für personelle Veränderungen geben. (Inzwischen hatte auch der neue Ministerpräsident Modrow ein neues Kabinett gebildet.) Am 15. und 16. Februar 1990 nahm ich das letzte Mal an einer Ratssitzung teil. Das Gremium ging mit der DDR unter.

»Wir bleiben hier«, sagten die meisten Mitarbeiter unserer Klinik in jener bewegten Zeit, als DDR-Bürger erstmalig entscheiden konnten, im welchen Land des Erdballs sie arbeiten und wohnen wollten. »Wir bleiben in Leipzig«, war ein Bekenntnis zum Neuanfang und zugleich Verpflichtung, herzkranken Menschen zu helfen, die nicht weggehen konnten.

Einige unserer Kollegen entschieden sich anders – sie wechselten in jenen Teil der Welt, wo man ihre psychisch und physisch sehr anspruchsvolle Tätigkeit besser bezahlte. »Es ist wieder eine(r) weg«, fand ich fast täglich als Botschaft auf meinem Schreibtisch in der Klinik. 20 Mitarbeiter, also fast 20 Prozent unserer Belegschaft, waren innerhalb weniger Wochen in die Bundesrepublik Deutschland oder in andere Länder Westeuropas gegangen.

Bis Mai 1990 verließen etwa 13.000 Ärzte, Zahnärzte, Krankenschwestern, Pfleger und Krankengymnasten unser Land. Aus den Leipziger Universitätskliniken wanderten 17 Prozent der Ärzteschaft und 20 Prozent des Pflegepersonals in den Westen. Insbesondere auf den Wachstationen, also bei der Betreuung frisch operierter Kranker, gab es große Lücken. Die Zurückgebliebenen arbeiteten infolge dessen bis zur körperlichen Leistungsgrenze, um den klinischen Betrieb einigermaßen aufrecht zu halten. Für mich war es selbstverständlich, Leipzig nicht zu verlassen. Es wäre Fahnenflucht gewesen, hätte nicht zu meiner Auffassung von Verantwortung, Aufrichtigkeit und ehrlichem Verhalten gepaßt. Für mich galt unverändert der Eid des Hippokrates.

»Wir bleiben hier«, war auch das übergreifende Bekenntnis der Mehrzahl aller Diskutanten und Teilnehmer der Leipziger Gewandhausgespräche, jener »Dialoge am Karl-Marx-Platz«, wo sich Sonntag für Sonntag vom 17. Oktober bis 22. November unzählige Menschen zur letzten großen Volksaussprache der DDR trafen. Die Ostdeutschen waren dabei, die politische Diktatur abzustreifen. Viele der Gesprächsteilnehmer wünschten aber eine sozialistische Entwicklung für die DDR, einen Sozialismus mit menschlichem Gesicht. »Mein Traum vom Sozialismus ist noch nicht ausgeträumt«, rief eine Frau. In den Wortmeldungen, von den Rednern oft sehr emotional vorgetragen, kam die verfehlte Wirtschaftspolitik der SED zur Sprache, kritisierte man heftig die Demokratiedefizite und die großzügigen Subventionen von Lebensmitteln, Fahrpreisen, Mieten und Energie, den erschwerten Kündigungsschutz sowie die kaum differenzierten Löhne und Gehälter der Beschäftigten. Künstler, Lehrer und Kirchenvertretern bemängelten die fehlende geistige Bewegungsfreiheit in Schulen und Kultureinrichtungen.

Zur Thematik »Stadtentwicklung, Ökologie und Gesundheit« stellte ich mich mit anderen Medizinern den Fragen des Auditoriums. Ich saß neben dem 62jährigen Kurt Masur, dem Initiator und Moderator dieser Volksaussprache, im Präsidium. Wir forderten einen höheren Stellenwert des Gesundheitswesen in unserer Gesellschaft. Ein Diskutant meinte, das Gesundheits- und Sozialwesen dürfte nicht mehr als unproduktiver Bereich denunziert werden.

Obwohl wir in unserem Lande einige Spitzenleistungen bei der medizinischen Versorgung vorweisen konnten, fehlte die flächendeckende gute medizinische Betreuung, bestand Nachholbedarf insbesondere bei den spezialisierten medizinischen Leistungen. Die marode Bausubstanz unserer Krankenhäuser kam zur Sprache. »Einige Teile unseres Krankenhauses haben nicht nur den Kaiser Wilhelm gesehen, sondern schon August den Starken« meinte sarkastisch ein Kollege unter dem Beifall der Zuhörer.

Die Aussprache im Mutterhaus des Leipziger Gewandhausorchesters war eine Folge der Montagsdemonstrationen. Am 4. September, im Anschluß an das erste Friedensgebet nach der Sommerpause in der Nikolaikirche, versammelten sich etwa 800 Teilnehmer auf dem Nikolai-Kirchhof. Eine versuchte Demonstration mit Transparenten, auf denen man Reisefreiheit, Toleranz und mehr

Menschenrechte forderte, wurde verhindert. Drei Wochen später waren es bereits 8.000 Bürger, die über den Ring zum Hauptbahnhof gingen. Hier beendete ein massiver Polizeieinsatz die Demonstration. Am 9. Oktober erwartete man 100.000 Teilnehmer. Nach den Friedensgebeten in vier Leipziger Kirchen war ein Marsch in der Innenstadt über den gesamten Ring vorgesehen.

Die Situation in Leipzig war explosiv.

In der Stadt und ihrer näheren Umgebung hatte man zahlreiche Sicherheitskräfte konzentriert und umliegende Unteroffiziersschulen alarmiert. Soldaten in den Kasernen Leipzigs, die Polizei, die Staatssicherheit und Kampftruppen, also die paramilitärischen Verbände der Betriebe, Behörden und Produktionsgenossenschaften, waren mobilisiert. Wie ein Damoklesschwert hing die Gefahr einer »chinesischen Lösung« über der Messemetropole. Bekanntlich war am 3./4. Juni 1989 auf dem »Platz des Himmlischen Friedens« in Peking eine Demonstration von Studenten mit Panzern niedergewalzt worden.

Wenige Stunden vor der Demonstration am 9. Oktober 1989 formulierten sechs mutige Männer – ein Theologe, ein Kabarettist, drei Sekretäre der SED-Bezirksleitung und der Gewandhaus-Kapellmeister – in der Wohnung von Kurt Masur ihren Aufruf zur Gewaltlosigkeit. Später nannte man sie *Leipziger Sechs*. Dieses Gesprächsangebot für die beteiligten Seiten wurde in Kirchen und wiederholt im Stadtfunk verlesen. In Leipzig siegte die Vernunft – es blieb friedlich.

Zwei der *Leipziger Sechs*, Masur und Wötzel, wohnten in meiner unmittelbaren Nachbarschaft in Leipzig-Leutzsch. Bis zum heutigen Tag habe ich eine gute persönliche Beziehungen zu Dr. Roland Wötzel. Der Sekretär der Bezirksleitung der SED hatte wiederholt unserer Klinik in kritischen Situationen geholfen und bürokratische Hemnisse beseitigt. Wötzel war ein Mann der Tat, löste Probleme, übernahm Verantwortung – er schuf wesentliche Voraussetzungen dafür, das wir die Warteliste für lebenserhaltende Herzoperationen verkürzen konnten. Heute arbeitet der Jurist als Anwalt in einer Leipziger Kanzlei.

Die Welt schaute im Herbst 1989 auf Leipzig – was hier ablief war schon außergewöhnlich. »Das Volk auf dem Ring. Wann erlebt ein Mensch schon einmal das Volk als Souverän?«, meinte treffend ein Teilnehmer jenes gewaltigen Volksbegehrens.

Der westdeutsche Alltag rollte auf uns zu, häufig wurden wir über-rollt. Neben den Sorgen in der Klinik beschäftigten und irritierten uns zunehmend bisher nicht gekannte Dinge. Die DDR-Bürger mußte sich mit neuen Möglichkeiten und versteckten Gefahren auseinandersetzen. Vertreter und Versicherungsagenten über-schwemmten den Osten. Ein Bekannter erzählte mir unmittelbar nach der Währungsunion, daß seine Frau von einem netten jungen Mann auf einem Parkplatz außerhalb der Stadt ein zwölfteiliges Eß-besteck für »nur« 600 DM gekauft habe. Einige Tage später ent-deckte das Ehepaar den gleichen Besteckkasten in der Kaufhalle für 320 DM. Ein mir bekannter Rentner schloß einen Bausparvertrag zu »günstigen Konditionen« ab. Ihm wurde erklärt, daß er mit mo-natlich 200 DM sein Geld sehr günstig anlege. Die Laufzeit der An-sparphase betrug zehn Jahre.

Beim Vertragsabschluß war der Alleinstehende 83 Jahre alt.

Auch ich wurde von den neuen Berufssparten nicht verschont. Ein Vermögensberater belagerte mich regelrecht. Gegen ein »klei-nes Entgelt« wollte er mir behilflich sein, mein Vermögen zu ordnen und das Bargeld gewinnbringend anzulegen. Leider hatte ich kein Vermögen, und mit dem Geld auf der Sparkasse konnte ich keine großen Sprünge machen.

Es entwickelten sich neue Wertvorstellungen und Verantwort-lichkeiten. Grund und Boden, Preise für Miete, Wasser, Strom und Abfall bekamen plötzlich andere Dimensionen. Meine Rechnung für Strom und Gas stieg kontinuierlich. Plötzlich wurde mir be-wußt, daß Wasser und Abwasser auch Geld kosteten – in der DDR mußte ein Privathaushalt dafür nur Pfennige zahlen. Miete, Ne-benkosten und Energie beanspruchten nun einen erheblichen Teil des Nettoverdienstes. Viele wunderbare Dinge gab es zu kaufen, man konnte reisen, wohin man wollte (sofern man Geld hatte). Der Nachholbedarf war groß und »günstige Kredite« gab es im Über-fluß. Erst Jahre später, wenn die Abzahlung des geborgten Geldes ins Stocken geriet, mußten viele Leichtgläubige erkennen: Auch im Westen wird einem nichts geschenkt, alles hat seinen Preis. Obwohl die Menschenschlangen vor den Geschäften verschwunden waren, gab sich noch lange der DDR-Bürger mit der typischen Frage im Laden zu erkennen: »Haben Sie …?«

Wir erlebten die Vorzüge der Markwirtschaft, aber auch die damit verbundenen Nachteile der Freiheit. Sehr oft wurde damals der Ausspruch, insbesondere von den Wessis, zynisch zitiert: »Ein bißchen schwanger gibt es nicht! Dies ist eben der Preis der Freiheit!«

Als ein typisches Problem jener Zeit, das viele ehemalige DDR-Bürger noch heute belastet, kann der versuchte Kauf unseres Hauses gelten.

Im März 1990 erteilte der »Runde Tisch, Eigentumsfragen/Nutzungsrechte« Genehmigung, das von mir und Evelyn bewohnte Einfamilienhaus mit dem dazugehörigen Grundstück käuflich zu erwerben. Danach erfolgt eine von uns veranlaßte Wertermittlung und Bauzustandsanalyse. Wie erwartet, meldete sich bald der Alteigentümer des Hauses, eine jüdische Erbengemeinschaft. Das Schreiben ihres Rechtsanwaltes erreichte uns im Juni 1991. In dem Brief hieß es geschäftlich kurz: »Unsere Mandanten erwägen, sich unter Umständen von ihrem Grundbesitz in Leipzig zu trennen. Bitte teilen Sie uns mit, ob Sie gegebenenfalls Interesse am Erwerb des von Ihnen bewohnten Hauses haben.«

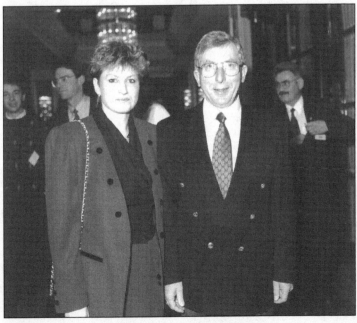

Herzchirurgischer Kongreß in Bonn, März 1992

Natürlich hatten wir, sonst hätten wir vor Jahresfrist nicht ein entsprechendes Ansinnen an den Runden Tisch gerichtet. Grundstück und Gebäude hatten wir bis dato wie unser Eigentum behandelt, kleine Umbauten selbst bezahlt. Im über 1.000 Quadratmeter großen Garten steckte Arbeit, aber auch Liebe. Wir fühlten uns hier wohl.

Die Eigentümer, ein älteres Geschwisterpaar, besuchten uns bald. Meine Frau hatte Kuchen gebacken und ein appetitliches Abendbrot vorbereitet, der Kaufpreis wurde dadurch nicht beeinflußt. Im Gegenteil, die ausgehandelte Summe erhöhte sich noch erheblich in den folgenden Monaten, für den Quadratmeter wollte man bald 800 DM haben. Das war für uns nicht mehr akzeptabel. 1990 verdiente ich als Direktor der Universitätsklinik nach Abzug der Kranken- und Rentenversicherungen 4.900 DM netto. Diese Summe erhöhte sich bis zum Frühjahr 1992 auf etwa 5.600 DM. Die Bank war sehr großzügig, ohne weiteres wurde mir ein Kredit bis zu einer Höhe von einer Millionen DM angeboten. Als Sicherheit dafür wurden das Grundstück und meine Bonität akzeptiert.

Ich lehnte jedoch dankend ab. Ich hatte als Herzchirurg und Klinikdirektor in der DDR keine Reichtümer angehäuft, Rücklagen waren nicht vorhanden. Tilgung und Zinsen des notwendigen Bankkredites hätten fast mein monatliches Nettogehalt aufgezehrt.

Trotz vieler auch positiver Veränderungen des Alltagslebens – zeitweilig befanden wir uns wie im Rausch auf Grund der neuen, für uns immer noch unvorstellbaren Möglichkeiten – wurde mein Leben weiterhin von der Herzchirurgie bestimmt.

Auf der 19. Jahrestagung der *Deutschen Gesellschaft für Thorax-, Herz- und Gefäßchirurgie* vom 22. bis 24. Februar 1990 in Bad Nauheim erfolgte die Aufnahme der DDR-Herzchirurgen in die Fachgesellschaft. In einer Briefaktion, die zuvor von uns als Sektionsleitung veranlaßt worden war, hatten sich die Mitglieder der *Sektion Herzchirurgie* in der *Gesellschaft für Chirurgie der DDR* für diesen Schritt ausgesprochen, die Herzchirurgen hatten somit die deutsche Einheit eher vollzogen als die Politiker. Meine Funktion als Vorsitzender der DDR-Fachorganisation für die Herzchirurgie war damit beendet, es gab nun keine »DDR-Herzchirurgie« mehr.

Auf dieser Fachtagung in Bad Nauheim entstand die Idee für die *Leipziger Stammtischrunden*. Viele Kollegen aus Ost und West hatten den Wunsch erklärt, etwas zu unternehmen, damit die Herzchirurgen beider Teile Deutschlands sich besser verstehen lernten. Als Ergebnis dieser Anregung fand am 27./28. April 1990 im *Coffee Baum*, der altehrwürdigen Gaststätte in der sächsischen Metropole, der 1. Leipziger Stammtisch statt. Wir sprachen zum Thema »Quo vadis Herzchirurgie?«

Unter reger Teilnahme leitender deutscher Kardiochirurgen erfolgte eine Standortbestimmung unseres Fachgebietes in der DDR und der BRD, und es wurde ein Ausblick in die Zukunft gewagt.

Mit den drei Leipziger Stammtischrunden von 1990 bis 1992 wurde die Tradition deutsch-deutscher Begegnungen unseres Faches fortgeführt, die Karl-Ludwig Schober mit den Halleschen Symposien über das Operieren mit der Herz-Lungen-Maschine begonnen hatte. Schober, einer der Begründer der Herzchirurgie in der DDR, hatte 1964 unter schwierigen äußeren Bedingungen diese Veranstaltungsreihe initiiert, ich errinnerte bereits daran. Unter der wissenschaftlichen Leitung von Schober (später von Panzner) trafen sich bis 1987 insgesamt zwanzigmal Fachleute aus Ost- und Westdeutschland und aus den Ostblockstaaten in Halle.

Der bedeutendste Leipziger Stammtisch war die Zusammenkunft am 24./25. Mai 1991.

Er stand unter dem Motto: »Abgang von der Herz-Lungen-Maschine unmöglich – was tun?« Leitende Herzchirurgen aus 35 der 45 deutschen Herzzentren sowie Fachvertreter der europäischen Nachbarstaaten, darunter der Präsident der Europäischen Vereinigung für Herz- und Thoraxchirurgie (EACTS), Prof. Hans Huysmans, nahmen daran teil und erörterten spezielle pharmakologische und mechanische Maßnahmen zur Beeinflussung des Herzversagens während der Operation.

Auf dieser Veranstaltung wurden auch in einer lebhaften Diskussionsrunde aktuelle Fragen der Weiterbildung in der Herzchirurgie besprochen. Die Weiterbildungsordnung in unserem Fachgebiet wurde in beiden deutschen Staaten unterschiedlich gehandhabt. Der Facharzt für Herzchirurgie war in der DDR bereits gesetzlich fixiert.

Kultureller Höhepunkt des 2. Stammtisches war der Besuch der Semper-Oper in Dresden mit Mozarts »Entführung aus dem Serail«. Viele Kollegen aus dem westlichen Teil Deutschlands – die meisten waren in Begleitung ihrer Ehefrauen – sahen zum ersten Male Dresden.

Den letzten Leipziger Stammtisch (15. bis 17. Mai 1992) leitete ich ebenfalls. Ich wußte zu jenem Zeitpunkt bereits, daß ich die Stadt würde verlassen müssen.

Der große Kehraus oder Der Katzenjammer nach dem Jubel

Die Kapazitätsgrenze unserer Einrichtung war erreicht, die Altbausubstanz der Klinik und ihre räumliche Lage ließen keine baulichen Erweiterungen mehr zu. Der Neubau einer Herzklinik stand auf der Tagesordnung. Es meldeten sich zwei Investoren, die über große Erfahrungen im Betreiben von Krankenhäusern verfügten. Ihre herzchirurgischen Einrichtungen in Westdeutschland, die ich aus mehreren Aufenthalten sehr gut kannte, gehörten zu den größten Kliniken ihrer Art in Europa. Die dort tätigen Chefärzte, mit denen ich befreundet war, kannten Leipzig schon vor der Wende. Sie waren beispielsweise aktive Teilnehmer des 2. Herzchirurgischen Symposiums gewesen.

Im Spannungsfeld zwischen Finanznot und medizinischem Nachholbedarf bot sich natürlich die günstige Gelegenheit, privatwirtschaftliche Effizienz zu demonstrieren. So entstand im Januar 1990 die Vision, ein modernes Klinikum im Osten zu errichten – eine privatwirtschaftlich geführte Herzklinik, die Teil einer Universität werden sollte. Letzteres war ein Novum für Deutschland. Motor dieses Unternehmens war Eugen Münch, der für kühne Visionen bekannte Vorstandsvorsitzende der Rhön-Klinikum AG. Die Rhön-Klinikum AG schaffte es, sowohl Bau- als auch Betriebskosten relativ niedrig zu halten. Die Baukosten lagen um 35 Prozent unter denen öffentlicher Projekte, die Betriebskosten um 25 Prozent unter denen staatlicher Häuser. Auf die Frage, warum die neue Herzklinik in Leipzig errichtet werden solle, erwiderte Münch in der *Leipziger Volkszeitung* am 19. Mai 1992: »Schließlich hat die Vorläuferinstitution, die bisherige Herzklinik, ja einen guten Namen [...] Die Leipziger Herzchirurgie hat neben der Charité Berlin die führende Rolle gespielt.«

An den vorbereitenden Planungsarbeiten zur neuen Herzklinik im Südosten Leipzigs beteiligten sich viele Mitarbeiter unserer Einrichtung in der Philipp-Rosenthal-Straße. Neue hochmoderne Arbeitsmöglichkeiten schienen zum Greifen nah. Zur Verhinderung weiterer Personalabwanderungen zahlte die Rhön-Klinikum AG jedes Quartal allen aktiven Mitarbeitern unserer Klinik eine Dableibe-Prämie in DM.

Da die DDR existierte, waren auch noch ihre Gesetze gültig. Von meinem staatlichen Vorgesetzten der Universität wurde mir daher ein »Vergehen gegen das Devisengesetz der DDR« vorgeworfen.

Dennoch ließ ich das Westgeld noch vor der Währungsunion am 1. Juli 1990 auszahlen.

Das Herzzentrum Leipzig wurde schließlich im September 1994 seiner Bestimmung übergeben. Ohne mich. Mit dem Freistaat Sachsen und der Universität Leipzig besteht ein Kooperations- und Nutzungsvertrag, der dem Herzzentrum den Status einer Universitätsklinik verleiht.

Während eines gesellschaftlichen Umbruchs geht es naturgemäß unruhig und nicht immer gesittet zu – Gefühlsausbrüche und Spontaneität beherrschen die Szene. Es kommt zu tiefgreifenden Veränderungen, die für einzelne Personen sehr schmerzhaft sein können. Auch an der Leipziger Universität mit ihren etwa 12.000 Mitarbeitern und mehr als 10.000 Studenten gab es entsprechende Turbulenzen. Die *Leipziger Volkszeitung* schrieb am 4./5. August 1990: »Am treffendsten vielleicht (ist) das Bild vom Boot, in dem alle zu dieser Universität Gehörenden gemeinsam saßen und sitzen. Egal auf welcher Position, sie trugen alle Verantwortung dafür und tragen sie bis zum heutigen Tag [...] Ballast wird über Bord geworfen werden müssen: Aber sind Menschen Ballast? [...] Muß die Besatzung des Bootes gerechterweise nicht jedem, den sie nicht mehr tragen kann, in einigermaßen sicherer Landnähe einen Ausstieg gewähren? Über moralische Schuld ist zu richten. Ist aber der ein guter Richter, der bis dato zugesehen und geschwiegen hat?«

Es begann die große Umwälzung in der Universität. Die ersten Universitätsangehörigen verließen unmittelbar nach der Wende die Hochschule, andere gingen später oder wurden gegangen. Einige Professoren begingen Selbstmord. Wie andere leitende Mitarbeiter der Universität hatte auch ich plötzlich das Gefühl, mit einem

Kainsmal herumzulaufen. Ich war staatlicher Leiter, Genosse, hatte Titel und Ämter, trug Orden und Ehrenzeichen – das genügte. Ich war plötzlich Parteibonze und Stasi-Spitzel. Diese Keule schwangen besonders jene eifrig, die bis dahin im vorauseilenden Gehorsam oder schweigender Loyalität das DDR-System widerspruchslos mitgetragen hatten. Als wollten sie sich gleichsam von ihrer Mitverantwortung befreien, wiesen sie mit dem Finger auf jene, die öffentlich zu diesem Staat gestanden hatten. Aus weißen Mäuschen mit rosa Schleifchen entwickelten sich plötzlich pfeifende Ratten.

Wie in allen selbständigen Einrichtungen der Universität mußten sich der Direktor und sein Stellvertreter einer geheimen Wahl stellen. Am 10. November 1990 erhielt ich bei einer Vertrauensabstimmung nach den Kriterien von Moral und wissenschaftlicher Kompetenz von 100 anwesenden Mitarbeitern 89 Ja- und 10 Nein-Stimmen, ein Wahlschein war ungültig. Dies war – aus der Sicht der Leitung – eines der besten Wahlergebnisse aller Kliniken und Institutionen des Medizinischen Bereiches der Universität. Viele Klinikdirektoren überstanden die Wahl nicht, einige wurden nur ganz knapp im Amt bestätigt.

Doch selbst das demokratische Basis-Votum rettete die DDR-Elite nicht. Sie mußte weg. Aus politischen und aus pragmatischen Gründen. Die Direktorenposten sollten neu besetzt werden. (Wie wir bald erfuhren: meist mit Westdeutschen.) Insofern scheue ich mich nicht, das einen Enthauptungsschlag zu nennen.

Die Begründung lautete nicht etwa auf fachliche Inkompetenz (damit hätte man sich in der Tat der Lächerlichkeit ausgesetzt), sondern auf *Systemnähe* und *Stasi-Verstrickung*. Das ließ sich kaum bestreiten: Wer eine Funktion in der DDR hatte, sorgte objektiv dafür, daß der Staat funktionierte. Das gilt für jedes Gemeinwesen. Und wer für viele Menschen als Leiter verantwortlich war, hatte notwendigerweise mit vielen Institutionen des Staates zu tun – unter anderem auch mit dem Ministerium, das für die Sicherheit des Staates zuständig war. In der Bundesrepublik ist das nicht anders: Auch hier gibt es unzählige »Sicherheitsüberprüfungen«, überwachen Staats- und Verfassungsschützer Bürger, ohne daß ihnen dies bewußt wird. Es gibt reguläre Kontakte zu Institutionen, Personen und Ämtern.

Ich kenne den Einwand, der stets bei diesem Vergleich erhoben wird: Man könne die beiden Geheimdienste nicht gleichsetzen.

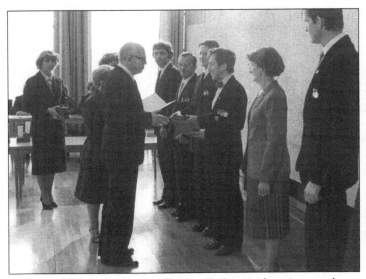

Auszeichnung im Staatsratsgebäude mit dem Orden »Banner der Arbeit« durch Horst Sindermann

Ich räume ein, daß es mir schwerfällt, auch mit großen Abstand ausschließlich sachlich über dieses Thema zu reden oder zu schreiben. Der Grat zwischen Rechtfertigung und Entschuldigung ist sehr schmal. Als Leiter einer Einrichtung und als Genosse hatte ich selbstverständlich Kontakte zur Staatssicherheit. Ich nutzte sie, um die herzchirurgische Versorgung sicherzustellen. Ich monierte über diesen Kanal die mangelnde Bereitstellung von Devisen für unsere Klinik und die Genehmigungsprozedur für Reisen ins westliche Ausland. Ich habe die Verbindung nicht gesucht, und das MfS war auch nicht für innerbetriebliche Vorgänge verantwortlich. Doch ich sah dort Verbündete, die in konkreten Fällen helfen konnten. Und das taten sie auch. »So what«, würde der Amerikaner sagen. Und in Großbritannien rechnet es sich jeder Staatsbürger zur Ehre an, wenn er vom MI6 oder MI5 angesprochen wird. »Right or wrong –it's my country«, sagen sie. Und ich sagte und sage: »Ich wollte immer einen anderen, einen besseren Sozialismus. Deshalb habe ich mit allen zusammengearbeitet, die dafür sorgten, daß der Sozialismus bleibt – um ihn verändern zu können.«

Mein Blick in den Rückspiegel umschließt frohe und leidvolle Erfahrungen, beides schärft den Blick fürs Wesentliche. Manche Erinnerung, Enttäuschung und sogar großer Kummer verblaßten, wurden durch gute Erfahrungen überstrahlt. Es bleiben aber Ereignisse, die schmerzen immer wieder von neuem.

»Sie müssen sich auf dem Arbeitsamt als arbeitslos registrieren lassen, Herr Professor«, sagte die Dame von der Personalabteilung am Montag, dem 1. Juni 1992. Sie meinte es gut mit mir, die ehemalige Genossin der Kaderabteilung.

»Sehr geehrter Herr Prof. Dr. Lindenau,

hiermit kündige ich Ihnen das Arbeitsverhältnis mit dem Freistaat Sachsen gemäß §54 des Bundesangestellten-Tarifvertrages [...] Das Arbeitsverhältnis endet mit Ablauf des Tages, an dem Ihnen dieses Schreiben zugeht.«

So lauteten die ersten Sätze eines Briefes, datiert vom 26. Mai 1992, persönlich unterschrieben von Prof. Dr. Hans-Joachim Meyer, dem verantwortlichen Minister des Sächsischen Staatsministeriums für Wissenschaft und Kunst.

A. Hecht schreibt in seinem Büchlein: »Verzwergt und verhunzt, nicht weiter verwendbar« (1997) über Meyer: »Selbst Professor zu DDR-Zeiten, über viele Jahre Verantwortlicher für Erziehung und Ausbildung im Fachbereich Anglistik der Humboldt-Universität zu Berlin, eine Funktion, die fast ausschließlich Mitgliedern der SED vorbehalten war, sowie Chefdolmetscher des letzten kommunistischen Hochschulministers der DDR, war er gleichzeitig Reisekader für das sogenannte westliche Ausland und damit zweifellos vom Ministerium für Staatssicherheit sicherheitsüberprüft und für seine Funktionen geeignet befunden.«

Der »blaue Brief« erreichte uns am Samstag, den 30. Mai 1992. Ich war nicht in Leipzig, hielt einen Vortrag vor Kardiologen und Hausärzten in der Schorfheide nahe Berlin.

Nun war ich arbeitslos, im 51. Lebensjahr, nach mehr als 25jähriger Tätigkeit als Arzt.

Die Entlassung war nicht überraschend gekommen, seit reichlich zwei Jahren gab es die große Umwälzung an der Universität, erlebten wir den personellen Erneuerungsprozeß.

Nun war ich an der Reihe.

Vorausgegangen war eine Vorladung zur Personalkommission. Diese Kommission war auf Grundlage des Sächsischen Hochschulerneuerungsgesetzes vom 25. Juli 1991 gegründet worden, sie bestand aus sieben ständigen und acht nichtständigen Mitgliedern.

Die Berufung der Mitglieder erfolgte vom Staatsminister für Wissenschaft und Kunst. In der Personalkommission III, für den Bereich Medizin unserer Universität zuständig, waren Personen vertreten, die unterschiedliche Funktionen in gesellschaftlichen Organisationen der DDR auf verschiedenen Leitungsebenen innehatten, so z. B. den Vorsitz in der Gesellschaft für Deutsch-Sowjetische Freundschaft am Bereich Medizin, einer war stellvertretender Kommandeur der studentischen Zivilverteidigung und einer Mitglied der Revisionskommission der Betriebsgewerkschaftsleitung. Jene Herren hatten sich somit keinesfalls außerhalb des »gesellschaftlichen Lebens« der DDR bewegt. Die Zivilverteidigung war unmittelbarer Bestandteil der Landesverteidigung, also sehr staatsnah. Die weiblichen Medizinstudenten der höheren Semester und ihre wehrdienstuntauglichen Kommilitonen mußten im Rahmen der studentischen Zivilverteidigung eine mehrwöchige spezifische Ausbildung absolvieren. Dieses paramilitärische Lager wurde von Hochschullehrern der jeweiligen Medizinischen Fakultät geleitet.

Bei meiner Anhörung am 7. Mai 1992 kannte ich bis auf einen Juristen alle Kommissionsmitglieder, die über mich urteilen sollten. Sie gehörten vorwiegend dem akademischen Mittelbau an. Mit einem Kardiologen, er genoß bereits den Ruhestand, hatte ich längere Zeit in Leipzig zusammengearbeitet.

Mit einem anderen Vertreter dieser Kommission, die zur persönlichen Eignung der Vorgeladenen ihr Votum abgeben sollte, letztlich den Hochschulverbleib empfehlen oder ablehnen würde, war ich sehr gut bekannt. Es bestanden freundschaftliche Beziehungen, schließlich kannten wir uns seit 20 Jahren gemeinsamer Arbeit in Berlin und nun in Leipzig, uns verbanden Freud und Leid. Bei einigen Problemen des täglichen Lebens hatte ich diesem Mann in Leipzig helfen können. Nun bedurfte ich seines Beistandes. Er hätte nur etwas sagen müssen. Dazu war er jedoch zu feige, er verließ den Raum und nahm nicht an meiner »Befragung« teil. Das begutachtende Gremium hatte nicht einen Einwand, nicht einmal eine Frage zu meiner fachlichen Tätigkeit. Der ärztliche Lebensweg, die medizinischen Leistungen blieben unbeachtet. Es war eine »politische Abrechnung«, die abschließende Beurteilung schien bereits festzustehen, noch bevor ich die Schwelle überschritten hatte. An jenem Abend bin ich maßlos enttäuscht und kreidebleich nach Hause gefahren.

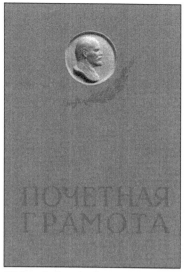
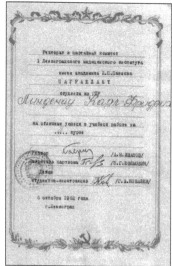

Urkunde für das bestandene Physikum in Leningrad, Prädikat:
»Mit Auszeichnung« (»Otlitschnik«); Oktober 1962

Zweifellos schlug auch negativ zu Buch, daß ich mit einigen Kollegen in der Vergangenheit sehr *direkt* verkehrt hatte, Diplomatie gehörte nie zu meinen starken Seiten. Überdies hatte die öffentlich erhobene Forderung nach Neubesetzung aller Leitungsfunktionen an der Universität inzwischen auch unsere Klinik erreicht. Ich spürte, daß meine Uhr abgelaufen war, egal, was ich sagte, unwichtig, wie belastet oder unbelastet ich war. Ich war ein Mann des gestürzten Systems und mußte darum weg. Jede Revolution hat ihre Verlierer. Das Einzelschicksal wird nicht berücksichtigt.

Ich brauchte einige Jahre, um dies zu begreifen und zu verarbeiten.

Einige Hochschullehrer konnten diese demütigende Bewertung ihres akademischen Lebensweges, ihre gesellschaftliche Ausgrenzung nicht ertragen. Der 60jährige Armin Ermisch schied 1995 aus dem Leben. Die renommierte Fachzeitschrift *Nature* erinnerte an ihn: »Im vergangenen Monat führte die Maßregelung kommunistischer Mitarbeiter von Universitäten im früheren Ostdeutschland zu einem tragischen Ergebnis: Armin Ermisch, Professor für Zellularbiologie an der Universität Leipzig, der wiederholt Vorwürfe zurückgewiesen hatte, seine Stellung als Mitglied der komunistischen

Partei zum Schaden seiner Kollegen und Studenten mißbraucht zu haben, beging Selbstmord.

Ermisch, der auch Vorwürfe entschieden zurückgewiesen hatte, Kontakte zur Staatssicherheit (Stasi) gehabt zu haben, starb wenige Wochen, nachdem er einen finanziellen Vergleich zur Beendigung seines dreijährigen Kampfes um den Verbleib an der Universität zugestimmt hatte.

Zusammen mit fast 1.000 Kollegen im Freistaat Sachsen war Ermisch 1992 nach einer kurzen Anhörung durch ein Komitee, das als Personalkommission bekannt war, und vom Wissenschaftsminister des Landes, Hans-Joachim Meyer, berufen wurde, seines Postens enthoben worden. Unter Benutzung von Stasi-Akten und Informationen von Kollegen kam das Komitee zu dem Beschluß, Ermisch hätte [...] seine Beziehungen zur kommunistischen Partei mißbraucht.«

Nach dem 7. Mai 1992 ging ich weiterhin meiner gewohnten Arbeit nach, dieses kostete mich allerdings viel Kraft und Selbstbeherrschung. Vom 15. bis 17. Mai leitete ich, wie schon erwähnt, den 3. Leipziger Stammtisch, die letzte spezifische Veranstaltung für leitende Herzchirurgen im wiedervereinten Deutschland.

Am 22. Mai sprach ich in Dresden auf dem 3. Deutschen Ärztekongreß zum Thema »Der Koronarpatient aus der Sicht des Herzchirurgen«.

Bis zum Freitag, den 29. Mai 1992 absolvierte ich mein ungekürztes Operationsprogramm.

Am Montag, dem 1. Juni 1992, ging ich das letzte Mal in »meine Klink« und verabschiedete mich von den Mitarbeitern. Ein parteiloser Oberarzt überreichte mir einen Blumenstrauß und sprach Worte des Dankes. Darüber habe ich mich sehr gefreut.

Nun befand ich mich im Heer der überqualifizierten Arbeitslosen der DDR. Später erfuhr ich, daß ich nur einer von 2.022 (= 69 Prozent) der im Zeitraum vom 1. Januar 1990 bis 1. Juli 1993 entlassenen Hochschullehrer Sachsens war. Es wurde nicht Platz benötigt für neues Denken, sondern für altes Personal aus dem Westen, das sich schon lange in der Warteschleife befand.

Ich stand vor einer nicht erwarteten und unbekannten Herausforderung, ein neuer Lebensabschnitt hatte begonnen.

Leben im Westen Deutschlands

Auf der Rückfahrt in die Bayerische Rhön klang es noch in meinen Ohren, jenes liebliche »Laß es dich jut jehen« – die herzliche Verabschiedung der Schönewalder in der aus meiner Kindheit vertrauten Mundart. Es war ein Sonntag im Frühjahr 2004. Es war immer aufregend, Schulfreunden, Verwandten und langjährigen Bekannten zu begegnen, mit ihnen gemeinsame Erinnerungen aufzufrischen. Diesmal war ich der Einladung meiner ehemaligen Studenten Anne-Katrin und Holger Voigt gefolgt, als Doktorvater hatte ich Ende der 80er Jahre in Leipzig ihren akademischen Ausbildungsweg begleitet. Mit einer exzellenten Studie zum weiteren Schicksal von operierten Infarktpatienten mit einer sehr schlechten (lebensbedrohenden) Herzfunktion promovierte sich das Ehepaar zum Dr. med. Nun war ich erfreut zu sehen, wie die beiden Ärzte mit Bravour ihrer Verantwortung für kranke Menschen auf dem Lande nachkamen. Voigt, nun ein geachteter und beliebter Allgemeinarzt in Schönewalde, zeigte mir stolz seine moderne und zugleich sinnvoll eingerichtete Praxis im elterlichen Haus. Seine Frau, Fachärztin für Innere Krankheiten, engagierte sich für eine flächendeckende Gesundheitsbetreuung. Zunehmende Landflucht von ärztliche Kollegen beunruhigte die amtierende Kreisärztin.

Wir fragten uns, ob auch diese medizinische Versorgungslücke durch Massenimport ausländlicher Ärzte behoben werden könnte, wie es in den klinischen Einrichtungen unseres Landes schon seit Jahren geschieht. Oder müssen die Landärzte im Ruhestand ran, sollen Kollegen, die ihr Berufsleben hinter sich haben, reaktiviert werden?

Holgers Eltern waren meine Lehrer an der Grundschule. Frau Voigt hatte uns bei der Einschulung im Jahre 1948 begleitet. Mit Anne-Katrins Mutter drückte ich zeitgleich die Schulbank – drei Jahre war sie meine Klassenkameradin im sprachlichen Zweig der der Penne.

1960 habe ich Schönewalde verlassen, Leningrad, Berlin und Leipzig wurden für 32 Jahre mein Zuhause. Nun lebe ich wieder

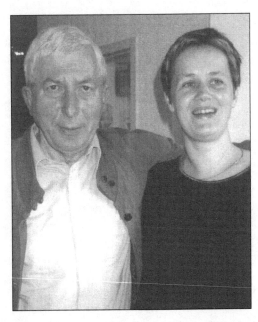

Mit Dr. Anne-Katrin Voigt in Schönewalde, 2004

auf dem Lande, im unterfränkischen Hohenroth. Einst am östlichen Rand Deutschlands wohnend, etwa 130 km von der polnischen Westgrenze entfernt, liegt mein jetziges Domizil in der Landesmitte, am Dreiländereck von Bayern, Thüringen und Hessen. Die Gemeinde Hohenroth besteht seit der Gebietsreform von 1972 aus den vier Ortsteilen Hohenroth, Leutershausen, Querbachshof und Windshausen.

Diese Wohngegend ist attraktiv, davon zeugt die wachsende Einwohnerzahl. Im Oktober 2003 lebten hier genau 3.803 Menschen, doppelt so viel wie im Jahr 1970. Früher war unser Ort vorwiegend landwirtschaftlich geprägt, heute gehen ihre berufstätigen Bürger zumeist einer Beschäftigung in der vier Kilometer entfernten Kreisstadt nach. Bad Neustadt an der fränkischen Saale, der Fluß mündet später in den Main, ist das schulische und kulturelle Zentrum der Bayerischen Rhön. Sie ist eine Klinik- und Badestadt und Sitz von namhaften Unternehmen. Die neue Autobahn zwischen Schweinfurt und Erfurt schafft die längst notwendige Anbindung unserer Region an das Autobahnnetz. Neustadt ist einer von 34 Orten gleichen Namens in Deutschland, Österreich, Ungarn, der Slowakei und Tschechien.

Mit fast 300 Metern ü. M. ist der Ortsteil Hohenroth die höchste Ansiedlung unserer Gemeinde. Während des Autofahrens nicht sonderlich beachtenswert, verspüre ich dagegen beim Radfahren recht schmerzhaft den etwa 50 Meter betragenden Höhenunterschied zur tiefer gelegenen Kreisstadt. Egal, von welcher Seite ich es angehe, nur mit schweißtreibender Beinarbeit kann die relativ steil ansteigende Erhebung bezwungen werden. Am Ende meiner Radtour erreiche ich kurzatmig mein Haus in der Frühlingstraße. Der See in unserer Ortsmitte ist schon einmalig, weit und breit findet sich kein solch großes Gewässer im Zentrum einer Gemeinde. Der Seeplatz ist Ort vielfältiger Festivitäten – hier treffen sich Jung und Alt.

Unsere Region ist eng verbunden mit dem Erstarken des fränkischen Reiches und mit dem unmittelbaren Wirken seines bedeutendsten Herrschers, Karl des Großen. Auch nach der Regentschaft Karls war die Sälzer Pfalz Sitz fränkischer Könige. 841 fand hier ein Reichstag statt. Der Sage nach war Carolus Magnus auch auf der bei Neustadt gelegenen Salzburg, sie soll ihm als Jagdschloß gedient haben. Karl, seit 768 König der Franken und ab 800 auch römischer Kaiser, stammte aus dem Geschlecht der Arnulfinger. Dieses fränkische Geschlecht wurde später nach ihm *Karolinger* (Karlinger) benannt.

In die Zeit der Karolinger fällt die Entstehung Hohenroths. Durch Kolonisation kam es bereits 867 zur Siedlung Hohireod, was soviel heißt wie *die auf der Höhe gelegene Rodung*.

Eine der ältesten Kulturstätten Frankens, das Städtchen Mellrichstadt, liegt 15 km nordwestlich von Hohenroth an der Grenze zum Thüringischen. Der Karolingische Königshof *Madalrichestat* war wirtschaftlicher und verwaltungsmäßiger Mittelpunkt des fränkischen Westergaues. Die Völkerwanderung und später die große Heerstraße Thüringen-Franken verursachten ständige Unruhen an diesem Ort – starke Befestigungsanlagen waren daher notwendig. Noch heute sind Reste des mittelalterlichen Wach- und Warnsystems erhalten.

Etwa 10 km südwestlich von Hohenroth, an der B 19 gelegen in Richtung Bad Kissingen, dem wohl bekanntesten Badeort Deutschlands, befindet sich Münnerstadt. 700 Jahre alte Stadtmauern mit mächtigen Toren umgeben noch heute die prächtigen Fachwerkhäuser der Altstadt. Die gotische Stadtpfarrkirche beherbergt Kunstschätze von Weltrang, etwa den großen Magdalenen-Altar Tilman Riemenschneiders und die Tafelgemälde von Veit Stoß. 1492 war der einfarbig gefaßte Altar aufgestellt worden, 1504 fertigte Stoß die vier Tafeln der Kilianslegende: zwei bedeutende Künstler an einem Altar.

Vom Balkon unseres Hauses schauen wir auf den imposanten, 928 Meter hohen Kreuzberg, den Heiligen Berg der Franken. Seit altersher sind Wallfahrten zur dortigen Klosterkirche der Franziskaner Brauch. Auch unser 70jähriger Nachbar Anton Altrichter absolviert den Fußmarsch zum 20 km entfernten Kreuzberg – und das bis zu sechsmal im Jahr. Nicht nur Wallfahrer, auch Urlauber und Ausflügler zieht der Kreuzberg magisch an. Mit rund 500.000 Besuchern im Jahr ist er ein beliebtes Ausflugsziel. Aus allen Richtungen führen Wander- und Fahrradwege zum Gipfel. Seit über 300 Jahren gibt es die Franziskaner auf dem Berg, sie versorgen Gläubige, Wanderer und Touristen mit dem dunklen, würzigen Klosterbier, es ist eines der mehr als 5.000 Biere, die in Deutschland gebraut werden. Und was für ein Bier!

Schließlich sind wir in Bayern, in dem die älteste Lebensmittelverordnung der Welt, das deutsche Reinheitsgebot, ihren Ursprung hat. Am 23. April 1516 machte der bayerische Herzog Wilhelm IV. in Ingolstadt das Bierbrauen zur Chefsache und verkündete: »In Deutschland gebrautes Bier darf nur aus Wasser, Hopfen und Malz bestehen.« Erst später gelang es, Hefe zu züchten, die eine gleichbleibende Qualität des Bieres gewährleistet. Auch nach fast 500 Jahren darf deutsches Bier nur die erwähnten vier Zutaten enthalten – keine Farbstoffe, keine Konservierungsmittel, keine Geschmacksverstärker.

Mehrmals erprobte ich im Kreise von Freunden und Verwandten das wohlschmeckende Klostergetränk auf dem Kreuzberg. Ein Maß dieses erfrischenden Saftes fördert erheblich die Geselligkeit, entspannt sichtbar und schiebt Alltagssorgen hinweg. Aber Mäßigung sei angeraten, sonst wandelt sich das Himmelsgetränk in einen Höllentrunk.

Vom obersten Fenster eines unserer Klinikgebäude, vom 10. Stockwerk, bietet sich eine einmalige Sicht über das Land der tausend Hügel, öffnet sich der Blick in das Land der offenen Fernen, wie die Rhön auch bezeichnet wird. Die weiten Ausblicke über unzählige Höhen und Tiefen unterscheidet die Rhön von den anderen Mittelgebirgen Deutschlands. Die herrliche Landschaft mit Wiesen und prächtigen Hochfeldern läßt sich ideal zu Fuß erkunden, ein ausgedehntes Wanderwegenetz lädt dazu ein. Daher ist die Rhön auch bei vielen Wanderfreunden sehr beliebt.

Und das Fahrradfahren – eine altersgemäß für mich sehr sinnvolle Sportart! Gewöhnlich starte ich sonntags am späten Vormittag, absolviere bei ruhigem Wetter die »große Tour«, also 60 km. Man lernt Land und Leute kennen, erkundet immer wieder etwas Neues, bringt Herz und Kreislauf auf Touren und befreit den Kopf von Ballast. In den ersten Jahren nach dem Umzug hatte ich noch mein Fahrrad aus Leipzig – ein Zweirad ohne Gangschaltung. Die vielen Höhenunterschiede insbesondere der »Harüther Berch« waren damit nur mit äußerster Kraftanstrengung zu überwinden. Ich war froh, als ich zu meinem 55. Geburtstag ein schmuckes Tourenrad mit einem 21er Schaltgetriebe bekam. Seit jener Zeit kann ich nun Sport und Erleben besser verbinden. Größere Abschnitte des ausgedehnten Fahrradweges verlaufen auf den ehemaligen Gleisanlagen vom »Zügle«.

Vor wenigen Jahren dampfte hier der »Grabfeld-Expreß« entlang. Ein neu angelegter Abschnitt des Fahrradweges trägt den Namen eines noch 2003 amtierenden Landrates. Schon zu Lebzeiten Denkmal sein zu wollen, kommt im Westen also auch vor – das scheint kein realsozialistisches Privileg zu sein.

Während der Fahrradtouren genieße ich die wunderschöne Landschaft des Rhön-Grabfelds, erfreue mich insbesondere im Wonnemonat Mai an den riesigen gelben Flächen, den blühenden Rapsfeldern. Im Verlaufe des Jahres bin ich Zeuge, wie die Natur erwacht, blüht und sich dann farbenprächtig auf die Ruhezeit vorbereitet. Sattgrüne Wiesen, gelbe Rapsfelder, blühende Sträucher und Bäume, farbenprächtige Laubbäume und Obstbäume voller Früchte widerspiegeln diesen jährlich wiederkehrenden Vorgang.

Eine willkommene Unterbrechung meiner schweißtreibenden Freizeitbeschäftigung ist die Einkehr auf einem Bauernhof, der nur wenige Meter neben dem asphaltierten Fahrradweg liegt. Die Altbäuerin hatte ich vor einigen Jahren operiert, die funktionsuntüchtige verkalkte Herzklappe gegen eine Kunstklappe ausgetauscht. Bei einer deftigen Brotzeit im Kreise ihrer Familie erzählte mir die rüstige über 80jährige viel Interessantes aus dem seit 400 Jahren bestehenden Bauernhof.

Unsere Region atmet wahrlich Geschichte. Davon zeugen auch die Hügelgräber, die ich bei meinen Radtouren entdeckte. Sie stammen aus der Bronzezeit, sind Belege für menschliches Leben in dieser Gegend schon vor ca. 3.500 Jahren.

Hohenroth erinnerte mich an das Dorf, in welchem ich aufgewachsen war, obgleich die Unterschiede beträchtlich sind: da die brandenburgische Streusandbüchse, dort sattes Grün auf fruchtbaren Äckern, da Flachland bis hinter den Horizont, dort die Erhabenheit der Berge … Im Unterfränkischen dominiert der Katholizismus, im Brandenburgischen der lutherische Protestantismus. Die Schloßkirche zu Wittenberg, an die Luther seinerzeit seine 95 Thesen genagelt hatte, war keine 50 Kilometer von meinem Heimatort entfernt. Das renitente Mönchlein kämpfte gegen die Papstkirche an und spaltete sie schließlich in einen evangelischen und in einen katholischen Teil. Ich wechselte also vom Territorium des einen Lagers in das des anderen.

Aber warum erinnerte mich trotz dieser unübersehbaren Unterschiede mein neues Zuhause an die Heimat meiner Kindheit?

Ich glaube, es ist die Freundlichkeit der Franken, die der Herzlichkeit der Brandenburger in nichts nachsteht. Und so genieße ich diesen Gleichklang trotz unterschiedlicher Geographien, Topographien und Glaubensbekenntnisse. Meiner von der vorherrschenden

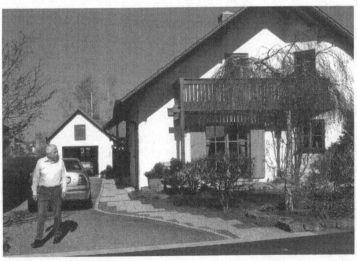

Vorm Haus in Hohenroth

Ansicht abweichenden Interpretation des »Wunders Natur« und meinem zwiespältigen Verhältnis zum »Machtapparat Kirche« begegnet man hier mit Nachsicht. Ich erlebe den Respekt vor der Meinung eines Andersdenkenden. Diese Erfahrung war mir durchaus neu.

Und wiederum sehe ich Bilder aus meiner Kinder- und Jugendzeit, Menschen, die nach dem Krieg aus den ehemaligen Ostgebieten nach Schönewalde gekommen waren. Jene Leute – vorwiegend katholischen Glaubens – wurden lange Zeit von den Einheimischen aus eben diesem Grunde ausgegrenzt. Noch Jahrzehnte später, die Neuen waren inzwischen in das Dorfleben integriert und einige hatten Einheimische geheiratet, sprach man immer noch von *den Flüchtlingen und Umsiedlern.*

Zur damaligen Zeit waren die Bewohner unseres Landstriches in Brandenburg noch sehr bodenständig. Die Eisenbahn machte einen großen Bogen um Schönewalde. Seinerzeit waren die Stadtväter gegen einen Bahnhof – sie befürchteten, die Pferde würden scheuen, wenn der Zug durch den Ort und die angrenzenden Felder dampfte. Menschen, die von außerhalb zuzogen, waren selbst nach zwei und drei Generationen noch Fremde oder Zugezogene. Meine Familie läßt sich in der Ortschronik bis auf 200 Jahre zurückverfolgen – wir gehörten daher zu den Einheimischen. Der erste zugewanderte Lindenau soll ein Geiger gewesen sein. Meine Vorfahren waren vorwiegend Handwerker und Kleinbauern. Ich bin der letzte Sproß unserer Familie, der in Schönewalde geboren wurde. Mein Vater starb im November 1975.

Die Schönewalder lebten vorwiegend von der Landwirtschaft. Es gab die üblichen Handwerksbetriebe, Kaufläden und sonstige Einrichtungen sowie Institutionen, die für die Existenz einer Kleinstadt notwendig waren. Bis in die 50er Jahren zapften noch mehrere Gaststätten ihr Bier. Ich kann mich an mindestens sieben Kneipen in der damals 1.100 Einwohner zählenden Gemeinde erinnern.

In meinem jetzigen Wohnort finde ich viele Parallelen im Hinblick auf Lebensart und Bodenständigkeit zu Schönewalde. Einen Bahnhof gibt es auch in Hohenroth nicht. Da wie dort werden Traditionen und Bräuche gepflegt. Manchmal fühle ich mich daher in die Kinder- und Jugendzeit zurückversetzt. Zwar hat die Zeit auch in Hohenroth viel verändert, das Moderne hielt Einzug. In der Bank gibt es jetzt die »bediente Selbstbedienung«, d. h. der Kunde muß fast alles selber machen, und »Online-Banking« ist auch in Unterfranken auf dem Vormarsch. Das Schwätzchen mit dem Bankangestellten wird seltener. Wirtschaften gibt es auch nicht mehr so viele wie einst in Schönewalde, die Leute sitzen lieber vor dem eigenen Fernseher und trinken zu Hause ihr Bier allein.

Wir verspüren eine Geborgenheit in dieser wunderschönen ländlichen Gegend. Man könnte meinen, die Welt sei zumindest hier heil. Eingebrochen wird nicht, Auto und Garage müssen nicht abgeschlossen werden. Es bedarf keiner ausgeklügelten Sicherheitssysteme, um das überschaubare Eigentum zu schützen: Die Nachbarn passen auf. Es gibt auch keine Probleme beim Schneeschieben oder beim Herausstellen der Mülltonnen – wer zuerst da ist, der Nachbar oder ich, erledigt die Angelegenheit.

Ich räume ein: Für manchen klingt das vielleicht zu idealisiert, zu idyllisch, auch alte Bekannte und Freunde aus der alten Heimat erkundigten sich mißtrauisch: »Fühlt ihr euch dort wirklich wohl?« Und als Erklärung muß dann herhalten: Naja, wenn man ins Loch fiel, ist man für jede Verbesserung dankbar.

Nein, das war bei mir nicht so.

Zuweilen muß man zum Glück gezwungen werden

»Mir würde etwas fehlen« sagte die Füßin, unsere junge Nachbarin von schräg gegenüber, und zeigt dabei auf unser Haus. »Sie würde ich vermissen, Sie gehören doch hierher«, meinte sie. Ihre Familie ist schon seit vielen Generationen in Hohenroth ansässig. Das Ehepaar Fuß zog kurz nach unserem Einzug in ihr schöne Haus. Thomas, ihr Ältester, wurde 1994 geboren, zwei Mädchen folgten – nun gibt es schon fünf »Füße« in der Frühlingstraße.

»Paßt auf beim Autofahren, kommt gesund wieder«, verabschieden uns Straubs, wenn wir wieder einmal in die Welt hinausfahren. Unsere Nachbarn an der linken Seite behüten Haus und Hof, wenn wir abwesend sind. Die rechte Flanke unseres Grundstückes begrenzt eine große Wiese, die zweimal im Jahr gemäht wird. Hier gibt es Feldmäuse und nach Futter suchende Vögel. Zuweilen spielt die Katze, die morgens und abends majestätisch unser Anwesen durchschreitet, mit einem Mäuschen, bevor sie ihm den Garaus macht. Karl und Klara, unsere »Hausamseln«, trippeln auf der frisch gemähten Wiese umher. Vorwiegend zerscharren sie jedoch Beete und Rabatte, kreischen laut, wenn sie uns bemerken, springen um uns herum.

Das Schälchen Erdbeeren oder Johannisbeeren vor der Haustüre haben Altrichters hingestellt, unsere Gartennachbarn. Diese Überraschungen finden wir zumeist vor dem Wochenendfrühstück.

Am Leben der Gemeinde nehmen wir teil, soweit es unsere begrenzte Freizeit erlaubt. So versäume ich selten das Maibaum-Aufstellen, einen Brauch zur Begrüßung des Frühlings. In Hohenroth ist der Maibaum eine stattliche Birke, 2004 erreichte sie fast die Höhe des Kirchturms. Der hat 32 Meter. In den Abendstunden des 30. April versammeln sich Jung und Alt am Bürgerhaus und verfolgen das Aufstellen des imposanten Baumes. Der Hohenrother Musikverein sorgt mit Blasmusik für Kurzweil. Bratwurst und deftige Getränke fehlen nie bei einer fränkischen Geselligkeit. Mit langen Stangen, gehalten von jungen Feuerwehrmännern, wird der schwankende Baum gesichert. Durch Nachsetzen der mächtigen Kreuzstangen, die anfangs benutzte Leiter wurde zu klein, gewinnt die Baumkrone an Höhe. Gleichzeitig fixieren zwei Burschen den Baumstumpf mit Montiereisen am vorbereiteten Erdloch, damit die Birke nicht weggleiten kann. Halten und Gegenhalten, Stemmen und Sichern – endlich ist es geschafft. Der schlanke Birkenstamm

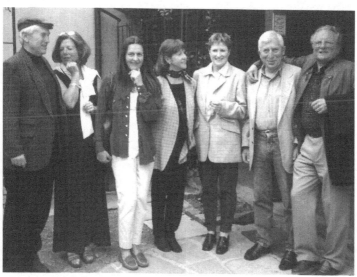

Mit Freunden in Hohenroth

rutscht in das vorgefertigte Loch vor dem Bürgerhaus. Tusch der Musikkapelle. Mittels Keilen erfolgt nun die endgültige Standsicherung des imposanten Maibaumes.

Und wiederum denke ich an meine Kindheit. Auch in Schönewalde gab es am 30. April jedes Jahres ein Ereignis, das die Bewohner vereinte. In der kleinen brandenburgischen Gemeinde fand am Vorabend des 1. Mai immer ein Fackelumzug statt. Wir Kinder trugen Lampions, die Älteren Fackeln. Erstmals durfte ich in der 8. Klasse eine Fackel durchs Dorf tragen. Da meine Mutter an jenem Tag Geburtstag hatte, feierten Lindenaus dieses Jubiläum nach dem Lichterumzug im Schützenhaus. Ich bekam Limonade, eine Bockwurst und ab Mitte der 50er Jahre sogar Eis. Meine Mutter trank ihren Eierlikör anfangs aus Gläsern, später gab es eßbare Waffeln und dann sogar den Schokoladenbecher.

Ich erinnere mich des Neubeginns. Ich stürzte im Frühjahr 1992 in ein tiefes Loch, stand wirtschaftlich und beruflich bei Null. Viele Fragezeichen begleiteten den neuen Start. Die eine Gesellschaftsordnung hatten wir noch nicht endgültig verlassen, in der anderen waren wir noch nicht angekommen. Blieben die 45 Jahre unterschiedlicher Entwicklung sichtbar? Keine Frage, wir hatten Vorurteile im Kopf. Wieder einmal zeigte sich, daß zwischen angelesenem Wissen, Gehörtem und der Wirklichkeit häufig Unterschiede be-

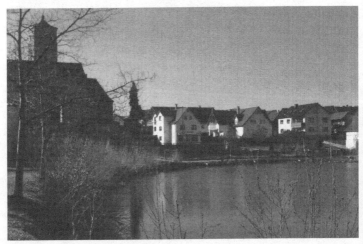

Das Dorfzentrum von Hohenroth

stehen. Die Praxis ist das höchste Kriterium der Wahrheit. Das wußte schon Friedrich Engels.

Ich fand Aufnahme in einer großen Herzklinik der alten Bundesländer, mit der ich schon seit Jahren eng verbunden war. In diesem Punkte traf ich es besser als die meisten meiner ostdeutschen Landsleute in vergleichbarer Situation. In einer fremden Umgebung mußte ich mich neuen Aufgaben stellen. Der Neubeginn verschob auch meine private Werteliste. Beruf und Karriere waren plötzlich nicht mehr der Maßstab aller Dinge. Ich saß nun nicht mehr in der ersten Reihe und spielte nicht mehr die Erste Geige. Gesundheit, sichere Existenz, Altersvorsorge, Lebensfreude und Glück mit dem Ehepartner erhielten einen anderen Stellenwert.

Die ersten Wochen im Frankenland waren für mich trostlos. In der Klinik fühlte ich mich nicht gefordert, war überflüssig. Ein neues Zuhause hatten wir noch nicht. Meine Abende und Nächte verbrachte ich vorwiegend im »Wohnklo«, einer engen, aber preiswerten Unterkunft im Klinik-Keller. Oft überkam mich Wehmut.

Die berufliche Umstellung fiel mir schwer. Sie war konfliktreicher als meine soziale Wiedereingliederung und unser wirtschaftlicher Start. Die Einordnung in ein neues System, letztlich meine Unterordnung, konnte nicht problemlos ablaufen. Sehr beruhigend empfand ich, daß mir bei der Einstellung in der Klinik ein Schirm des Unternehmens überreicht wurde – man ließ mich nicht im Regen stehen, ich sollte mich geborgen fühlen, hieß das. Den tiefen Sinn dieser Geste sollte ich erst nach vielen Jahren erfassen, zu sehr tobte damals noch der Kampf in mir zwischen Zerrissenheit und Neubeginn. Ich konnte noch nicht werten, was es in dieser Gesellschaft bedeutet, existentiell abgesichert zu sein.

Vorwiegend operierte ich nun Patienten mit erworbenen Herzkrankheiten, sie waren alt, viele befanden sich im achten oder neunten Dezennium. Logischerweise wurde ich als Herzchirurg daher mit vielfältigen Organ- und Stoffwechselkrankheiten konfrontiert – Diabetes, Dialyse, funktionelle, aber auch irreparable Störungen des Gehirns gehörten fortan zum Klinikalltag. Meine Tätigkeit in der Klinik wurde nun wieder sehr patientennah. Meine speziellen Kenntnisse bei der operativen Behandlung angeborener Herzfehler konnte ich nicht anwenden. Säuglinge und Kinder wurden in der Klinik nicht behandelt. Neue Behandlungsschemata mußte ich mir aneignen.

Die tiefe Prägung, die mein Ego zwangsläufig durch fünf Lebensjahrzehnte erfuhr, hat mir oft nicht gestattet, selbst wohlmeinende Ratschläge, die dem Neuen erteilt wurden, hinzunehmen. Ich traf medizinische Entscheidungen vorwiegend nach dem klinischen Zustand des Patienten. Laborwerte und Gerätediagnostik berücksichtigte ich erst in zweiter Linie. Das rief gelegentlich den Widerspruch selbst eingesessener Kollegen hervor.

Mit der mir eigenen Disziplin und Verbissenheit versuchte ich, die neuen Aufgaben zu meistern. So lernte ich beispielsweise eine Unzahl neuartiger Medikamentennamen auswendig. Wo sollte ich anfangen? Im Arzneimittelverzeichnis für Deutschland, der sogenannten Roten Liste, sind etwa 50.000 Eigennamen aufgeführt. Bekanntes erwies sich plötzlich als neu. Beim Operieren zitterten mir die Hände – ich erkannte mich teilweise selbst nicht wieder. Wo war mein Selbstbewußtsein geblieben, das man als Chirurg haben muß? Gewohnte und tausendfach ausgeführte Handgriffe sahen plötzlich ungeschickt und stümperhaft aus.

Es fiel mir auch weiterhin schwer zu akzeptieren, daß ich nicht mehr Klinikdirektor war und folglich nicht mehr das letzte Wort bei den Entscheidungen hatte. Zu viele Spuren und Mechanismen der Leipziger Zeit waren noch in meinem Gehirn. Nicht jeder Arbeitstag war daher ein Freudentag, das letzte Drittel meines Arbeitslebens hatte ich mir wahrlich anders vorgestellt. Es gab Tage, da war ich recht verzweifelt, da fragte ich mich schon nach dem Sinn meines Weiterlebens. Mehr als einmal erschien mir mein physisches Ende als durchaus denkbare, weil erträglichere Alternative.

Meine Eingliederung in die feste Klinikstruktur war sicherlich nicht einfach – ein ehemaliger Ordinarius macht halt schon Probleme. Ich erlernte aber wieder die Fähigkeit zur Selbstkritik, die mir als Direktor etwas abhanden gekommen war: Respekt und Dank allen Mitarbeitern, die mir bei diesem beruflichen Neuanfang zur Seite standen.

»Waren die westdeutschen Mitbürger tatsächlich so hilfsbereit, wie Sie schreiben?«, wurde ich oft von Ostdeutschen gefragt.

»Ihre Erlebnisse scheinen doch Ausnahme zu sein«, meinte man mißtrauisch.

Schon möglich. Aber nicht unbedingt zwingend. Andere werden gewiß andere Erfahrungen gesammelt haben, schlechte oder vielleicht sogar noch bessere. Ich rede über mein Leben, über unsere Beobachtungen. Jede Biographie ist einmalig und nicht wiederholbar, ich hüte mich darum, die meinige zu verallgemeinern.

Bei den ersten Schritten in der für mich fremden Welt half Robert. Dem herzchirurgischen Kollegen war ich schon in den 80er Jahren auf Kongressen begegnet, seine Klinik hatte ich mehrmals besucht. Er war des öfteren in Leipzig gewesen. Nun war er mein Chef. »Jedes Ereignis hat zwei Seiten, auch wenn man anfangs nur die ungünstige, die negative, wahrnimmt«, tröstete er mich.

Wir besuchten fast alle fränkischen Gastwirtschaften in der näheren Umgebung. Ich fand Gefallen an den »Blauen Zipfeln«, den in Gemüse- und Zwiebelsud gekochten Würsten, einem Nationalgericht der Franken. Robert erteilte mir Sprachunterricht: Aus Schrippen bzw. Brötchen wurden nun Weck oder Kipf, er erklärte mir geduldig, wann »Grüß Gott« als Begrüßung angebracht ist, und zu welchen Tageszeiten die mir als Preußen geläufigen Grußformeln »Guten Morgen«, »Guten Tag« oder »Guten Abend« vorzuziehen seien. Ich gestehe, diese philologischen Feinheiten habe ich bis zum heutigen Tag nicht begriffen.

Der gebürtige Bayreuther zeigte mir den Ort seiner Kinder- und Jugenderinnerungen. In Bayreuth, etwa 160 km von Hohenroth entfernt, der Hauptstadt des Regierungsbezirkes Oberfranken erlebte der Musikdramatiker Wagner die Krönung seines Weges, und in der ehemaligen Residenzstadt finden sich noch heute Spuren aus Preußen. Bayreuth, der Wallfahrtsort aller Wagnerianer, ist eng mit dem Schaffen Richard Wagners verbunden, der von 1872 bis 1883 hier lebte und auf einer Anhöhe nördlich der Stadt das Festspielhaus errichten ließ. Nun bot sich mir Gelegenheit, mit dem Haus auf dem »Grünen Hügel« und der »Villa Wahnfried« die letzten Wirkungsstätten meines Lieblingskomponisten zu sehen. Unter der Regentschaft des Markgrafen Friedrich und seiner couragierten Ehefrau Wilhelmine Friederike Sophie, der Lieblingsschwester des »Alten Fritzen«, erlebte die oberfränkische Stadt eine Glanzzeit. Mit dem prunkvoll ausgestatteten Opernhaus, dem Markgrafen-Reithaus und dem neuen Schloß sind u. a. Bauwerke aus jener Epoche erhalten. Wilhelmine, die Markgräfin von Bayreuth, war die Tochter des preußischen Soldatenkönigs Friedrich Wilhelm.

1792 kam Bayreuth kurzzeitig an Preußen, wurde 1807 von Napoleon besetzt und fiel 1870 an Bayern.

Viele Menschen haben unsere Integration unterstützend begleitet, haben uns ermuntert. So haben Vorstandsmitglieder des privaten Krankenhausträgers, insbesondere sein Vorsitzender, mir bei der gesellschaftlichen und fachlichen Eingliederung geholfen, sorgten für meine soziale Sicherheit, vermittelten mir somit Geborgenheit. Bodenständig, tief mit ihrem Frankenland verwurzelt, lernten wir die Gebrüder Herbert kennen. Oskar, der Architekt, war beim Hauserwerb behilflich, begleitete fachmännisch die Fertigstellung unseres Anwesens. Die Liebe zum Beruf und Wahrung von Tradition spiegeln seine zahlreichen Bauwerke wider, sie sind gekonnte Symbiose von Großzügigkeit, Zweckmäßigkeit, Schönheit und bewährter Vergangenheit. Diese Bauten passen in die unterfränkische Landschaft. Der rekonstruierte Weiler Querbachshof mit seinen wunderschönen Fachwerkhäusern trägt die Handschrift des Architekten Herbert. Der etwa 50 Einwohner zählende Ort mit seinem traditionsreichen »Gasthof zur Sonne« wurde u. a. im Bayerischen Landwettbewerb mit einer Silbermedaille ausgezeichnet. Mit der Neuerrichtung der Leutershäuser Kirche hat der gläubige Christ ein Denkmal geschaffen.

Wald- und Jagdmann aus Überzeugung ist Franz. Bei unseren alljährlichen Wanderungen zu Christi Himmelfahrt lausche ich begierig seinen Ausführungen über Flora und Fauna, keine meiner Fragen bleibt unbeantwortet. Franz Herbert verteidigt das Waidwesen gegenüber obskuren Vorstellungen zur »inneren Regulation der Geburtenrate bei Waldtieren«.

»Ohne die zielgerichteten Eingriffe des Menschen würden die Tiere des Waldes großen Schaden über den Menschen und dessen Haustiere bringen. Rehe und Hirsche fressen den Wald schneller kahl als Förster gucken. Beim Fuchs brechen Tollwut und Räude aus, wenn er nicht kurz gehalten wird. Er beißt dann Wastl und der seinen joggenden Herren«, warnte er in unserem Regionalblättchen. Der dritte Bruder, Lukas Herbert, war Landwirt mit Leib und Seele, er gehörte zur Scholle. Oft haben wir seinen prächtigen Bauernhof in Querbachshof besucht, gemeinsame Kutsch- oder Schlittenfahrten unternommen. Lukas verstarb überraschend im Oktober 2002.

Piepers und Mangelsdorfs kamen uns entgegen, als wir noch ziellos waren und uns wie Fremde fühlten. Bernd Pieper und Dr. Roland Mangelsdorf stärkten mir mit Oskar Herbert den Rücken in der Saunarunde, halfen mir über schwere Stunden der Anfangszeit.

Insbesondere Bernds Credo »Das Leben ist schön« relativierte rasch meine Probleme.

Mißtrauisch geworden durch einschneidende Erlebnisse in meinem Leben, insbesondere aber durch das schäbige Verhalten mir einst nahestehender Kollegen in der sogenannten Wendezeit – Menschen, denen ich geholfen hatte und vertraute –, war das Wort *Freund* zu einem Reizwort geworden. Meine Mutter hatte mich in ihren letzten Lebensjahren mehrmals gewarnt: »Junge, wirkliche Freunde sind selten, erst recht im Alter!«

Ich hatte mir daher vorgenommen, keine Gefühle mehr zu zeigen, wollte nicht mehr in mich hineinsehen lassen. Ich war auf dem besten Wege, ein Einzelgänger und Eigenbrödler zu werden. Diese von mir deutlich zum Ausdruck gebrachte Reaktion blieb jedoch ohne Wirkung. Es entwickelten sich im Laufe von wenigen Jahren zwischenmenschliche Beziehungen, die man heute ohne Übertreibung als Ansatz einer Vereinigung der Menschen bezeichnen kann. Insbesondere die Saunarunde in unserem Wohnort – bestehend aus einem Architekten, einem Manager und einem Arzt – trug erheblich zu dem deutsch-deutschen Erfahrungsaustausch bei. Die Sauna in einem Romantikhotel war nur der äußere Anlaß. Der eigentliche Grund war die Freude am Zusammensein und das Erörtern von wichtigen oder weniger wichtigen Ereignissen des Tages- und des Weltgeschehens. Hier sprachen wir vier miteinander, wir erzählten einfach, wie unser bisheriges Leben in den 40 bis 60 Jahren abgelaufen war. Es fanden sich Gemeinsamkeiten wie der Ehrgeiz im Beruf, die Liebe zum Landleben, die Achtung vor der Natur, die Bewahrung der Menschenwürde, die Aufrichtigkeit …

Ticken Wessis anders?

»Das erlebe ich selten«, meinte verwundert der junge Notar-Assessor, als er den Kaufvertrag im November 1992 beurkundete. »Verkäufer und Käufer treten gewöhnlich anders auf, sind auf ihre eigenen Vorteile bedacht.«

Gerhard Freibott, seine Familie lebt schon seit altersher in der unterfränkischen Region, überschrieb uns das Haus in Hohenroth. Ehrlich, großzügig und zuverlässig sind Gerhards Eigenschaften. Er war einer der ersten Menschen in der neuen Heimat, denen wir begegneten, der entscheidend dazu beitrug, daß wir Wurzeln geschlagen haben in Franken. Aus bekennender Sympathie wurde bald Freundschaft.

Alle Erwartungen erfüllten sich aber nicht. So waren wir der festen Überzeugung, daß die ehemals quälenden Probleme des DDR-Alltags nun der Vergangenheit angehörten. Im Sozialismus benötigte man in erster Linie Vitamin B, also Beziehungen. Der Tauschhandel beherrschte den Markt. »Biete Wartburg-Auspuff für Heizkörper«, »Habe blaue Fliesen, benötige verchromte Wasserhähne« lauteten landesübliche Offerten. Nun hatten wir die D-Mark – damit ließ sich angeblich alles problemlos regeln, meinten wir. Das erwies sich als gravierender Irrtum.

Unsere ersten Erfahrungen mit Handwerkern lehrte uns, daß kleinere Störungen an den Geräten selten behoben und Teile nur ungern ausgewechselt wurden: Es mußte ein neues Gerät sein! Auch bedurfte es unzähliger Telefonate, ehe unsere vorgeschlagenen Termine den Grafen Handwerkern genehm waren. Es vergingen fast acht Jahre, bis wir hinreichend verläßliche und engagierte Kleinunternehmer fanden, die im Kunden einen Partner sahen und begriffen, da man aufeinander angewiesen ist. Es war ein mühseliger Weg – aber nun klappt es mit den Handwerkern!

Wir hatten nicht erwartet, daß fremde Menschen uns uneigennützig helfen würden. »Die Wessis ticken anders als wir«, meinten Freunde und Bekannte aus unserer alten Heimat. »Die spätere Rente wird man euch vorhalten, schließlich habt ihr zu wenig dafür einbezahlt. Auch sind Konflikte auf anderer Ebene vorprogrammiert, da euer neues Umfeld wesentlich religiöser ist als jenes, das ihr verlassen habt«, prophezeite man. »Ihr werdet oft zu spüren bekommen, daß ihr Ossis seit!«

Auch wir hatten unsere tradierten Feindbilder im Kopf, erwarteten andere Reaktionen als jene, die wir tatsächlich erfuhren. Natürlich wurden wir anfangs beäugt, galt es Neugierde zu befriedigen. Auf beiden Seiten! Schließlich trennte uns nicht nur Jahrzehntelang eine Grenze, es existierten auch unzählige Sperren in unseren Hirnen. So verstanden viele Bundesbürger unter Sozialismus ausschließlich Mauer, Stacheldraht und Stasi. Wir mußten dagegen lernen, daß die Freiheit des Denkens und Handelns einer strengeren Disziplin und Selbstverantwortung bedurfte als im DDR-Staatswesen, in dem fast alles geregelt war und dem Einzelnen viel abgenommen wurde. Für die Passiven war das sehr bequem – für die

Aktiven, Couragierten, Ausgeschlafenen ziemlich lästig. Fortdauernd umsorgt zu werden ist für manchen wie eine Bevormundung. Wie eine fürsorgliche Belagerung. Diese Art Umstellung war nun fort. Dafür traten andere Wegelagerer auf den Plan.

Heute sind wir angekommen in Hohenroth, dieser unterfränkische Landstrich wurde unsere neue Heimat. Vielleicht liegt es auch daran, weil wir in der Rhön noch ein Fleckchen hinlänglich heiler Welt vorfanden, wie es nur selten in unserem Land existiert. Wir fühlen uns wohl in der Frühlingstr. 8. Von Evi farblich korrekt abgestimmt beleben Blumen der entsprechenden Jahreszeit unser Grundstück, schmücken Blumengebinde die Räume unseres Hauses. Ich habe mich daran gewöhnt, daß meine Frau mehrmals im Jahr das Haus umräumt, Teppiche und Kleinmöbel von einer Etage in die andere verlagert. Zuweilen schwillt mir die Zornesader, wenn ich die vielfältigen Schriftstücke auf meinem Schreibtisch wieder einmal nach Größe und Farbe geordnet vorfinde. Die Operationsschwester ist eben nicht zu verleugnen …

Nur Einkaufen bleibt für mich ein Albtraum. »Du brauchst eine neue Hose, oder besser gleich zwei!« Wochenlang vernehme ich diesen Triumphschrei. Hosen habe ich im Überfluß, der volle Schrank zeigt es mir täglich. Schließlich ist es soweit. Gereizt schaue ich die vor mir liegenden Beinkleider. »Diese Hose steht Ihnen ausgezeichnet, sie ist sehr modern«, lispelte der dickliche Verkäufer. Mitleidig überhöre ich diese Provokation. Es ist eine Pluderhose, darin sehe ich aus wie ein Clown. Verkäufer und Evi suchen weiter, schleppen ein Prachtstück nach dem anderen herbei, empfehlen mir deren Vorzüge. Contenance.

Aufsteigende Hitzewallungen unterdrückend probiere ich inzwischen das achte Kleidungsstück an. Endlich ist es vollbracht. Nach drei Stunden verlassen wir das Geschäft. In den prallgefüllten Plastetaschen tragen wir drei Hosen und zwei Pullover für mich, ein Kostüm, eine Jeans-Hose und diverse Kleinigkeiten für Evi. Befreit atme ich die frische Luft ein. Evelyn lächelt glückselig – das Einkaufen scheint das weibliche Geschlecht wahrhaftig in eine präorgastische Gefühlswelt zu versetzen.

»Auf eurem Posemuckel gibt es keine Kultur, ihr werdet bald Dorftrollies sein«, prophezeiten überheblich die Großstädter aus Berlin und Leipzig.

Von wegen.

Für vier Wochen im Sommer wird das 25 km entfernte Bad Kissingen zu einem Zentrum der internationalen Musikwelt. Der »Kissinger Sommer«, seit 1986 jährlich stattfindend, ist eine gefragte und beliebte Adresse für internationale Stars geworden, versteht sich aber auch als Sprungbrett für den hochtalentierten Nachwuchs. Dem Festival gelingt es seit Jahren, große Werke der Vergangenheit mit Gegenwartsmusik zu verbinden, es hat sich einen würdigen Platz in der europäischen Musiklandschaft erobert. Im 1913 errichteten Regentenbau dirigierten Max Reger und Richard Strauß, im großen Saal hörten wir das Russische Nationalorchester, das Gewandhausorchester Leipzig, die Berliner Symphoniker und das BBC-Orchester London. Glanzvolle Namen bekannter Solisten finden sich im jährlichen Programm. Ergänzt wird dieses Musikfestival mit vielfältigen Veranstaltungen während des »Kissinger Winterzaubers« und durch Theatertage im August. In der unmittelbaren Umgebung der Kurstadt bietet der romantische Innenhof der Oberen Saline, dem ehemals fürstbischöflichen Sommersitz, ein wunderbares Ambiente unter freiem Himmel für Theater.

Die Russen kommen

»Do swidanija golubka, auf Wiedersehen, Täubchen«, verabschiede ich mich von Elvira, einer Krankenschwester aus unserer Klinik. Die junge Frau verschlug es wie mich im Jahr 1992 nach Franken, sie kam als Spätaussiedlerin mit ihrer Familie aus Kasachstan. Gleich anderen stand sie vor einem sozialen und beruflichen Neuanfang. Bekanntlich habe ich zu Menschen aus der Sowjetunion immer besondere Beziehungen gehabt. Ich beherrsche bis zum heutigen Tag recht ordentlich die russische Sprache und kenne die russische Seele. Es ist daher naheliegend, daß mich das Schicksal der Spätaussiedler, der Rußlanddeutschen, sehr berührt.

Während meiner Studienzeit in Leningrad habe ich wenig erfahren über diese Volksgruppe, wußte nicht, daß 2,5 Millionen Deutsche in der UdSSR lebten. Offiziell schwieg man zu dieser Thematik. Nur einmal wurde ich mit dem sensiblen Problem konfrontiert. »Auch ich bin Deutscher« sagte ein Kommilitone aus einem höheren Semester etwas holpernd in meiner Muttersprache. Der Student hieß Viktor Müller, in seinem Ausweis konnte ich bei *Nationalität* lesen: Deutsch.

Elviras Vorfahren lebten bis 1941 in der Wolgadeutschen Republik im Städtchen Stahl des Gouvernements Saratow, sie gehörten zur ältesten Gruppe der Rußlanddeutschen. Bis 1764 kann die Ahnenkette verfolgt werden. Vor über 200 Jahren erfolgte unter Katharina II. die Besiedelung zu beiden Seiten der unteren Wolga. Die deutsche Prinzessin Sophie Friederike Auguste von Anhalt-Zerbst erließ als Zarin 1763 ein Edikt, in dem Siedler aus dem europäischen Westen ermuntert wurden, weitgehend unbebaute Gebiete an der Wolga, in der Ukraine und am Schwarzen Meer zu erschließen und zu kultivieren. Die Zarin versprach den neuen Bürgern Religionsfreiheit, Steuervergünstigungen, Befreiung vom Militärdienst und eine beträchtliche Starthilfe. Den Kolonisten erlaubte man eine weitgehende Selbstverwaltung. Diesem Aufruf folgten insbesondere Bürger aus Südwestdeutschland (Pfalz, Württemberg, Hessen), sie konnten in der neuen Heimat als freie Bürger ihre sozialen und rechtlichen Strukturen bewahren.

Ende des 19. Jahrhunderts verloren die Rußlanddeutschen fast alle Privilegien, sie gerieten unter Russifizierungsdruck. Während des 1. Weltkrieges kam es zu Repressalien, Pogromen und Deportationen. Am 6. Januar 1924 wurde die Wolgadeutsche Republik, die Autonome Sozialistische Sowjetrepublik der Wolgadeutschen (ASSRdWD) gebildet. Im rund 30.000 Quadratkilometer großen Areal mit der Hauptstadt Engels lebten etwa 600.000 Menschen, zwei Drittel von ihnen sprachen Deutsch. Nach dem Überfall Hitlerdeutschlands auf die Sowjetunion am 21. Juni 1941 wurden die Sowjetdeutschen auf Erlaß Stalins deportiert, weil man fürchtete, sie würden mit dem Feind kollaborieren.

Die Familien mußten nach Kasachstan, Kirgisien und Tadshikistan. Im Erlaß des Präsidiums des Obersten Sowjets vom 28. August 1941 hieß es: »Laut genauen Angaben, die die Militärbehörden erhalten haben, befinden sich unter der in den Wolgarayons wohnenden Bevölkerung tausende und abertausende Diversanten und Spione, die nach dem aus Deuschland gegebenen Signal Explosionen in den von den Wolgadeutschen besiedelten Rayons hervorrufen sollen [...] Zwecks Vorbeugung dieser unerwünschten Erscheinungen und um kein ernstes Blutvergießen zuzulassen, hat das Präsidium des Obersten Sowjets der UdSSR es für notwendig gefunden, die gesamte deutsche in den Wolgarayons wohnende Bevölkerung in andere Rayons zu übersiedeln [...]«

Auch wenn in Frankreich und Großbritannien ebenfalls deutsche Emigranten nach Kriegsbeginn internierten und die Briten deutsche Juden, die eben erst Hitler entkommen waren, nach Australien deportierten, machte das den Schritt der Sowjetunion nicht besser. Denn es war ja nicht nur eine Verbringung oder Internierung. Die Familien wurden oft auch getrennt, weil die Arbeitsfähigen in die Trud-Armee gezwungen wurden. Man machte sie zu einer Art Arbeitssklaven, die in bewachten Lagern untergebracht wurden und unter miserablen Umständen Holz fällen, Straßen anlegen oder Gleise verlegen mußten. Viele starben an Hunger, Kälte oder vor Verzweiflung. Elviras Großvater wurde im Arbeitslager erschossen, der Rest der Familie überstand den Krieg in ländlicher Gegend in Kasachstan, 3.000 km entfernt von ihrer ursprünglichen Heimat an der Wolga.

Nein, zurück nach Kasachstan möchte sie auf keinen Fall, erklärt mir Elvira in vorzüglichem Deutsch. Aber Heimweh hat sie trotzdem.

In Hohenroth und Bad Neustadt ist nicht zu übersehen, daß sich viele Spätaussiedler eigene Wohnstätten errichten. Auch in unserer unmittelbaren Nachbarschaft wurde im Sommer 2004 mit dem Vermessen, Ausschachten und Bauen begonnen. Die Häuser unserer neuen Mitbürger gedeihen dank Großfamilie und Gemeinschaftshilfe. Ich beobachte einen Zusammenhalt unter diesen Menschen, der uns Deutschen in den letzten Jahrzehnten abhanden gekommen ist. »Bei uns in Kasachstan mußte jedermann alles können, und man war auf die Gemeinschaft angewiesen«, sagt Elvira, »wir Deutschen hätten sonst nicht überlebt«.

Die Spätaussiedler sind in der Öffentlichkeit häufig in Gruppen anzutreffen. Den Älteren sieht man an der Kleidung und in ihrem Verhalten eine andere Lebensart an, obgleich sie sich bemühen, nicht aufzufallen. Sie wollen als »Einheimische« gelten. Was mögen diese Menschen wohl denken? Ihren wehmütigen Augen entnehme ich eine Botschaft: »In Rußland waren wir die Deutschen, in Deutschland sind wir die Russen!«

Vielleicht irre ich mich auch.

Wie lange wird es dauern, eine Generation oder sogar ein ganzes Menschenleben, bis jene Zugereiste wie wir sagen können: »Wir sind angekommen, wir sind keine Fremden mehr?«

»Wie vertragen sich Ossis und Wessis in Ihrer Einrichtung, gab es jemals ernste Probleme zwischen Neudeutschen und Altdeutschen in der Klinik«, wurde ich des öfteren gefragt. »Ist die ostdeutsche Herkunft ein Makel, erfolgte eine fachliche Rückstufung?«, wollte man ebenfalls wissen.

Unsere Klinik liegt nahe der ehemaligen innerdeutschen Grenze, sie ist ein bedeutender Arbeitgeber für die Region.

Die Mitarbeiter kommen aus einem Umkreis von etwa 80 km. Fast die Hälfte aller Kollegen hat in DDR-Kliniken gearbeitet, früher im Osten gelebt oder wohnt noch immer in den neuen Bundesländern, bevorzugt in Thüringen. Nein, Ost-West-Gezänk habe ich nie vernommen, soll es in diesem Hospital niemals gegeben haben. War es die Toleranz der Menschen oder die Vielzahl der Ostdeutschen, die ihre Erfahrungen in das westdeutsche Gesundheitswesen einbrachten, oder war es die vernünftige Philosophie von Geschäfts- und Klinikleitung, die das harmonische Miteinander bewirkten? Genau weiß man es heute nicht mehr. Jedenfalls fand zusammen, was zusammengehörte. Es bedurfte keines quälenden Wachstumsprozesses.

»Die Arbeit ist mein Leben«, sagte ich überzeugend, dabei beifallheischend auf den Reporter und die umstehenden Zuhörer schauend. Das Video habe ich beim Stöbern entdeckt. Die Bilder stammen aus einer größeren Fernsehsendung in den 80er Jahren. »Arbeit geht vor«, lautete damals mein Credo. Die durchschnittliche Wochenarbeitszeit betrug 70 Stunden, für Privates war wenig Spielraum. Schöne Seiten des Lebens blieben mir verborgen. Das Operationsprogramm war voll: Korrekturen angeborener Herzfehler bei Säuglingen, Herzklappenoperationen, Bypasschirurgie. Häufig wurde die Nachtruhe durch Notfälle oder Herztransplantationen beendet. Es erforderte große Kraftanstrengungen, die Klinik am Laufen zu halten. Für meine Vorgesetzten und Entscheidungsträger in den zuständigen Ministerien war ich recht unbequem.

In meinem damaligen Berufsleben nahmen Vorlesungen, Fortbildungen für Ärzte und Schwestern und aktive Teilnahme an Fachkongressen einen großen Raum ein. Die vielfältigen Forschungsvorhaben waren nicht in der regulären Arbeitszeit zu bewältigen. An den Wochenenden beschäftigten mich Konzeptionen zur Ver-

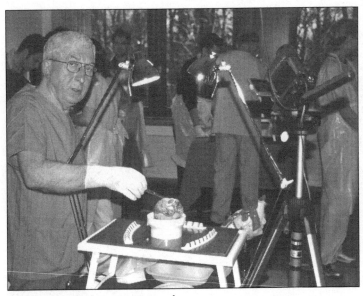

Studentenpraktikum in Neustadt

besserung der herzchirurgischen Versorgung in unserem Lande, ich entwickelte Visionen für ein großes interdisziplinäres Herzzentrum in der DDR.

Die Herzchirurgie mit all ihren Freuden und Qualen bestimmt unverändert meinen Lebensrhythmus. Vielfalt und Anzahl der operativen Eingriffe haben jedoch abgenommen, die Spezialisierung hat auch bei mir Einzug gehalten. Spektakuläre Ereignisse, wie ich sie in der früheren Zeit erleben konnte, sind seltener geworden. Dies mag aber auch mit der zunehmenden Abgeklärtheit und meiner Lebensreife zusammenhängen. Mein besonderes Interesse gilt weiterhin der Korrektur von angeborenen Herzfehlern. Die jetzigen Patienten sind aber keine Säuglinge und Kleinkinder – es sind erwachsene Menschen. Viele dieser Herzkranken befinden sich im fortgeschrittenen Alter. Wir konnten an unserer Klinik in einer Studie nachweisen, daß das Alter, abgesehen von wenigen Ausnahmen, kein Hindernis zur operativen Behandlung angeborener Herz- und Gefäßanomalien darstellt. Mit anderen Worten: Auch der ältere Mensch profitiert noch von der Beseitigung einer Mißbildung, die seit der Geburt besteht und somit das Kreislaufsystem viele Jahrzehnte negativ beeinflußt hat.

Der Anteil administrativer Tätigkeiten ist erheblich, die Bürokratie nimmt unablässig zu. So gehören nun Gutachten, diverse Einsprüche der Krankenkassen und Eingaben von Patienten zu meinen täglichen Dienstobliegenheiten.

Auch in meinem Privatleben ist eine Änderung eingetreten. Ich kann mich mehr an den kleinen Dingen des Alltags erfreuen, mich öfter meinem Hobby widmen – den Märchen und Sagen. In ihnen spiegelt sich meine Gefühlswelt, die ich nur in diesen merkwürdig lehr- und heilsamen Geschichten wiederfinde, weit ab vom täglich geforderten Realitätssinn. Vielleicht bedienen die Märchen mein Wunschdenken von einer besseren Welt. Im Gegensatz zu den Protagonisten des Alltags sind jene im Märchen von Anbeginn durchschaubar gezeichnet, zwischen gut und böse wird deutlich unterschieden, und nach hartem Kampf siegt immer das Gute.

Es gelingt mir nicht, die romantische Vorstellung einer allgegenwärtigen Gerechtigkeit auf dieser Welt, die Suche nach der Blauen Blume, aus meinen Träumen zu verbannen. Im Alltag verschließe ich meine sentimentalen Neigungen und Wünsche, in meiner Arbeit ist schließlich Realitätssinn gefragt. Schließlich hat mich das Leben gelehrt: Der Mensch ist generell schlecht, und nur der ist gut, der es sich leisten kann.

Aber vielleicht stimmt das auch nicht.

In meiner umfangreichen Sammlung von Musäus, einem Zeitgenossen Goethes, bis hin zu Erich Kästner finden sich Volks- und Kunstmärchen vieler Länder aus mehreren Jahrhunderten. Sie sind für mich ein Sammeltopf von Volksweisheiten, sie sind Übergang zwischen Wirklichkeit und Wunderbarem, sie sind letzten Endes Ausdruck von der Sehnsucht nach einer besseren Welt. Wie den meisten Märchenliebhabern ergeht es auch mir: Obwohl Märchen meist für Kinder geschrieben worden sind, erfaßt man den tiefen Sinn der Handlungen erst als erwachsener Mensch. Auch die Gebrüder Grimm hatten bei der Sammlung und Bearbeitung der Märchen nicht speziell die Kinder als Leser im Blickpunkt. So äußerte sich Jacob Grimm in einem Schreiben an Achim von Arnim: »Das Märchenbuch ist mir daher gar nicht für Kinder geschrieben, aber es kommt ihnen recht erwünscht, sondern ich hätte nicht mit Lust daran gearbeitet, wenn ich nicht Glaubens wäre, daß es den ernstesten und ältesten Leuten so gut wie mir für Poesie, Mythologie und Geschichte wichtig werden und erscheinen könnte.«

Unverändert betrachte ich Aus- und Weiterbildung von Ärzten und Pflegepersonal als eine meiner vornehmsten Pflichten. Als Chirurg mit langjähriger Berufspraxis kann ich jungen Kollegen Tipps und Tricks vermitteln, die sie kaum im Lehrbuch finden. Mein beruflicher Stafettenlauf nähert sich rasant dem Wechselraum, wo die nächste Generation den Stab übernimmt. »Wir werden nun mit Anstand überflüssig«, meinte kürzlich ein gleichaltriger Kollege, den ich auf dem Herzchirurgenkongreß 2003 in Leipzig traf. »Mit Anstand zurücktreten zu können«, ist das Motto unserer Generation.

Auch in meinem privaten Umfeld gibt es keinen Stillstand der Lebensuhr. Der Tod ist Teil des Lebens, das wissen wir, haben es im Laufe unserer ärztlichen Praxis oft genug gesagt, den Patienten mit wohlgeformten Sätzen erklärt. Als am 26. Februar 2003 das Telefon klingelte und Brigitte Warnke sagte »Harry ist tot«, war ich sprachlos. Hilflos.

Meinem herzchirurgischen Lehrer verdanke ich viel. Unvergessen bleibt, wie Prof. Warnke mich auf den Weg zur Herzchirurgie geführt und begleitet hat. Ich empfand es immer als sehr beruhigend, wenn er bei operativen Eingriffen assistierte. Mit seiner Ruhe vermittelte er Selbstvertrauen und Sicherheit – als Novize der Herzchirurgie hatte man dann keine Angst mehr. Es mag eigenartig klingen: Wäre Warnke etwa Neurochirurg gewesen, würde ich heute wahrscheinlich auf diesem Fachgebiet arbeiten.

Eine typische Frage lautet häufig: »Warum sind Sie gerade das und das geworden?« Oft geben die Befragten dann eine wohltönende Begründung ab, viele wußten angeblich schon in der frühen Kinderzeit, daß sie nur für diesen Beruf geboren seien. Bei mir ist die Antwort ganz einfach: Professor Warnke. Als Arzt und Hochschullehrer hat er mich überzeugt. Sein unermüdlicher Einsatz für die Patienten rund um die Uhr imponierte, er war mir Vorbild. Als Kollege und Mensch hat er mich geradezu genötigt, in die Herzchirurgie zu gehen.

Mein Lehrer und Freund war also im Alter von 73 Jahren gestorben. Kein Alter heutzutage. Wieder einmal, diesmal endgültig, hatte ich sein Leben und Wirken zu würdigen. Viele Erinnerungen wurden in mir wach. Damals, am 14. Juli 1989, überbrachte ich ihm zu seinem 60. Geburtstag in der Berliner Charitè die Glückwünsche der Herzchirurgen unseres Landes. Zu jener Zeit war ich Vorsitzender der Sektion Herzchirurgie unserer Chirurgischen Gesellschaft. Nun stand ich neben seinem Sarg in der kleinen Dorfkirche in Berlin-Bohnsdorf. Die DDR gab es schon lange nicht mehr, ich wohnte im Westen Deutschlands.

Das Reden fiel mir schwer.

Harry Warnke war ein führender Herzchirurg der DDR gewesen, er war ein international geachteter Experte seines Fachgebietes, er war ein Chirurg, der die gesamte Palette der Eingriffe am Herzen beherrschte. Seine ärztliche Tätigkeit ging weit über das Normale hinaus, er war ein Besessener. Sein Credo lautete: »Der Patient steht im Mittelpunkt meines Lebens«.

Nun sind wir nur noch drei von den ehemaligen Leitern der DDR-Herzzentren Bad Berka, Berlin, Halle, Leipzig und Rostock. Prof. Reiner Panzner, der Hallenser Chef, war 1992 verstorben, kurz nach seinem 61. Geburtstag.

Auf der Rückfahrt von der Trauerfeier platzte der hintere rechte Reifen – der Aufschlag auf der Autobahn war hart. Evi und ich kamen mit dem Schrecken davon. Nach Behebung des Schadens fuhren wir kreidebleich weiter.

Da wären es fast nur noch zwei gewesen …

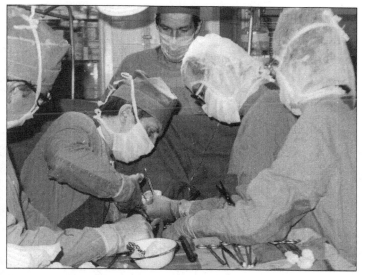

Herzoperation an der Berliner Charité, 1981

Im Juli 2004 erreichte mich die Nachricht vom Ableben Prof. Serflings. Mein Chef aus der Charité-Zeit war im Alter von 91 Jahren verstorben. Dieser außergewöhnliche Arzt hatte mich sehr geprägt. Vor kurzem bekam ich noch einen amüsanten Brief, in dem er mit seinem unverwechselbaren Stil an Episoden unserer gemeinsamen Berliner Zeit erinnerte. Mir wurde abermals bewußt, daß auch das Leben mir nahestehender Menschen endlich ist.

Auch bei den regelmäßigen Treffen mit den Klassenkameraden der Schönewalder Grundschule bemerke ich: Wir werden immer weniger. Der Gevatter Tod macht keinen Bogen um die Gefährten meiner Kindheit. Viele von ihnen befinden sich schon im Ruhestand und tragen wacker ihre Leiden mit sich herum.

Krankheiten und der Tod erscheinen immer öfter in meiner unmittelbaren Umgebung, viele der verstorbenen Bekannten und Arbeitskollegen waren jünger als ich. Die Einschläge kommen merklich immer näher, heißt es. Das bewirkt ein Nachdenken. Erreiche ich den Ruhestand, kann ich im guten Gesundheitszustand meinen Lebensabend genießen?

In unserem Haus ticken einige Uhren. Innenleben und äußeres Erscheinungsbild dieser Kunstwerke vermitteln Geschichte, zeugen vom handwerklichen Können der Menschen aus dem 18. und 19. Jahrhundert. Bertha, die altehrwürdige Uhr in der Küche, sparsam mit Zinn verziert, verkündet jede volle Stunde sogar zweimal. Wenige Minuten nach dem ersten Geläut, der große Zeiger befindet sich kurz hinter der XII, ertönen erneut helle Glockenschläge.

Unser Telefon hat noch eine Schnur – bei Abwesenheit wird kein technischer Mechanismus in Gang gesetzt, um Botschaften von Bekannten oder Unbekannten aufzuzeichnen. Wer etwas mitzuteilen hat, erreicht uns! Der Computer wird eingeschaltet, wenn es Sinn macht. Wir gehörten zu den etwa 50 Prozent »Offline-Deutschen« des Jahres 2003. Ich pflege noch die alte Kulturtechnik des Schreibens, für mich ist der handgeschriebene Brief eine sehr persönliche Botschaft – nicht zu ersetzen durch eine E-mail.

Unseren Urlaub verbringen wir nach dem Motto »Ferien vom Ich« vorwiegend in Deutschland.

Im Sommer geht es an die Ostsee, auf den Darß. Als die Welt für uns größer wurde, meinten wir kurzzeitig, Sylt der urwüchsigen Landschaft des Fischlandes vorziehen zu müssen. Wir kehrten schon bald reumütig an den Ostseestrand von Meckenburg-Vorpommern zurück. Die Bäderküste zwischen Rostock und Stralsund war schon zu DDR-Zeiten ein beliebtes Erholungsgebiet. Leider waren damals weite Areale für Urlauber gesperrt – die Armee hatte sich an dieser Küstenregion eingenistet. Bonsai-Meer, flach und langweilig, nennen einige Zeitgenossen die Ostsee. Welch eine Ignoranz! Die Küste ist ständig in Bewegung. Am Strand der Halbinsel vollzieht sich ein fortlaufender Prozeß von Abtragung und Ablagerung. Wie ein Fließband transportiert das Meer abgetragenes Material, hauptsächlich Sand, parallel zur Küste in Richtung Darßer Ort, um es dort abzulagern. Fischland verliert somit Land, der Darßer Ort wird ständig größer. An der Schnittstelle der Landbewegungen, am 150 Jahre alten Leuchtturm Darßer Ort baden wir oft, hier sind wir Zeuge, wie sich Ostseeküste zu Dünenwald wandelt.

Am Fischländer Strand erfaßt uns zuweilen ein Goldrausch. Nach Zeiten stürmischer See, wo das Unterste nach oben befördert wurde, suchen wir besessen das Gold des Meeres, den Bernstein. Das fossile Harz, vor Millionen von Jahren tropfte es von den Bäumen, wegen seiner Brennbarkeit Börnsteen (niederdeutsch), also Brennstein, benannt, faszinierte uns ebenso wie seit Jahrtausenden die Menschheit. Zu Zahlungsmittel, Gebetsketten, Amuletten, Gebrauchsgegenständen und vielfältigen Schmuckartikeln wurde Bernstein verarbeitet, als Pharmakon zum inneren und äußeren Gebrauch bei Herz-Kreislaufkrankheiten und Beschwerden des Halte- und Bewegungsapparates angewendet. Noch heute gibt es Bernsteinpulver in ausgewählten Apotheken, und für den Liebhaber steht Bernsteinlikör zur Verfügung.

Das 16. und 17. Jahrhundert war wohl die Hochzeit der Bernsteinkunst. Insbesondere der brandenburgisch-preußische Hof ließ in Königsberg, dem heutigen Kaliningrad, das nahe der wirtschaftlich- wichtigsten Bernsteinlagerstätte der Welt liegt, wertvolle Kunstgegenstände anfertigen. Als Geschenke kamen diese handwerklichen Kleinode an viele Fürstenhäuser der Welt. Besonders beeindruckend war eine Wandtäfelung, die der brandenburgische Kurfürst und König in Preußen, Friedrich I. für sein Berliner Schloß anfertigen ließ. Sein Sohn, Soldatenkönig Friedrich Wilhelm I., schenkte das legendäre Bernsteinzimmer 1717 dem russischen Zaren Peter I. Durch Spiegel erweitert wurde die ornamentierte Wandverkleidung um 1755 bis 1760 in den Katharinenpalast in Zarskoje Selo, dem heutigen Puschkin, eingebaut. Die Deutschen verschleppten dieses einzigartige Kunstwerk während des 2. Weltkrieges auf Nimmerwiedersehen. Im Herbst 1998, an meinem 57. Geburtstag, besuchte ich mit Freunden den Ort Puschkin, der südlich von St. Petersburg gelegen ist. Nach 25 Jahren kehrte ich in jene Gegend Rußlands zurück, wo ich den größten Teil meines Medizinstudiums absolviert hatte. Im wunderschönenen restraurierten Katharinen-Palais, das sich inmitten einer etwa 600 ha großen Parkanlage befindet, konnte ich das damals fast vollständig wieder zusammengefügte *Jantarnaja Komnata*, das neu erstandene Bernsteinzimmer, bewundern. Es war wunderschön. Russische Künstler hatten nach alten Vorlagen und Fotographien in mühseliger Kleinarbeit es geschafft, diese sicher einmalige Raumtäfelung zusammenzufügen.

Dierhagen-Ost, unser Urlaubsort mit dem hellen Hotel »Blinkfüer«, befindet sich auf einer schmalen Landzunge zwischen dem Saaler Bodden und dem offenen Meer. Ohne umfangreiche Küstenschutzmaßnahmen, ohne das Buhnensystem, welches den küstenparallelen Sandtransport bremst, wären die schmalen Stellen der Nehrungen zwischen Dierhagen und Wustrow längst vom Meer durchbrochen. Fahrradwege, häufig parallel zur Küste, erlauben es, sportliche Betätigung mit dem Erkunden und Erleben der einmaligen Flora zu verbinden. Urwüchsige, teils unberührte Landschaften mit Moorwiesen, Dünenkiefern und laubholzreichen Wäldern charakterisieren diese Urlaubsregion. Einzigartig die Windflüchter am Darßer Weststrand, die Äste der verwachsenen Kiefern und Buchen zeigen alle in eine Richtung, der vorherrschende Westwind brachte die Bäume auf Linie. Immer aufs Neue erfreuen wir uns an vielen Schwalben am Hohen Ufer, der Steilküste bei Ahrenshoop, an den malerischen Rohrdachhäusern der Küstenorte sowie an den alten Kapitänshäusern in Wustrow. Wir erleben den Wandel der Ostsee, anders als das träge Mittelmeer, innerhalb von Tagen. Azurblau über grau an ruhigen Tagen, schäumend und donnernd das Meer bei atlantischen Tiefausläufern. Besonder Evelyn hat ein besonderes Verhältnis zum Reich Poseidons, schließlich wurde sie im Zeichen des Wassermannes geboren.

Den Winterurlaub genießen wir im Hochschwarzwald. Seit 1991 erholen wir uns in der Keßlermühle in Hinterzarten. Der Keßlerhof zählt zu den großen Höfen der Gemeinde. Bei unseren Wanderungen treffen wir auf ähnliche Hofanlagen, weit verstreut im hügeligen Gelände gelegen. Noch im vergangenen Jahrhundert war jeder Schwarzwaldhof ein Selbstversorgungskreis. Hier wurde alles erzeugt, was der Bauer und die Wirtschaft benötigten. Das Hauptgebäude bildete mit Speicher, Mahlmühle, Sägemühle, Backhäusle und Leibgedingenhaus eine wirtschaftliche Einheit. 1920 wurde die 300 Jahre alte Keßlermühle zu einer Pension umgebaut. Heute befindet sich auf diesem Gelände ein wunderschönes Hotel in Familienbesitz – drei Generationen leben unter diesem Dach. Zeitgemäßer Luxus wurde mit Tradition vereint, vorzügliche Gastfreundschaft bereichert diese Symbiose. Mit Blick auf Berghöhen und den rauschenden Zartenbach vermeint sich der Gast inmitten unberührter Natur.

Bei unseren Wanderungen durch die Wälder des Hochschwarzwaldes werden wir öfter an Hauff und sein in dieser Gegend spielendes Märchen »Das kalte Herz« erinnert. Wilhelm Hauff zeigt in seinen Erzählungen neben der ausgesprochenen Romantik eine Hinwendung zur Realistik. Wie oft beobachten wir den Wetterumschlag im Schwarzwald. Der Himmel verdüstert sich, weiß-graue Nebelschwaden steigen zwischen den dunklen Tannen empor, die eigentlich Fichten sind, und der Wind jagd aufheulend durch den Wald. Dieses unheimlich-beängstigende Stimmungsbild muß Wilhelm Hauff zur Figur des Holländer-Michels in seinem Märchen angeregt haben. Bekanntlich entnahm dieser böse Geist habgierigen Menschen das Herz und setzte an dessen Stelle einen Stein. Ohne Gefühl, ohne Skrupel waren nun diese Leute, das kalte Herz verschaffte ihnen Reichtum und Macht.

Nur gut, daß so etwas Böses nur im Märchen vorkommt.

Oder sollte ich mich irren?

Vor besonders hohen und schönen Tannen bleibe ich mit meiner Frau stehen, und wir sagen das Sprüchlein vom Kohlenmunkpeter, der Hauptfigur dieser Erzählung, auf: »Schatzhauser im grünen Tannenwald,/ Bist schon viele hundert Jahre alt,/ Dir gehört all' Land wo Tannen stehn,/ Läßt Dich nur Sonntagskindern sehn.«

Obwohl wir beide Sonntagskinder sind, erschien noch nie das Glasmännchen, um uns Tannenzapfen zuzuwerfen, die sich bekanntlich in Goldtaler verwandeln.

Oder vielleicht doch?

Das Wiedersehen

Was ist aus Ihren Kommilitonen vom Medizinstudium in Leningrad geworden, welchen Platz fanden sie im Gesundheitswesen der DDR nach der Ausbildung an einer sowjetischen Hochschule?«, wollte man wiederholt auf Buchlesungen erfahren. »Welche finanziellen und psychischen Belastungen mußten die 50jährigen Frauen und Männer bei der Neuordnung des Gesundheits- und Sozialwesen auf sich nehmen, als sie mit den westdeutschen Organisationsformen der Krankenversorgung konfrontiert wurden? Gerieten Hochschullehrer und leitende Ärzte jenes Studienjahres auch in den ›Elitenaustausch‹ nach dem Untergang der DDR?«

Werner, der Stomatologe, war ein bekannter Hochschullehrer im Süden der Republik. Der Professor für Zahnheilkunde hatte es zu einem bedeutenden Vertreter seines Faches gebracht. Mit Werner saß ich im *Rat für Medizinische Wissenschaften* beim Minister für Gesundheitswesen, traf ihn fünfmal im Jahr zu den zweitägigen Klausurtagungen. Zum letzten Mal begegneten wir uns auf der Ratssitzung am 15./16. Februar 1990. Da aber wußten wir nicht, daß es – bis dato – kein nächstes Treffen geben würde. Das weitere Schicksal dieses Wissenschaftlers ist mir unbekannt, ich weiß nicht, ob er noch als Stomatologe arbeitet, wo er lebt. Ob er überhaupt noch lebt.

Pauls Name ist verbunden mit der Nierentransplantation. Nach dem mit Goldmedaille bestandenem Staatsexamen 1966 in Leningrad ging er an die Chirurgische Klinik der Universität Halle, die sich seit 1963 mit der experimentellen Nierenverpflanzung am Hund befaßte und 1966, unter der Leitung von Heinz Rockstroh, die erste Transplantation einer Niere bei einem Menschen in der DDR durchführte. Leider verstarb die Patientin nach einigen Tagen. Die erste erfolgreiche humane Nierentransplantation in unserem Land gelang einer Berliner Ärztegruppe um Moritz Mebel am 13. Februar 1967. In jener Zeit hatte die klinische Nierentransplantation weltweit noch Seltenheitswert. Die Niere entnahm man einem Lebendspender, die Mutter schenkte der damals 19jährigen

Tochter somit weitere fünf Lebensjahre. 1973 wechselte Paul als Facharzt für Urologie von Halle in die Mebelsche Arbeitsgruppe nach Berlin. Er arbeitete anfangs vorwiegend in der experimentellen und klinischen Forschung zur Konservierung von Nieren. 1982 begegnete ich erneut dem von seinem Fach besessenen Arzt – im Neubau der Berliner Charité war er nun stellvertretender Direktor der Urologischen Universitätsklinik. 1988 erfolgte seine Berufung zum Ordentlichen Professor und Klinikdirektor. Sein Name ist in zahlreichen wissenschaftlichen Veröffentlichungen und auf unzähligen Programmen nationaler und internationaler Fachtagungen zu finden, er ist Mitglied deutscher, europäischer und amerikanischer Fachgesellschaften. 1991 mußte Paul, wie viele Hochschullehrer, die Universität verlassen, 1992 wurde er rehabilitiert. Heute ist Paul Chefarzt in einem konfessionellen Krankenhaus. Ich bin einer seiner zahlreichen Patienten. Regelmäßig unterziehe ich mich prophylaktischen Untersuchungen an Organen, die qua Geschlechterteilung nur uns Männern eigen sind.

Zwei Leningrader Kommilitoninnen hatten wie ich die Fachausbildung Chirurgie gewählt, wir trafen uns wiederholt auf Kongressen.

Von den übrigen studentischen Weggefährten im fernen Rußland habe ich nichts mehr erfahren, ihre Spuren verloren sich.

»Hier ist Robert« vernahm ich eine mir bekannte sonore Stimme am Telefon. Es war an einem Freitag im September 2004. »Im November wird es ein Treffen unseres Studienjahres 1960/61 geben, willst du kommen?«

Welche Frage, natürlich würde ich teilnehmen. Mit Robert und seiner Ehefrau Maria wohnte ich von 1963 bis 1964 zusammen, das Ehepaar Lindenau machte aus einem Zimmer im 5. Stock des Studentenwohnheimes mittels Schränken und Decken zwei »Wohnungen«.

Nun würde ich sie wiedersehen, nach 40 Jahren, viele ehemalige deutsche Studenten vom I. Leningrader Medizinischen Institut (I. LMI). Ich freute mich auf diesen Tag, vieles würde zu erzählen sein: Interessantes, Kurioses, Schmerzhaftes … Demnächst steht uns der Abschluß des Berufslebens bevor, bei diesem oder jenem wird er bereits vollzogen sein. Schließlich sind 44 Jahre vergangen seit jenen ereignisreichen Tagen im Spätsommer 1960.

Voller Erwartungen und optimistisch den kommenden Ereignissen entgegensehend, standen wir an einem der letzten Augustabende des Jahres 1960 auf dem Bahnsteig des Berliner Ostbahnhofes. Für die meisten von uns würde es die erste Begegnung mit dem Ausland werden, das Kennenlernen von Neuem, von Ungewohntem. Wir waren eine stattliche Anzahl junger Leute. 160 hatten den Wunsch Ärztin bzw. Arzt zu werden. 80 der angehenden Studenten wollten sich der Zahnheilkunde verschreiben. Große Koffer, prall gefüllte Taschen und dicke Wintermäntel, die häufig an der Innenseite und am Kragen mit Pelz besetzt waren, gaben dem Bahnsteig das Bild eines Feldlagers. Dieses umfangreiche Gepäck war notwendig, denn »Heimaturlaub« würde es erst nach dem Abschluß des ersten Studienjahres im Sommer 1961 geben. Das Gros der Abreisenden waren 18jährige, frischgebackene Abiturienten, wir hatten vor wenigen Monaten die Maturitätsprüfung bestanden. Aber man sah auch reifere Gesichter.

Jene jungen Frauen und Männer kamen von Arbeiter- und Bauern-Fakultäten, hatten an diesen speziellen Institutionen ihre Hochschulreife erhalten. Die Arbeiter- und Bauern-Fakultäten (ABF) waren eine 1949 aus den Vorstudienanstalten hervorgegangenen Einrichtungen an Universitäten und Hochschulen, die junge Arbeiter und Bauern mit einem speziellen Lehrprogramm auf ein Hochschulstudium vorbereiteten. Mit der Weiterentwicklung des Lehr- und Ausbildungssystems in der DDR wurde die Anzahl der ABF nach 1961 erheblich reduziert.

Daß wir so viele Medizin-Anwärter waren, lag an der politischen Situation. Bei damals noch offener Grenze hatte viele Ärzte die DDR verlassen. Ob herausgeekelt oder den Verlockungen des Westens folgend, sie fehlten bei der medizinischen Versorgung der Bevölkerung. Um rasch entstandene Engpässe zu beseitigen, hatte die DDR um zusätzliche Studienplätze in der Sowjetunion, in Bulgarien, Ungarn, Rumänien und der Tschechoslowakei nachgesucht. Die größte deutsche Medizinerkolonie beherbergte wohl Leningrad. Moskau, Kiew und Charkow folgten. Normalerweise folgte nach einer achtjährigen Grundschulzeit die Ausbildung auf einer Oberschule, die mit dem Abitur nach der 12.Klasse endete. Gewöhnlich mußten die Abiturienten dann ein praktisches Jahr in der sozialistischen Produktion absolvieren. Von den männlichen Hochschulkandidaten wurde ein freiwilliger Armeedienst erwartet. Die Nationale Volksarmee, die aus der Kasernierten Volkspolizei hervorgegangen war, hatte man am 1. März 1956 gegründet, aber die Wehrpflicht für Männer gab es in der DDR erst ab Januar 1962. Ich besuchte nach der Grundschule die Oberschule und legte nach einem Jahr an der Arbeiter- und Bauern-Fakultät II der Martin-Luther-Universität Halle mein Abitur ab.

Das praktische Jahr in einem Großbetrieb blieb mir erspart, auch zum Wehrdienst wurde ich, wie viele meiner Kommilitonen, nicht eingezogen.

An jenem Augustabend war vielen Gesichtern der mitgekommenen Eltern zu entnehmen, daß sie die Freude ihrer Kinder über das Auslandsstudium nicht teilten. »War die Auswahl des Studienortes, 2.000 km entfernt von der Heimat, die richtige Entscheidung? Was erwartet unsere Zöglinge in dem fremden Land?«, offenbarte die besorgte Mimik. Schließlich waren erst 15 Jahre nach dem schrecklichen Krieg vergangen. Meine Eltern erschienen nicht zur Abfahrt des Zuges, die Mutter weinte ununterbrochen, war einem Nervenzusammenbruch nahe. Aber ich freute mich auf das Studium in der geschichtsträchtigen Stadt, betrachtete die Ausbildung in russischer Sprache als eine große Herausforderung und das mehrjährige Leben in einem anderen Kulturkreis als sehr nützlich für meine Persönlichkeitsentwicklung.

An der polnisch-russischen Grenze wurde unsere knapp 40 Stunden dauernde Bahnfahrt im wahrsten Sinne des Wortes unterbrochen – wir mußten umsteigen. In Bialystok, der Hauptstadt der gleichnamigen Woywodschaft, dem wirtschaftlichen und kulturellen Zentrum in Nordostpolen, endete das europäische normalspurige Gleis. Auf der anderen Seite des Bahnsteiges begann die Breitspurbahn Rußlands, stand der lange tannengrüne Zug der sowjetischen Staatsbahn abfahrbereit. Wären wir über Brest, dem südlich gelegenen Verkehrsknotenpunkt eingereist, hätten wir nicht den Zug verlassen müssen. Bereits damals erfolgte die Umstellung der Spurbreite am Waggon, der Zug wurde auf breitere Achsen gestellt.

Die erste Stadt in der UdSSR war Grodno (belorussisch: Hrodna), die Gebietshauptstadt an der Memel. Nach Genuß von frischem Tee, den die Zugbegleiterinnen aus riesigen Samowaren zapfte, schliefen wir bald ein.

Die Fahrt endete auf dem Warschauer Bahnhof in Leningrad, eine Armada junger Deutscher, bewaffnet mit Unmengen riesiger Gepäckstücke, fiel aus dem Zug und harrte der kommenden Dinge. Allein in einem fremden Land. Bereits an jenem Tag hörte ich immer wieder Wörter, deren Bedeutung ich erst später nach einer gehörigen Portion Rußlanderfahrung, einordnen konnte. »Sejtschas«, »Budjet«, »Minutotschku« waren unentwegt zu vernehmen. Der wißbegierige Leser findet im Wörterbuch für diese Begriffe die deutschen Wörter »sofort«, »wird erledigt« und »bald, in einer Minute«. *Sejtschas* (sofort, jetzt gleich) und *Budjet* (wird erledigt; keine Sorge – geht in Ordnung) können in Rußland die Zeitspanne von Tagen und Wochen in Anspruch nehmen. Aus dem *Minütchen* werden häufig Stunden. Nach langjährigem Aufenthalt in Leipzig weiß ich heute, daß »Budjet« dem nichtssagenden sächsischen »Geeht gloar« gleichzusetzen ist.

Das *Minütchen* auf dem Warschauer Bahnhof dauerte drei Stunden, dann wurden wir abgeholt. Das Wohnheim, das nun unser Zuhause sein würde, offenbarte schonungslos die rauhe russische Wirklichkeit. Statt des erhofften modernen Internats mit gemütlich eingerichteten Zimmern, wie es uns in der DDR am Beispiel der Moskauer Lomonossow-Universität demonstriert worden war, erwarteten uns in dem recht verkommenen Gebäude große leere Räume, bar jeden Mobilars. Aber die Herzlichkeit unserer sowjetischen Kommilitonen half über die Enttäuschung hinweg. Zusätzlich beschleunigte der reichliche Genuß des russischen Wodkas den Eingewöhnungsprozeß.

Die außergewöhnlichen Belastungen eines Auslandsstudiums, Krankheiten, Schwangerschaften und recht unterschiedliche persönliche Gründe ließen die Anzahl der deutschen Studenten im Verlauf der sechs Jahre dahinschmelzen. Nur etwa die Hälfte der 160 angereisten Humanmediziner beendete auch das Studium mit einem russischen Diplom.

Nun würden wir uns also wieder begegnen, über die ersten Gehversuche in dem fremden Land schmunzeln, jene russischen Menschen erwähnen, die uns in ihre Familien aufnahmen, uns oft vergessen ließen, daß wir weit entfernt von der Heimat lebten. Natürlich würden wir auch über jene Professoren, Dozenten und Lehrassistenten sprechen, die uns befähigten, gute Ärzte zu werden. Ob die heißen Liebesschwüre der Jugend von Dauer waren, die damals geschlossenen Ehen heute noch bestehen? Wir würden erzählen von Ereignissen, die man sein ganzes Leben nicht vergißt. Ich werde viel Neues erfahren, denn bekannterweise habe ich im Frühjahr 1964 in Berlin weiterstudiert. Wie mag es wohl meinen Kameraden in den folgenden 40 Jahren ergangen sein, welche Hürden hatten die Ärzte und Zahnärzte nach dem Anschluß an die BRD zu überwinden, hatten einige ihren Arbeitsplatz und somit die soziale Sicherheit verloren? Ob die Lebensuhr ihre grausamen Spuren hinterlassen hatte, ich einige Studienfreunde nicht wiedererkennen würde?

Sollte es mir ähnlich ergehen, wie beim 30jährigen Klassentreffen unserer Grundschule? Damals saß neben mir eine gutaussehende, schlanke, weißhaarige Dame. Sie lächelte mich verführerisch an: »Wie heißt sie nur, wer ist diese Frau?«, bohrte es unentwegt in meinem Kopf. Wir sprachen über vergangene Zeiten, über unsere Lehrer und Streiche in der Kindheit. Geschickt vermied ich, meine Nachbarin mit dem Namen ansprechen zu müssen. Plötzlich hörte ich mit leiser Stimme: »Du erkennst mich wohl nicht, K.-F., ich bin doch die Elisabeth.« Nun war ich echt verlegen. Elisabeth war mein großer Schwarm in der 7. Klasse – sie hatte ich einst »geliebt«.

Pelmeni statt Pommes

2004 trafen trafen sich also »die Leningrader« in Rostock-Warnemünde. Die alte Hanse- und Hafenstadt mit der Universität von 1419, der ältesten Nordeuropas, war in der DDR das »Tor zur Welt«. Die ganze Republik sammelte einst Steine für die Hafenmole. 1988 schlenderte ich dort entlang, seither nie wieder. Damals hatte ich einem wissenschaftlichen Experiment beigewohnt: Einem Kalb war ein Kunstherz eingepflanzt worden, »the Rostock Heart«. Die Kollegen an der Universität waren führend bei der experimentellen und klinischen Erforschung künstlicher Organe.

Meine Frau und ich checkten unweit des Strandes in einem Hotel ein. Dort sollte auch das »Klassentreffen« stattfinden. Wir wurden von einer Frau in den Dreißigern freundlich willkommen geheißen. Wie sich herausstellte, war es Susanne, die Tochter von Robert und Christa, die eingeladen hatten.

Robert, Jahrgang 1937, hatte das Pech, daß sein Vater in der NSDAP und erst 1951 entnazifiziert worden war. Deshalb durfte er die Oberschule nicht besuchen. Er machte eine zweijährige

Lehre als Forstarbeiter, arbeitete einige Zeit auch in diesem Beruf, meldete sich dann zur Kasernierten Volkspolizei, erlitt einen Unfall und kam dadurch an die Arbeiter- und Bauernfakultät, wo er nach drei Jahren Abitur machte und gleich mir zum Medizinstudium nach Leningrad geschickt wurde. Dort traf er Christa. 1963 heirateten sie, 1965 kam Susanne, 1966 schlossen beide das Studium erfolgreich ab und kehrten nach Rostock zurück. Robert wurde Chirurg im Bezirkskrankenhaus, Christa Spezialistin für Risikoschwangerschaften. Inzwischen hat Tochter Susanne, Fachärztin für Chirurgie, die Praxis des Vaters übernommen, Christa plant ebenfalls den Rückzug ins Rentnerdasein.

Dann kamen die anderen. Wie befürchtet, erkannten wir uns kaum. Manche von uns hatten sich jahrzehntelang nicht gesehen. Und das, obgleich die DDR so wahnsinnig groß nicht war.

Bernd, von dem ich dreißig Jahre lang nichts gehört hatte, meinte, er habe mich gleich an meiner »griechisch-römischen Nase« erkannt. Er sei abgehauen, hieß es.

War er. Jetzt hörte ich die Umstände. Ach, das Leben kann zuweilen schon kompliziert sein. Wir waren gemeinsam auf der ABF in Halle, dort verknallte er sich in ein Mädchen. Sie ging nach dem Abitur nach Prag, um Medizin zu studieren, er nach Leningrad. 1962, sie war bereits in Berlin, forderte sie, Bernd möge, der Liebe wegen, zurückkehren. Das tat er. Er studierte an der Humboldt-Universität weiter. Die Ehe hielt gerade fünf Jahre. Er arbeitete an einer Urologischen Klinik. Am 10. Februar 1973 erschien er nicht zum Dienst.

In einem Auto versteckt folgte er Bärbel, seiner zweiten Frau, illegal über die Grenze. Und diese war auch nur deshalb gegangen, weil ihre Zwillingsschwester, ebenfalls mit einem Mediziner verheiratet, in den Westen flüchtete. Die Stimme des Blutes war stärker als alle Vernunft. Er habe Bärbel einfach nicht verlieren wollen, sein weiteres Leben wäre wertlos gewesen.

Das Ehepaar fand freundliche Aufnahme und Arbeit in einem Westberliner Krankenhaus. Im September 1973 wurde Bernd bereits Oberarzt in einer Klinik im oberfränkischen Fichtelgebirge. Später zogen sie in den Münchner Raum. Er führt noch immer eine urologische Praxis, Bärbel arbeitet als Zahnärztin. Das, was er über ihre Seßhaftwerdung berichtet, gleicht in vielem dem, was ich bei meinem zwangsweisen Neubeginn erlebte. Nur waren meine Seelenqualen von anderer Natur. Bernd sagte, er habe Jahre gebraucht, um sowohl über den unwiederbringlichen Verlust von Heimat als auch über sein schlechtes Gewissen hinwegzukommen. »Ich hatte schlaflose Nächte, Albträume quälten mich. Ich hätte sonst etwas dafür gegeben, meinen ehemaligen Kollegen in Berlin erklären zu können, weshalb ich gegangen war. Ich empfand die Flucht, die ja keine war, in gewisser Hinsicht als unmoralisch. Anständig wäre es gewesen, die Motive nennen zu können. Aber, das ging ja nicht …«

Gleichwohl: Bereut hat er den Seitenwechsel nicht, auch wenn der Schwager, der alles losgetreten hatte, nicht mehr zur Familie gehört.

Dann schneite Carola herein. Die Schönheit war erst 1963 nach Leningrad gekommen und dort Schwarm aller Männer gewesen. Martin, der Glückspilz, hat sie bekommen. Die beiden leben noch immer zusammen. In der DDR war Martin Chefarzt einer großen medizinischen Einrichtung mit über 200 Mitarbeitern, Carola leitete die Außenstelle einer Poliklinik. Ihre stomatologische Poliklinik wurde nach dem Ende der DDR wie die anderen 1.600 ambulanten interdisziplinären medizinischen Einrichtungen abgewickelt. Bernd, der Kapitän, ging als Letzter von Bord. Mit 52 Jahren stand er vor dem Nichts. Er sei sich vorgekommen wie einer, der jahrelang sein Geld zur Bank trug und dann, beim Blick auf dem Kontoauszug, entsetzt bemerkte, daß er nur Schulden angehäuft habe. Die beiden nahmen eine siebenstellige Hypothek auf ihr Haus auf, um mit dem Kredit eine Zahnarztpraxis einzurichten. Drei Monate nach Abschluß des Kreditvertrages kamen die Alteigentümer und forderten vehement ihren Besitz zurück. »In jener Zeit hatten wir Selbstmordgedanken.«

Carola kann nicht mehr arbeiten, sie bezieht eine Teilerwerbsunfähigkeitsrente von etwa 300 Euro. Martin arbeitet in seiner Praxis, der Kredit muß abgetragen werden. Die längst fällige Operation an der Halswirbelsäule schiebt er vor sich her. Er könne sich erst operieren lassen, wenn er Rentner sei. Und dann? Die Kinder haben sie nicht für den Arztberuf begeistern können – ihr Schicksal sei wohl abschreckend genug gewesen. Nun sucht er einen Nachfolger, und die Wahrscheinlichkeit ist groß, daß er die Praxis, wenn überhaupt, nur mit Verlust verkauft bekommt.

Gerolds Aussichten sind da besser. Er wird im kommenden Jahr seinen 550.000-DM-Kredit abgezahlt haben, und egal, wieviel er von einem möglichen Käufer dafür erhalten wird: Es ist ein Polster für die Rente. Wir kennen uns seit 1959. Gerold kam wie ich in jenem Jahr als 17jähriger an die ABF II nach Halle, welche man seinerzeit spöttisch »rote Priesterschule« nannte, weil dort die künftigen Auslandsstudenten zur Hochschulreife geführt wurden. Gerold war unser »Starosta«, der Sprecher der Studenten in Leningrad. Er machte am I. Leningrader Medizinischen Institut sein Arztdiplom und kehrte 1966 in die DDR zurück. Der »Russenarzt« wurde schon bald Chefarzt in einer Klinik in Südthüringen, nachdem er an der Universitätsfrauenklinik in Leipzig nicht nur erste Meriten, sondern auch seine Frau gefunden hatte. Gerold wurde ein Fachmann für Frauen, deren Kinderwunsch sich nicht erfüllte.

Nach 1990 wurde seine Frau als leitende Hebamme entlassen, und auch er wurde als »systemnaher Gynäkologe« gefeuert. Der Genosse Chefarzt mußte sich notgedrungen selbständig machen. Doch immerhin: Die beiden müssen die Zukunft nicht fürchten. Und ihre Tochter, erzählt er stolz, sei mit ihrer Freundin nach dem Medizinstudium durch Südafrika getrampt und habe einen Teil der Facharztausbildung in der Schweiz absolviert. »Wer hätte das vor 15 Jahren von uns für möglich gehalten?«

Da hat er nicht unrecht.

Zwei ehemaligen Kommilitonen waren aus St. Petersburg angereist. Sie studierten in unserer Matrikel, die mit etwa 500 Teilnehmern aus vielen Ländern der Erde belegt war. Sascha, d. h. Alexander Schabrow, ist Professor und Mitglied der Medizinischen Akademie, er hat einen Lehrstuhl für Innere Medizin.

Damals hatten wir die Zukunft im Blick – jetzt die Vergangenheit. Selbst das Menü war ein russisches Festbankett mit *Sakuski*: Stör, Lachs, Dorsch, Sprotten, Heringe, marinierte Pilze, sauer eingelegte Tomaten, Kartoffel- und Krautsalat in verschiedenen Varianten, Schinken, geräuchert und gekocht, harte Würste, Zwiebel und viel, viel Knoblauch.

Dann folgten Suppe, Hauptgang und Dessert. Wir probierten von der *Ucha*, der Fischsuppe, und dem obligatorischen *Borschtsch*, löffelten etwas *Pelmeni* mit saurer Sahne. Am Ende stopften wir uns noch *Vareniki*, die mit Konfitüre gefüllten Maultaschen, in den überfüllten Magen. Es war wie damals, selbst russisch wurde gesprochen. Einzig der Wodka floß nicht so in Strömen wie damals üblich. 200-Gramm-Gläser gab es ohnehin nicht.

Ach, wir glücklichen Alten, um 1940 geboren, konnten uns rühmen, Eis für 5 Pfennig bekommen zu haben, ein Brief wurde für 6 Pfennig befördert und für 10 konnte man mit der Straßenbahn von einem Ende der Stadt an deren anderes fahren. Es gab weder Computer noch »Pommes mit alles«, Ringe in der Nase trugen nur die Bullen und Begriffe wie Disziplin und Autorität waren noch positiv besetzt. Wir haben gebüffelt und improvisiert, denn Weiterbildung in digitaler und evidenzbasierter Form kannten wir noch nicht, ebenso wenig *e-learning*-Programme und OP-Simulatoren. Wir sind, so schloß die mit großer Heiterkeit aufgenommene Denkschrift, wohl die letzte Generation, die so dumm war zu glauben, daß eine Frau einen Mann heiraten müsse, um ein Baby zu bekommen.

50 ehemalige Studenten des 74. Studienganges waren ausfindig gemacht worden, 36 nach Rostock gekommen. Mancher erschien in Begleitung (seiner russischen oder seiner deutschen Frau). Keiner war übergewichtig, nur wenige rauchten, alle hatten es als Mediziner zu etwas gebracht, aber niemand hatte abgehoben.

Mancher Ex-Kommilitone galt als unauffindbar, andere wiederum sagten ab. Auch Mediziner sind nur Menschen und darum gegen Krankheiten nicht gefeit. Ein Studienfreund bedauerte, nicht an unserem Treffen teilnehmen zu können: Ihm war wegen einer Schrumpfniere vor Jahren eine Spenderniere implantiert worden, die inzwischen vom Krebs zerfressen wurde. Ein ehemaliger HNO-Chefarzt mußte wegen eines Gehirntumors zu Hause bleiben, eine ehemalige Oberärztin für Frauenheilkunde wurde von Multipler Sklerose gelähmt, ein weitere Kollege war auf dem Weg nach Rostock mit seinem PKW verunglückt ...

Und auch Namen machten die Runde, die inzwischen auf Grabsteinen stehen. Und immer waren es schwere Erkrankungen, die das Leben vor der Zeit beendet hatten; einer hatte, weil er die Wende nicht verkraftete, den Freitod gewählt.

Man sprach damals vom »Wende-Krebs«, und es scheint etwas daran zu sein, daß die seelischen Erschütterungen um 1990 viele Menschen nicht nur aus der Bahn warfen, sondern auch ihre Gesundheit nachhaltig angriffen.

Kaum einer der Anwesenden hatte seinen Job behalten, die meisten wurden auf unwürdige Weise von ihren langjährigen Wirkungsstätten vertrieben. Sie waren gezwungen, in einem Alter, in welchem ihre westdeutschen Kollegen bereits auf der Zielgeraden sind, noch einmal neu zu starten. Wie im Monopoly: Gehe auf Los und ziehe keine 4000 Mark ein! Einer 49jährigen Klinikärztin sagte man auf der Bank: Sie sind zu alt, Sie kriegen keinen Kredit. Doch ohne Kredit keine Niederlassungserlaubnis der Ärztekammer. Es war wie beim Schuster Voigt: Ohne Zuzug keine Arbeit, ohne Arbeit kein Zuzug ... In einem Berliner Vorort durfte sie sich nach unendlichen Mühen niederlassen.

Ein Stomaloge, ein Spezialist für Kinderzahnheilkunde – einer von etwa 2.000 Fachärzten für Kinderstomatologie in der DDR – wurde abgewickelt. Das »Zahn-Mobil«, mit dem er über Land fuhr und Tausende kleine Patienten versorgte, wurde gestrichen.

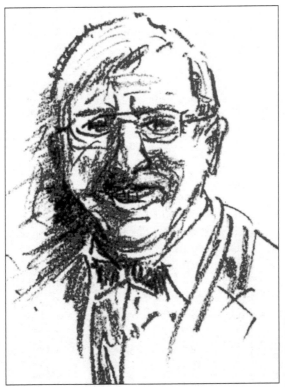

Porträt Lindenau von Klaus-Peter Lange aus Leipzig

Das Umherziehen mit einer Zahnarztpraxis sei verboten, hieß es in der amtlichen Begründung. Jetzt zieht der qualifizierte Kollege als Dentalvertreter durch Rheinhessen ...

Am besten trafen es wohl unsere Kollegen in staatlichen Arztpraxen und in den Landambulatorien. Sie änderten das Schild am Eingang, das war's. Für ein zumeist geringes Entgelt hatten sie die ärarische Einrichtung übernehmen dürfen.

Am schlimmsten erging es den Freunden an Hochschulen. Der Rauswurf – beschönigend als »demokratische Erneuerung«, »Durchmischung« oder »Elitenwechsel« deklariert – erfolgte weitgehend unter Ausschluß der Öffentlichkeit. Die sozialistische Intelligenz wurde radikal und ohne Nachsicht gefeuert, ohne daß davon etwa in den Medien Notiz genommen worden wäre. »Ein sogenannter sozialverträglicher Wechsel hätte bedeutet, daß man eine große Gruppe von Hochschullehrern belassen hätte, die der alten Ideologie verhaftet waren«, bekannte der Dekan der Leipziger Medizinischen Fakultät im *Deutschen Ärzteblatt* im Jahre 1999. »Die konnten keinen geistig-moralischen Erneuerungsprozeß zum Tragen bringen.« Und selbst dieses Eingeständnis ist nur die halbe Wahrheit und darum eine ganze Lüge: Es ging vor allem darum, Platz zu schaffen für die vielen Westdeutschen, die seit Jahren in der Warteschleife waren.

Die Folge: 80 Prozent der noch 1990 tätigen ostdeutschen Hochschullehrer waren bis 1993 gefeuert.

Zwischen 1990 und 1997 wurden von der Charité in Berlin mehr Professoren und Angehörige des akademischen Mittelbaus entlassen als 1918, 1933 oder 1945.

Der DDR-Intelligenz war das Genick gebrochen.

Ich bin mir noch nicht einmal sicher, ob die dafür Verantwortlichen inzwischen begriffen haben, daß sie einen Pyrrhussieg errangen. Sonst würden sie nicht vom »proletarisierten Osten« schwafeln und von den Frustierten, die die falsche Partei wählten.

Meine zwei Welten

War unsere Sicht von der Welt richtig, widerspiegelte sie Empfindungen und Bedürfnisse der meisten Menschen unseres Landes, fragen sich heute viele meiner Altersgenossen in Ost und West.

»Freiheit statt Sozialismus« habe das CDU-Wahlkampfmotto der 70er Jahre gelautet, sagte der CDU-Politiker Heiner Geißler. Heute ist überall zu beobachten, daß der Kapitalismus genauso falsch ist wie der Sozialismus, 225 Personen weltweit hätten ein Vermögen von rund 1 Billion Dollar. Das entspräche der Hälfte der Einkommen aller Menschen, heißt es. »Eine solche Welt ist nicht in Ordnung«, schlußfolgerte der Politiker im *Deutschen Ärzteblatt* vom 26. August 2002. Geißler war mal Generalsekretär seiner Partei und Bundesgesundheitsminister von 1982 bis 1985.

Ein Großer der Herzchirurgie, Westdeutschland ist seine Heimat, der Osten verdankt ihm seine nie erlahmende Unterstützung, heute im aktiv-unruhigen Ruhestand lebend, schrieb mir nach der Lektüre der »Rückblende« u. a.: »Du dokumentierst darin einen Lebenslauf, der sich gerade von meinem, aber auch den anderen westlichen CVs *(Herzchirurgen – d. Verf.)* von Anfang an unterscheidet – und zwar hinsichtlich unserer Bilder von der Welt. Indem wir uns dann der Herzchirurgie mit Hand und Herz zuwandten, wurden unsere Lebenswege immer ähnlicher, wenn auch zeitverschoben. Am Schluß – und nun in der Rückschau – werden wir beide vom Zweifel heimgesucht, ob die Weltanschauungen, mit denen wir groß wurden, für die Zukünftigen noch viel leisten können. Wir leben in einer Zeit des Umbruchs – die meisten merken es nur noch nicht.«

Ich bin kein Gesellschaftswissenschaftler. Und da ich bei meiner gegenwärtigen Beschäftigung kaum Muße zu tiefgründiger Recherche habe, kann ich nur meine persönliche Erfahrung mit dieser oder jener Ordnung reflektieren, bleibe an meinen eigenen Erlebnissen hängen. Den Ursachen und Wirkungsmechanismen kommt man damit schwer auf die Spur. »Der Miterlebende und Zeitgenosse ist von der bekannten Dunstschicht des Unhistorischen umgeben, sie hebt sich aber auch für den Nachfahrenden und Zurückblickenden nur beiläufig und in Flecken …«, meinte zwar in anderem Zusammenhang, aber auch hier zutreffend der Historiker Hellmut Diwald.

Geboren wurde ich im Kriegsjahr 1941. Es war eine Hausgeburt in der Kirchgasse Nr. 1, dem heutigen evangelischen Gemeindehaus, wenige Meter entfernt von der Kirche St. Nikolai. An jenem Tag kam in Schönewalde noch ein Junge auf die Welt. Hans, Sohn der Eheleute F., feierte mit mir am 27. September Geburtstag. Vater F., der Fleischermeister, war wie mein Vater Willi nicht zu Hause, sie kämpften gerade »für Führer, Volk und Vaterland«. Die einzige Hebamme des Ortes mußte abwechselnd nach den Kreißenden schauen, die etwa 300 Meter voneinander entfernt waren.

Getauft wurde ich vom Pfarrer von Hanstein. Knapp 50 Jahre später, genau am 13. Januar 1990, sollte ich seinem Schwiegersohn, Hans-Joachim Ludewig, ein Herz transplantieren. Als Wiegenlied wurde mir nicht verheißen, daß ich die akademische Laufbahn einschlagen sollte. Ich kam nicht aus jenen Kreisen, deren Kinder qua Geburt die Zulassung zu Universitäten schon in den Windeln vorfanden und für die sich automatisch die Türen von Hochschulen öffneten.

Schönewalde wurde im April 1945 von der Roten Armee besetzt. Der Chronist Karl-Heinz Keilwagen schreibt darüber: »Am 19./20. April erreichte General Shukow mit seinen Truppen aus Luckau kommend unseren Kreis, es war die 3. Schützendivision der Ersten Ukrainischen Front. Sie erreichten am 19. April Hohenbucko und am 21. April Schlieben und Schönewalde. Herr W. Lindenau *(mein Vater – d. Verf.)* ging in Schönewalde nachmittags gegen 15.00 Uhr den Panzern mit der weißen Fahne entgegen, er verhinderte damit Kampfhandlungen. Am nächsten Tag bekamen Angehörige des ehemaligen Volkssturms vom Bürgermeister Traue den Befehl, die Reste der vier hölzernen Panzersperren wegzuräumen […] In vielen Nachbarorten ging das Einrücken sowjetischer Truppen nicht so glimpflich ab. 15 Menschen wurden beim Einmarsch und an den unmittelbar folgenden Tagen von Soldaten der Roten Armee erschossen […] Das Leben begann langsam in geordnete Bahnen zu kommen. In den Orten wurden Bürgermeister eingesetzt, es waren Antifaschisten oder solche, die sich dafür ausgaben. Einige bemühten sich redlich, das Leben der Bürger zu verbessern, andere versuchten unter dem Deckmantel des Antifaschismus alte

Rechnungen zu begleichen oder sich selbst lieb Kind bei den Sowjets zu machen.«

Unser Ort wurde Militärlazarett, in fast allen Häusern lagen verwundete Rotarmisten und wurden versorgt. Auf dem Tanzboden einer Gastwirtschaft wurde operiert, Frauen und Mädchen der Stadt arbeiteten in der Lazarettwäscherei. Kurzzeitig war Schönewalde auch Sitz eines russischen Generalstabes. Nach mehreren Augenzeugenberichten soll auch der Heerführer Shukow in der Stadt gewesen sein, jener Mann, der den Krieg mit entscheiden und am 8. Mai in Berlin-Karlshorst die bedingungslose Kapitulation Hitlerdeutschlands entgegen nehmen sollte.

Ich erinnere mich an ein Matratzenlager in unserer Küche, dort »wohnte« unsere fünfköpfige Familie. Im Wohnzimmer und in den Schlafräumen lagen verwundete sowjetische Soldaten. Dunkel erinnere ich mich weiter, daß meine Mutter Angst um ihre beiden Töchter hatte. Sie durften abends nicht die Küche verlassen. Meine Schwestern waren damals 14 und 15 Jahre alt.

Im Wäldchen des Stadtzentrums erfolgte die provisorische Bestattung der toten Sowjetsoldaten. Später wurde ein Ehrenhain am Stadtrand angelegt. Dieser »Russenfriedhof« sollte der größte seiner Art im Landkreis werden. An die Umbettung der Toten kann ich mich ebenfalls erinnern, es war im Mai 1947. Ein großer Trauerzug bewegte sich durch Schönewalde, angeführt von einer Kapelle mit deutschen und russischen Musikern, darunter die beiden Lehmänner, einer von ihnen war Kurt, der Vater meiner Schulfreundin Waltraud Lehmann. Die Musiker spielten zum wiederholten Male »Unsterbliche Opfer«, eine sehr einprägsame Melodie, die ich später an Gedenktagen der DDR und der UdSSR wiederholt hören sollte. Bis zum heutigen Tag bewirkt diese Musik Assoziationen mit Kriegsopfern, sehe ich den Trauerzug durch die Schönewalder Hauptstraße defilieren. Auf dem mit Birken und Blaufichten bepflanztem Friedhof wurden die im Schönewalder Lazarett verstorbenen Rotarmisten beigesetzt, einschließlich der noch am Ende des Krieges hingerichteten sowjetischen Gefangenen. Eindrucksvoll die 157 nach Osten ausgerichteten, einheitlich gestalteten Einzelgräber in zwei Reihen zu beiden Seiten eines breiten, mit Kunststeinplatten belegten Mittelweges. Dieser sowjetische Ehrenfriedhof stellt insofern eine Besonderheit dar, als er im Zusammenhang mit einem Militärlazarett entstand und nicht am Ort der Kampfhandlungen.

Während meiner Kindheit hatte ich keinen Kontakt zu Bürgern der UdSSR, auch das Pflichtfach Russisch (ab 5. Klasse) wurde von mir vernachlässigt. Nur zu den periodisch wiederkehrenden Kranzniederlegungen waren Russen in Schönewalde. Und das, obwohl viele Kasernen im Umkreis von 30 bis 40 km von der Roten Armee belegt waren.

Einem Schatten gleich begleitete mich viele Jahre ein Erlebnis aus frühester Kindheit. Es muß jene Zeit gewesen sein, wo die Besatzungsmächte forderten bzw. befahlen, daß sich die Deutschen in den Konzentrationslagern und Zuchthäusern der näheren Umgebung von den Greueltaten der Nazischergen überzeugen sollten. Es war in Torgau, 45 km entfernt von meinem Geburtsort. Mein Vater fuhr mit mehreren Schönewaldern in jene Stadt, wo sich am 25. April 1945 sowjetische und amerikanische Truppen an der zerstörten Elbbrücke begegnet waren. Mich hatte der Vater mitgenommen. Warum weiß ich nicht. Nur lückenhaft erinnere ich mich dieses Ereignisses. Es waren dunkle, vergitterte Räume, in einigen sah man größere Haken an den Wänden. Furchtbares muß hier geschehen sein, hörte ich sagen. Sehr wahrscheinlich befanden wir uns im Wehrmachtgefängnis Torgau. Schließlich war die Stadt an der Elbe von 1939 bis 1945 Zentrum des Wehrmachtstrafsystems und in den letzten Kriegsjahren auch Sitz des Reichskriegsgerichts. Obwohl ich in späteren Jahren versuchte, diesen schrecklichen Tag zu verdrängen, blieben die Bilder vom Ort des Grauens haften, war für mich Torgau lange Zeit die Inkarnation des menschenvernichtenden Faschismus. Dieses einprägsame Ereignis während meines vierten oder fünften Lebensjahres erwies sich nachhaltiger als die späteren Begegnungen mit den Konzentrationslagern Buchenwald (bei Weimar) und Sachsenhausen (bei Berlin) während meiner Oberschulzeit.

Der Romantiker Jean Paul hat behauptet, daß die Erinnerung das einzige Paradies sei, aus dem man nicht vertrieben werden könne. In der Rückschau meines Lebens konnte ich dies nachempfinden. Allerdings laufen die individuellen Erinnerungen im Bewußtsein nach dem Literaten Horst Bieneck wie ein falsch belichteter Film ab, bei dem nur ab und zu ein Bild scharf gestellt ist. Nach 40 Jahren bedarf die Erinnerung der schriftlichen Aufzeichnung, des Signums von Besonderem oder gar des Gedenktages. Nur uns beeindruckende Ereignisse, positiven oder negativen Charakters, überstehen den Zeitgeist, halten sich wie eingemeißelt in unserem Gehirn.

Die Rückblende an meine Einschulung im Jahr 1948 besteht im wesentlichen nur darin, daß ich ganz allein eine Bockwurst essen durfte. Jeder ABC-Schütze bekam diese Köstlichkeit. Oder das erste Speiseeis! Auf einem Pappdeckel gab es etwas rundes Kaltes, das ich noch nie gesehen hatte. Für meine Mutter war es gefrorener Pudding – wir Kinder sahen darin aber ein Wunder.

In der 6. Klasse weilte ich für mehrere Wochen in der Pionierrepublik »Wilhelm Pieck«, der heutigen Europäischen Jugenderholungs- und Begegnungsstätte im Biosphärenreservat Schorfheide-Chorin. Dieses ständige Pionierlager am Ostufer des Werbellinsees in der südlichen Uckermark wurde am 16. Juli 1952 in Anwesenheit von Wilhelm Pieck, des Präsidenten der DDR, eröffnet. Diese Begegnungsstätte für Kinder der höheren Grundschulklassen bot vieles, was ein Jungenherz damals erfreuen konnte. Wanderungen, Spiele und Sport füllten die Freizeit aus.

Meine Erinnerung an den Aufenthalt im Lager am Werbellinsee reduziert sich auf eine Feststellung: Es gab wunderbaren Entenbraten an den Sonntagen.

In der Nachkriegszeit war das tägliche Brot nicht selbstverständlich. Wir Kinder auf dem Lande im südlichen Zipfel Brandenburgs,

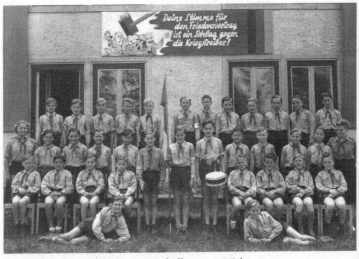

In der Pionierrepublik am Werbellinsee, 1954

nahe des Niederen Flämings, mußten nicht hungern. Fleisch, Butter und Käse waren allerdings selten. Dicke Menschen gab es damals nicht, das heutige Wohlstandsübel, die Fettsucht, sollte ich erst in späteren Jahren kennenlernen. Nur Fränzchen wurde gemästet, es hieße, er habe Tuberkulose. Als schmalbrüstiger Junge verließ er unseren Ort, beleibten Umfanges kehrte er nach Monaten zurück. Butter, Milch und Ruhe sollten der Tuberkulose den Nährboden entziehen. Spezifische Medikamente gegen diese »Krankheit der Elenden« waren noch rar.

Die heutigen Kinder und Jugendlichen werden in 50 Jahren sicherlich nicht vorrangig vom Essen berichten, anderer beeindruckender Ereignisse wird man sich erinnern. Die Wertvorstellungen des Lebens sind halt der Mode unterworfen.

Märchen hatten es mir seit der frühen Kindheit angetan. Alles vergessend versank ich beim Lesen in das Reich der Phantasie und des Wunderbaren. Diese merkwürdigen lehr- und heilsamen Geschichten führten mich in eine geheimnisvolle romantische Welt, in der Gut und Böse eindeutig polarisiert waren. Der Kluge, und der Kluge war zumeist der Arme, kam über Hindernisse und Schwierigkeiten hinweg zum Glück. Überall habe ich geschmökert, in meinem Zimmer, im Bett, in der Wohnstube, zum Leidwesen meiner Mutter auch in der Küche während des Essens und natürlich beim Ziegenhüten auf der Wiese. Etwa ab der 3. Klasse konnte ich die Geschichten in Büchern mit großen Buchstaben selbst lesen. Verstanden habe ich anfangs nicht alles, insbesondere jene Wörter nicht, die selten vorkamen im Sprachgebrauch der Schönewalder, Begriffe, die man vergeblich in dem Repertoire unserer Grundschulklassen suchen mußte.

»Was sind Aakaademieker?« fragte ich eines Tages meine Mutter. Jenes Wortungetüm hatte ich entdeckt beim Lesen des russischen Märchens »Die verlorene Zeit«.

»Aakaademieker« muß ich so unmöglich ausgesprochen haben, daß auch meine Mutter nicht sofort jenes Wort deuten konnte. Nachdem ich ihr aber recht vorwurfsvoll den Text zeigte, und sie herzhaft lachte, erklärte sie recht verständlich das Wesen einer Hochschule und das Wort Akademiker.

Wie allerorts in jener Zeit bedrückten Nachkriegsprobleme die Schönewalder. Mein Vater, der kein Mitglied der NSDAP gewesen war, gehörte der Entnazifizierungskommission an. Alle Bücher der

Stadtbibliothek wurden durchgesehen und auf Unbedenklichkeit überprüft. Ich war ein eifriger Leser und kann mich noch heute an den großen Stempelaufdruck »Geprüft« mit einer unleserlichen Unterschrift erinnern. Meines Wissens bekamen alle Nazis unseres Ortes ihren Persilschein, sie waren wohl nur Mitläufer gewesen.

Ansonsten verlief meine Kindheit in der ländlichen Idylle Brandenburgs abseits großer Politik. Zu Ostern haben wir Zwiebelschalen ausgekocht, um in dem Sud die Eier zu färben, sie bekamen davon eine gold-bräunliche Färbung, die wir mit Speckschwarte auf Hochglanz polierten. In den mit Erde gefüllten Schuhkartons säten wir Roggen aus, und unsere Eltern versteckten Ostereier und Leckereien in den zarten grünen Pflänzchen.

Wir Kinder bildeten eine verschworene Gemeinschaft, arbeiteten in den außerschulischen Arbeitsgemeinschaften Elektrotechnik und Modellflugzeugbau bei unserem hochverehrten Klassenlehrer »Papa Carlo« oder widmeten uns dem Leistungssport. Ich war begeisterter Turner, brachte es sogar zum Vize-Bezirksmeister bei den Schülerwettkämpfen unseres Heimatbezirkes Cottbus. Ein recht gewagter Sprung vom Hochreck beendete schmerzhaft meine Sportlerkarriere, das rechte Sprunggelenk war verletzt. Bernd Heide, mein Schulkamerad, blieb dagegen dem Leistungssport treu, verließ uns in der Oberschule, um an einer Spezialschule in Forst/Lausitz weiterzulernen. Die vielfältigen Kinder- und Jugendsportschulen (KJS) förderten junge Talente in der DDR, sie bildeten ohne Zweifel eine der Voraussetzungen, welche den Leistungssport in unserem Lande so stark gemacht haben. Bernd wurde ein bekannter Trainer seiner Disziplin. Anläßlich seines 60. Geburtstages entdeckte ich in der *Lausitzer Rundschau*, der Heimatzeitung der Region, eine Würdigung seiner jahrelangen Leistungen als Cheftrainer.

Wir Schulkinder besuchten sowohl interessante Pioniernachmittage als auch den Präparanden- und Konfirmandenunterricht bei Pfarrer Kasparick. Es war selbstverständlich, daß wir zur Konfirmation gingen: Die Jugendweihe, obwohl seit 1954 wieder in der DDR eingeführt, spielte in unserer Gegend damals keine Rolle. So findet sich auf dem Konfirmationsbild des Jahres 1956 fast vollständig meine Schulklasse. Es fehlten nur die wenigen Schüler katholischen Glaubens. Jene waren mit ihren Eltern aus den ehemaligen Ostgebieten in unseren Ort gekommen. »Umsiedler« oder »Flüchtlinge« nannte man sie. Begriffe wie Vertreibung, Flucht,

Treck, Neuanfang hörte ich zwar von den Erwachsenen, konnte deren tieferen Sinn aber nicht erfassen. Diese Folgen des 2. Weltkrieges blieben uns Schönewaldern erspart.

Meine Mutter versah den Kirchendienst. Das beinhaltete u. a., daß werktags zweimal geläutet werden mußte, zusätzlich an Sonn- und kirchlichen Feiertagen sowie bei Taufen, Hochzeiten und Beerdigungen. Das Läuten wurde oft von mir und meinen Schulfreunden übernommen. Mir machte es keine Mühe, gleichzeitig beide Glocken in Gang zu setzen, natürlich rhythmisch abwechselnd. Das Anhalten der schweren Glocken erforderte dagegen eine besondere Geschicklichkeit, die beiden Klöppel durften nicht nachschlagen. Eine gewisse Standfestigkeit war hierbei notwendig, sonst schwebte man wie Quasimodo, der Glöckner von Notre Dame, durch die Lüfte.

Ein Musterknabe war ich nicht, zahlreiche Dummheiten wurden ausgeheckt. Wie erwähnt, habe ich in der 7. und 8. Klasse sonntags die Orgel gespielt, Taufen und Hochzeiten als Organist musikalisch begleitet. Das bedurfte natürlich Übungen an dem im Kirchengebäude fest eingefügten Instrument. War die Clique Zuhörer dieser Fingerübungen und störte uns kein Erwachsener, tönten schon mal die Lieder von Freddy Quinn und andere Schlagermelodien durch die heiligen Hallen des Gotteshauses.

Nicht missen möchte ich die Internatszeit, jener Lebensabschnitt war recht hilfreich für meine »Menschwerdung«. Frei nach dem Filmklassiker »Die Feuerzangenbowle« von Hans Reimann und Heinrich Spoerl mit dem unvergessenen Heinz Rühmann in der Hauptrolle kann ich bestätigen: »Wer in keinem Alumnat war, hat ein schönes Stück Jugend versäumt.«

Knapp acht Jahre der Schul- und Studentenzeit lebte ich in Gemeinschaftseinrichtungen, wohnte in Räumen mit bis zu acht Doppelstockbetten. Das Zusammenleben junger Menschen gleichen Alters, unterschiedlichen Charakters und Temperaments erforderte und förderte Selbstdisziplin, ordnete zwischenmenschliche Beziehungen und erlaubte zwangsläufig Einblick in sehr persönliche Seiten der Mitbewohner. Gemeinsames Studium, gemeinsame Mahlzeiten, Einschlafen nach der Uhr und Aufwachen in der Gruppe. Freud und Leid wurden geteilt. Nach den ungeschriebenen Regeln eines Internats teilte man auch die Naturalienpakete. Wir Heranwachsenden hatten immer Hunger.

Wie andere Oberschüler, die nicht am Schulort Herzberg/Elster (Bezirk Cottbus, heute wieder Land Brandenburg) wohnten, nahm ich an den Wochentagen Quartier im Internat Grochwitz, das ehemalige Schloß des Grafen von Brühl wurde ab September 1956 für drei Jahre mein zweites Zuhause. Die Trennung vom Elternhaus fiel mir anfangs nicht leicht, daher erwartete ich sehnsüchtig den Sonnabendmittag, um wieder ins 16 Kilometer entfernte Schönewalde zu kommen.

Damals wurde an den Schulen noch von Montag bis Sonnabend unterrichtet.

Gefahren wurde mit dem Fahrrad, dem Transportvehikel jener Zeit, einem unentbehrlichen Begleitutensil aller Internatsschüler. In dem Rennaissance-Bau, etwa 3 km von der Penne entfernt, wohnten auch Mädchen, natürlich von uns Jungen räumlich streng getrennt.

Für das weibliche Geschlecht hatten wir nur verschämtes Interesse, träumten gelegentlich von Romy Schneider und Brigitte Bardot, den Leinwandidolen jener Zeit. Unsere gleichaltrigen Mädel betrachteten wir als Kumpel, alberten mit ihnen herum und heckten Streiche aus. So fand sich eines Morgens das Fahrrad der schönen Jutta hoch am Fahnenmast, einem Ort, der gewöhnlich nur der Fahne der Deutschen Demokratischen Republik vorbehalten war. In der Schule gab es keinen realitätsnahen Sexunterricht, das Bild einer nackten Frau damals war eine Sensation. Das Kondom mißbrauchten wir als Spaßobjekt, füllten es im Waschraum mit Wasser, bis es platzte. Jedenfalls wurde dieser Gummiartikel von uns nicht für Lustzwecke eingesetzt.

Eines Nachts, es war nach einer Schulfeier, schlichen einige Burschen, ich mittendrin, in den im zweiten Obergeschoß gelegenen Mädchenflur. Der Weg führte vorbei an der Wohnung unseres Internatsleiters Walter Weber. Mein Herz klopfte vor Angst: Würden wir entdeckt, gäbe es großen Ärger, eventuell sogar Schulverweis.

Die Mädchen öffneten bereitwillig die Zimmertür und schlüpften wieder unter die Decken in ihren Doppelstockbetten. Ungelenk setzten wir uns auf die Bettkanten, jeder bei seiner Auserwählten. Wir hielten uns an den Händen, schwatzten, kicherten und hatten wohl auch etwas Angst. Es war mehr eine Mutprobe von uns Zehnkläßlern als das Verlangen nach dem anderen

Geschlecht. Unsere Damen interessierten sich sowieso mehr für Schüler der höheren Jahrgänge.

Der erzieherische Einfluß der Gruppe, damals nannten wir es Kollektiv, war beachtlich. Gelegentlich bedienten wir uns recht unkonventioneller Erziehungsmethoden. Johann Heinrich Pestalozzi, wohl einer der bedeutensten Pädagogen, wäre darob erschüttert gewesen. Verstand er unter Erziehung doch die Entfaltung der in der menschlichen Natur innewohnenden positiven Kräfte. So erinnere ich mich eines Mitschülers, der ausgeprägte Wasserscheu hatte. Bei der morgendlichen Waschprozedur im großen Waschraum benetzte er nur das Gesicht, die Schlafanzugjacke zog er nicht aus. Unsere diesbezüglichen spöttischen Bemerkungen blieben folgenlos. So entkleideten wir unseren Mitbewohner eines Wintermorgens, wälzten ihn im Hof durch den schneebedeckten Kohlehaufen und steckten den schreienden Delinquenten unter die Dusche. Der niederstürzende Wasserstrahl war eiskalt. Seit jenem Wintermorgen gab es kein »Waschproblem« mehr.

Geleitet wurde das Internat Grochwitz von einem feinfühligen Pädagogen. Weber preßte uns in keine starren Muster, jugendspezifische Verhaltenweisen wurden toleriert, er formte uns behutsam. Wir Adoleszenten achteten und respektierten ihn, wir verehrten unseren Heimleiter. Neben »Papa Carlo«, dem außergewöhnlichen Lehrer meiner Schönewalder Grundschulzeit, war Walter Weber ein weiterer Pädagoge, dem ich sehr viel verdanke, der mich gut auf das Leben vorbereitet hat.

Das dreijährige Internatsleben in Grochwitz verhalf mir zu einer normalen Einstellung von Einordnen und Unterordnen. Ich fühlte mich wohl in diesem Internat. Es entwickeln sich Bekanntschaften, die bis zur Gegenwart bestehen.

Im Sommer 2004, nach 45 Jahren, kehrte ich an den Ort schöner Jugenderinnerungen zurück. Bekannten Gesichtern begegnete ich nicht. Vom Zustand der Schloßanlage war ich entsetzt. Das einst imposante Gebäude war völlig verwahrlost, unbewohnbar, eine Ruine, dem Verfall preisgegeben. Man erzählte mir, daß ein Investor gesucht würde, für einen Euro könne man das Objekt erwerben. Das Renaissance-Schloß teilte nun das traurige Schicksal vieler Herrenhäuser im Osten Deutschlands.

Ein Wohnheim, das *Obtscheschitije*, lernte ich in Leningrad kennen. In unterschiedlichen Räumlichkeiten und mit verschiedenen Zimmerbewohnern war es dreieinhalb Jahre mein Zuhause. Anfangs teilte ich ein großes Zimmer mit fünf russischen Studenten und einem deutschen Kommilitonen. Es war ein Zeitabschnitt voller Überraschungen, aber auch mit viel Spaß. Der Sprache noch nicht mächtig, Gebräuche und Sitten fremdartig, unternahm ich erste Gehversuche in dem fremden Land. Damals wartete ich noch an jeder Straßenkreuzung, bis die Ampel Grün zeigte, überquerte erst dann ordnungsgemäß die Fahrbahn. Bei den Russen erzeugte mein Verhalten zumeist ein Schmunzeln, oft auch Verachtung. Die Leningrader, egal ob jung oder alt, liefen unabhängig von der jeweiligen Ampelfarbe über die Straße, dabei geschickt den hupenden Autos ausweichend. »Daran erkennt man euch *Nemzi* (Deutsche), ihr wartet bei Rot auch nachts, selbst dann, wenn weit und breit kein Auto zu sehen ist«, war der lakonische Kommentar meines russischen Studienfreundes Jura Siderov. Heute bekenne ich, mein Verkehrsverhalten wurde bald »russisch«. Farbenblind folgte ich nun dem Strom der Passanten. Zum Glück ist nie etwas passiert.

Ich erinnere mich eines wahrhaft historischen Frisörbesuches in der Stadt an der Newa. Im Oktober 1960, also sechs Wochen nach der Abfahrt aus Berlin, war ein Gang zum Frisör unvermeidbar. Jürgen, mein deutscher Mitbewohner, wollte sich anschließen. Im Wörterbuch fanden wir für Frisör das russische Wort *Parikmacher*, das erzeugte bei uns schon eine Lachsalve: »Perückenmacher!«

Aber wie sollten wir dem Frisör unseren gewünschten Haarschnitt verständlich machen? Façonschnitt, damals bei uns sehr beliebt, fand sich in keinem Nachschlagwerk. Der Zufall in Gestalt unseres russischen Zimmerkollegen Sascha kam uns zu Hilfe. Sascha war beim Frisör gewesen, seinen Kopf zierte ein tadelloser Façonschnitt.

Wir fragten ihn, dabei radebrechend unseren Wunsch erklärend. Sascha erzählte sehr viel, zeigte oft auf seinen Kopf und lachte herzlich. Wir verstanden nur Bahnhof, aber das Wort *Lüsina* wiederholte er mehrmals.

Das merkten wir uns.

Im Frisörsalon, dem Parikmacherskaja, mußten wir warten. Schließlich setzte sich Jürgen auf den breiten Stuhl vor dem großen Kristallspiegel und zeigte den Zettel, auf den wir *Lüsina* geschrieben hatten.

»Lüsina?«, fragte erstaunt der Frisör.

»Da, Lüsina«, erwiderte Jürgen recht selbstbewußt.

»Nu, choroscho«, kam die brubbelnde Antwort. Ich las in einer Zeitschrift, vernahm das Surren der Haarschneidemaschine. Ein schriller Schrei ließ mich erschrecken. Jürgen war aufgesprungen und gestikulierte mit Händen und Füßen. Er glich einem Indianer auf Kriegspfad, seinen schwarzen Haarschopf teilte mittlings eine ca. 4 cm weite leuchtende Schneise. Was nun tun? Das Werk mußte vollendet werden – die restlichen Haare fielen auf den Boden. Auf das Angebot des Glattrasierens wurde empört verzichtet. An jenem Tag nahm ich Abstand vom Haareschneiden.

Im Wohnheim schlugen wir das Wörterbuch bei »Lüsina« auf. Erschrocken sahen wir die deutsche Übersetzung – der Frisör hatte wunschgemäß unserer Bitte entsprochen. Vor dem Schlafengehen nahm Jürgen seine Mütze ab, die er seit dem Frisörbesuch standhaft getragen hatte. Unsere russischen Stubennachbarn wischten sich lachend die Tränen aus den Augen, als sie Jürgens Billardkugel sahen, und wir ihnen, so gut es ging, unsere Geschichte erzählten.

Lüsina bedeutete Glatze.

Oder der Toilettengang.

Dabei mußte ich mich im wahrsten Sinne des Worten umstellen. In unserer Gemeinschaftseinrichtung, wie auch in mir bekannten Wohnheimen Rußlands, gab es damals nur Kloschüsseln in der Männertoilette. Bar jeden Zubehörs, Klosettbrillen samt Deckel fehlten, standen die weißen Toilettenbecken reihenförmig angeordnet im Raum. Mittels schmaler Flügeltüren, oben und unten offen, erfolgte die visuelle Abschirmung zu Außenstehenden. Hinsetzen auf den schmalen Rand der Porzellanschüssel erwies sich als unbequem, also stellte man sich mit je einem Fuß auf die seitliche Umrandung und nahm die Hockstellung ein. Es bedurfte schon einiger Übung, um nicht abzurutschen, insbesondere nach dem Genuß des hochprozentigen Wodkas.

Dank beschriebener Flügeltüren war üblicherweise nicht sichtbar, ob der jeweilige »Platz« besetzt war. Nur Heribert hörte man nicht nur, er war auch zu sehen. Mit seinen 2,05 Metern konnte er sich nicht so klein machen,daß er hinter der Tür verschwunden wäre. Sein Kopf leuchtete weithin sichtbar, das Gesicht war Spiegelbild des aktuellen Entleerungsaktes.

Nach einem Jahr zog ich um in ein kleineres Zimmer. Ein russischer Assistenzarzt aus der Klinik für Innere Medizin und ein deutscher Seminarkollege waren nun meine Mitbewohner. Vieles gestaltete sich einfacher, weniger Eigenheiten waren zu beachten. Im Unterschied zum Internatsleben in Deutschland, wo es kostenlose Vollverpflegung gab, mußte ich mich im Leningrader Wohnheim selbst kümmern. Frühstück und Mittagessen nahmen wir für ein geringes Entgelt in der *Stolowaja*, dem Klinikspeiseraum, ein, das Abendbrot verzehrten wir gewöhnlich im Zimmer. Die Eßkultur ließ bei uns Junggesellen oft zu wünschen übrig, nicht selten diente die *Prawda* als Tischdecke.

Politik – aber bitte

Mein Interesse an philosophischen und somit gesellschaftspolitischen Problemen wurde bereits vor dem Abitur geweckt, im Vorbereitungsjahr auf das Auslandsstudium. Hier begann meine Suche nach einer fundierten Weltanschauung. Die Philosophie, eigentlich die Weisheitslehre, also die Wissenschaft von den allgemeinsten Entwicklungsgesetzen der Natur, der Gesellschaft und des Denkens, sollte meine Sicht von der Welt und mein späteres Handeln entscheidend beeinflussen.

Im September 1959 begann ich das Studium an der ABF. Wie viele andere Schüler aus der gesamten Republik war ich nach Abschluß der 11. Klasse von meiner Oberschule zu dieser speziellen Lehranstalt in Halle delegiert worden. Bis dato war mein Schülerdasein in relativ ruhigen Bahnen verlaufen, schulische Hausarbeiten beanspruchten nur gering meine Freizeit. Nun geriet ich unter Leistungsdruck. Ehrgeizlinge aus der gesamten Republik mit hervorragenden fachlichen Leistungsnoten, vorwiegend aus den sozialen Schichten der Arbeiter und Bauern, trafen an dieser Eliteschule zusammen. Es erwartete uns eine fundierte Ausbildung, naturwissenschaftlich aber auch gesellschaftspolitisch geprägt, besonders ausgerichtet für ein Studium im Ausland, in der Sowjetunion oder in anderen sozialistischen Staaten. Zum Lehrstoff gehörte selbstverständlich ein gut durchdachter Unterricht der russischen Sprache. Das Internat, in dem alle Studenten wohnten, war ein Teil der Lehranstalt, es wurde in unsere fachliche und weltanschauliche Erziehung mit einbezogen. Wir verblieben auch an den Wochenenden in der Gemeinschaftseinrichtung, durften nur alle 4 bis 6 Wochen und an einigen Feiertagen nach Hause fahren. Im wahren Sinn den Wortes waren wir Alumnen dieser Erziehungs- und Ausbildungseinrichtung.

Mit 17 Jahren war ich bereits Student, da diese Institution Teil der Hallenser Universität war, bekam ein Stipendium und später sogar Leistungsstipendium. Ich besuchte den biologisch-medizinischen Studienzweig. Der Dominanz naturwissenschaftlicher Fächer mußten Musik und Kunsterziehung weichen, diese beiden Fächer fehlen auf meinem Abiturzeugnis. Für das hohe Niveau unserer fachlichen Ausbildung sei meine Abiturprüfung im Fach Biologie angeführt. Ich hatte ein Maus zu sezieren und die Anatomie der Bauch- und Brustorgane zu beschreiben. Insbesondere waren topographische Gesichtspunkte, also die Lagebeziehung der verschiedenen Organe, zu erläutern. Normalerweise gehörte diese Aufgabenstellung erst in den Lehrplan von Biologie- und Medizinstudenten.

Von den Theorien des Denkens und der Entwicklung in Natur und Gesellschaft war ich fasziniert. Das war etwas anderes als der Gegenwartsunterricht und die Staatsbürgerkunde an der Oberschule. Wir mußten Originalschriften von Kant, Hegel und Feuerbach lesen. Wert- und Mehrwerttheorie erschienen mir logisch. Die Marxsche Darlegung der Quellen menschlicher Ausbeutung und der Aneignung fremder, unbezahlter Arbeit in seinem Hauptwerk »Das Kapital« fand ich genial. Ich begeisterte mich nicht nur am geschliffenen Wort von Marx und Engels, sondern auch an der humanistischen Gesinnung dieser Klassiker. Marx forderte die Umsetzung der Philosophie in die Praxis. So heißt es in seiner 11. Feuerbach-These: »Die Philosophen haben die Welt nur verschieden interpretiert, es kommt darauf an, sie zu verändern.«

Die Darlegung philosophischer Denkweisen erfolgte allerdings zu einseitig. So behandelten wir fast ausschließlich die von Marx und Engels erarbeitete Beantwortung der philosophischen Grundlage nach dem Verhältnis von Sein und Bewußtsein. In Auseinandersetzung mit der idealistischen Dialektik Hegels und dem abstrakten Materialismus Feuerbachs hatten Marx und Engels ihre Philosophie des dialektischen und historischen Materialismus begründet. Werke anderer großer Vordenker, die einen großen Einfluß auf Psychologieforschungen sowie auf Literatur und Musik des 19. und 20. Jahrhunderts ausgeübt hatten, waren für uns schwer zugänglich. Friedrich Wilhelm Nietzsche, der von Schopenhauer den Willen als übersinnliches Prinzip der Welt übernommen hatte, wurde wegen seiner von den Nationalsozialisten mißbrauchten Gedanken vom »Willen zur Macht« und der »Herrenmoral« von der DDR bis Mitte der 80er Jahre totgeschwiegen. Ebenfalls fehlte Arthur Schopenhauer in unserem Lehrplan. Mit seiner pessimistischen Philosophie machte ich erst später bei den Werken Richard Wagners Bekanntschaft. So fand seine lebensverneinende Philosophie ihren Niederschlag in der Oper »Tristan und Isolde«. Auch in den Werken von Siegmund Freud und Thomas Mann ist philosophisches Gedankengut Schopenhauers und Nietzsches enthalten.

Die Vorliebe für Werke bedeutender Philosophen setzte sich beim Medizinstudium in Leningrad fort. Mühsam las ich nun ihre Originalschriften in der russischen Übersetzung, war beeindruckt vom Gedankengut dieser großen Menschen. Aber die Begeisterung an der Theorie des Sozialismus, des Strebens nach einer gerechten Gesellschaft war nur eine Seite der Medaille. Praktische Umsetzung des Marxismus-Leninismus im Mutterland des Kommunismus führte bei uns Studenten zu vielen Fragen. Wir bemerkten gewisse Diskrepanzen zwischen den in der DDR angestimmten Lobgesängen über die Verhältnisse im Gastland und den tatsächlichen Bedingungen vor Ort. Obwohl ich damals noch andere Vorstellungen zur linken Anwesenheit im Weltgeschehen hatte, war mir die überall zu lesende Losung zu simpel, zu kindlich: »Der Sozialismus siegt, weil er wahr ist«.

Unsere soziale Lage in der Stadt an der Newa, im »Venedig des Nordens«, war gut. Als DDR-Studenten bekamen wir monatlich 75 Rubel, eine Geldsumme, die uns einen bescheidenen Luxus ermöglichte. Kleidung mußten wir in Leningrad nicht kaufen, hatten sie in unseren riesengroßen Koffern aus der Heimat mitgebracht. Die Unterbringung im *Obtscheschitije*, dem Wohnheim, war fast kostenlos und kostete nur wenige Rubel, Lehrbücher standen uns leihweise zur Verfügung. Unser Stipendium entsprach damals dem doppelten Monatsgehalt einer Krankenschwester oder dem Verdienst des Arztes am Berufsbeginn. Arbeiter und Sicherheitskräfte wurden besser vergütet als die Mitarbeiter des »unproduktiven« Gesundheitswesens. Ein 20jähriger Busfahrer bekam ein monatliches Salär von 170 Rubel. Mein »Pflegevater«, Boris Sidorov, einst Major der Grenztruppen und seit dem 48. Lebensjahr im Ruhestand lebend, konnte mit der monatlichen Pension von über 270 Rubel seine fünfköpfige Familie gut versorgen. Sidorovs bewohnten eine schmucke Zweieinhalb-Zimmerwohnung in einem gepflegten Neubaugebiet. Sie hatten eine abgeschlossene Wohnung – damals eine Traumvorstellung für die meisten Familien Leningrads. Normalerweise gab es Kommunalwohnungen, d. h. mehrere Familien teilten sich Korridor, Toilette, Bad und Küche. »Es sind Übergangslösungen«, wurde uns entschuldigend erläutert, »die Folgen des Großen Vaterländischen Krieges sind noch nicht überwunden. In wenigen Jahren wird für alle Bürger ausreichend Wohnraum zur Verfügung stehen«.

Diese Argumente hörte ich auch von deutschen Antifaschisten, von Überlebenden der Konzentrationslager. Ich habe damals ihren Worten vertraut, ich habe den Zielen vertraut, wie sie Sozialdemokraten und Kommunisten vertraten, die das Nazireich überlebt hatten.

Das reale Leben der Leningrader Bevölkerung und aufkeimende Zweifel an der zu laut verkündeten Überlegenheit des sozialistischen Systems konnten aber meine Begeisterung weder für die Stadt an der Newa mit ihren unzähligen Kulturschätzen dämpfen noch meine Hochachtung für die russischen Menschen beeinflussen. Das wunderschöne Leningrad mit seinem barock-klassizistischem Stadtbild, seiner geschlossenen Bauweise, den breiten Prospekten, weiten Plätzen, großzügigen Parkanlagen und vielfältigen Uferstraßen, das 2003 nun wieder als St. Petersburg sein 300jähriges Bestehen gefeiert hat, ist eine relativ junge Metropole. So wurde Nowgorod, eine der ältesten russischen Städte bereits 859 in der Chronik erwähnt. Diese Stadt hatte schon 1045 einen Kreml. Auch Moskau, von 1480 bis 1712 Hauptstadt des Riesenreiches, wurde bereits 1147 urkundlich erwähnt. Zar Peter I. schuf mit dem weiteren Ausbau von St. Piterburch ein neues Reichszentrum mit europäischer Atmosphäre, er öffnete damit 1703 wahrlich ein Fenster nach Europa.

Wenn ich an die Studentenjahre 1960 bis 1964 denke, erinnere ich mich unzähliger kultureller Ereignisse. Aus dem Radio, vom Schallplattenspieler, im Konzertsaal und auf der Bühne erklang die einschmeichelnde Musik von Pjotr Iljitsch Tschaikowsky. Wie oft habe ich mir *Schwanensee* angesehen, geboten vom wohl einzigartigen Ensemble des Kirow-Balletts im klassisch-russischen Tanzstil. Unser »Tanz der kleinen Schwäne«, ausgeführt mit meinen russischen Kommilitonen im Studentenheim war dagegen nicht so vollendet. Wir tanzten abends im Pyjama. Guter russischer Wodka, den wir aus den üblichen 200 Gramm-Gläsern, den Allzweckgefäßen für Wasser, Limonade, Wein und Krimsekt, getrunken hatten, beflügelte die Tanzschritte. Unvergessen die Ballettaufführungen von *Dornröschen* und *Don Quichotte* des Mariinskij-Theathers (damals Kirow-Theater), dem bis 1961 auch Rudolf Nurejew angehörte. Ich genoß Kunst und Kultur in dieser außergewöhnlichen Stadt. Glinkas *Ruslan und Ljudmilla* nach dem Versepos Puschkins, wie auch *Sadko* oder *Das Märchen vom Zaren Saltan* von Rimskij-Korsakow erlaubten mir einen Einblick in die russische Geschichte, ich genoß die russische Seele. Rußland ist nicht mit dem Verstand zu begreifen – ohne Herz bleibt man in diesem Land ein Fremder. Rimskij-Korsakow war ein Interpret der russischen Volksmusik, dessen Spätwerke von Richard Wagner beeinflußt wurden.

Die Leningrader Zeit hat mich geprägt, die Jahre meines Medizinstudiums waren ausschlaggebend für grundlegende Entscheidungen in meinem Leben. Hier entdeckte ich meine Liebe zum Fachgebiet Chirurgie, in dieser Stadt wurde ich Mitglied einer politischen Partei. Damals war ich in einem Alter, in dem man noch sehr empfänglich ist für äußere Ereignisse, wo man noch meint, die Welt verbessern zu können, wo man noch alles glaubt, was Politiker erzählen. In Leningrad erwiesen mir Russen Zuneigung, die man als Deutscher an solchem Ort nicht erwartet hätte. Maria Ivanovna, die Mutter meines Studienkollegen Jura Sidorow, wurde mir eine Pflegemutter. Oft saß ich in ihrer Küche und verspeiste mit großem Appetit russische Hausmannskost. Meine Pflegemutter hörte mir zu und tröstete mich, wenn ich Weltschmerz oder Heimweh hatte. Auch meinen Liebeskummer konnte ich ihr anvertrauen. 1964 begegneten sich meine leibliche und meine Pflegemutter in Leningrad. Zuerst musterten sich die beiden etwa gleich großen Frauen, sie waren klein und von zarter Statur, dann redeten sie unaufhörlich aufeinander ein. Die eine Frau sprach kein Wort Russisch, die andere beherrschte nur ein paar Brocken Deutsch, die sie von mir aufgeschnappt hatte. Verstanden haben sich die beiden Frauen aber prächtig. Jetzt hatte ich wirklich zwei Mütter.

Die vielfältigen Eindrücke und Erlebnisse in dieser Stadt, aber auch die Tatsache, daß ich – aus sehr einfachen Verhältnissen kommend – die Chance erhalten hatte, Medizin zu studieren, trugen wesentlich dazu bei, daß ich im ersten Studienjahr Mitglied der Sozialistischen Einheitspartei Deutschlands wurde. Ich empfand Dankbarkeit gegenüber meinem Staat DDR, die ich zugleich auch als Verpflichtung verstand: Ich wollte ein guter Arzt werden. In dieser Partei, so glaubte ich, würde ich mithelfen können, daß es nie wieder Krieg und nie wieder Faschismus, nie mehr Antisemitismus und Chauvinismus gäbe. In Erinnerung an das Leid, das Leningrad während des Krieges erdulden mußte, konnte ich mich der Schuldgefühle nicht erwehren. Unsere Väter und Großväter in Wehrmachtuniform hatten sich schuldig gemacht. Diese Last wollte ich abtragen helfen.

Aber es gibt auch andere Erinnerungen an meine Studienzeit in der UdSSR, an die eines diktatorischen, unbeweglichen und im Bürokratismus erstarrten Landes. In jenen Jahren war die Einschränkung der persönlichen Freiheiten für die sowjetischen Bürger noch restriktiver als in der DDR. Viele Städte und zahlreiche Landstriche des Riesenreiches galten als *sakritij*, waren für den Normalbürger nicht zugänglich. Das Reisen innerhalb des Landes war erschwert. Hotelzimmer gab es in der Regel nur per »Dienstbefehl«, ausgestellt von den betrieblichen Einrichtungen und der Miliz. Unter diesen Bedingungen blühte die Korruption, Bestechungsgelder waren einfach üblich. Wir deutschen Studenten konnten das Leningrader Gebiet nur mit Genehmigung des Ausländer-Dekanats unserer Medizinischen Hochschule für konkret ausgewiesene Bestimmungsorte verlassen. Am Zielort mußte die Miliz unsere Ankunft registrieren.

Unvergessen auch mein erster *Subbotnik* in Leningrad. Für Leser jenseits des ehemaligen sozialistischen Wendekreises ist der Terminus Subbotnik sicherlich erklärungsbedürftig. Der Begriff leitet sich her vom russischen Wochentag *Subbota*, also Sonnabend, und ist die Chiffre für freiwillige, unentgeltliche, kollektive Arbeit. Ein erster Subbotnik soll am Sonnabend, den 12. April 1919, im Depot eines Moskauer Güterbahnhofes mit Lenin stattgefunden haben. Diese Form gemeinnütziger Arbeit erlebte ich in der DDR recht häufig. Als Student, Assistenzarzt und Klinikdirektor nahm ich teil an Aufräumarbeiten im Krankenhaus oder säuberte gemeinsam mit meinen Arbeitskollegen Vorgärten oder Parkanlagen im Klinikgelände.

Wir deutschen Studenten des Studienjahres 1960/61 wollten uns gegenüber den russischen Gastgebern dankbar erweisen und beschlossen, bei dringend notwendigen Aufräumarbeiten im Anatomischen Institut zu helfen. Dekanat und Verwaltung der Medizinischen Einrichtungen waren erfreut ob dieses Angebotes und stellten Arbeitsgeräte zur Verfügung.

An einem Wochenende im Oktober 1960 standen wir pünktlich um 9.00 Uhr vor der imposanten Tür des Anatomischen Institutes (im europäischen Teil Rußlands beginnt gewöhnlich das öffentliche Leben um 9.00 Uhr). Die Pforte war verschlossen. Nach längerem Rufen und Klopfen erschien ein übellaunig dreinschauender Pförtner in großen Filzpantoffeln. »Schto wü chotitje?« Was wollt ihr?

»Den angemeldeten Subbotnik beginnen.«

»Spravka, die Genehmigung«, kam monoton als Erwiderung. Wir waren sprachlos. Hatten Dekanat und Institutsleitung den Pförtner nicht informiert.

Wir telefonierten mit dem Dekan und konnten schließlich stolz einen *Prikas*, also eine schriftliche Anordnung mit vielen Stempeln, vorweisen.

»Die Anordnung des Dekans interessiert mich nicht, ich brauche ein Schreiben meines direkten Vorgesetzten, meines Brigadiers«, vernahmen wir nun recht fassungslos.

Der »oberste« Pförtner verbrachte sein Wochenende auf der Datsche, 40 km entfernt von der Stadt. Erneut lange Telefonate, gegen 11.00 Uhr kam schließlich der telefonische Befehl, den deutschen Studenten beim Subbotnik zu helfen.

Freundlich öffnete nun der Wachmann die große Tür, er war ausnehmend zuvorkommend. Gegen 14.00 Uhr mußten wir gehen, mehr war uns nicht bewilligt worden. Große Bereitschaft – giftige Bürokratie – geringer Nutzen ... Nur gut, daß es so etwas heute in Deutschland nicht gibt. Oder sollte ich mich irren?

Wir lebten in Leningrad recht abgeschlossen von der übrigen

Welt, vernahmen daher wenig von der trotzigen Rebellion der Jugend in den westlichen Ländern. Es war die Zeit der stürmischen 60er Jahre, in der die Röcke immer kürzer und die Haare immer länger wurden. Mit ihrer Rockmusik intonierten die Beatles Rebellion, Provokation und Lebensfreude, die Popgruppe wurde zum Symbol für verändertes Denken und Leben der Jugendlichen. Diese Bewegung erreichte uns in der Stadt an der Newa erst zeitverschoben und recht fragmentarisch.

Als Student lebte ich mehrere Jahre in jener Stadt, wo mit der Ermordung Kirows am 1. Dezember 1934, des 1. Sekretärs der Leningrader Parteiorganisation, die *Tschistka* (Säuberung), die Liquidierung politisch verdächtiger oder mißliebiger Personen, in großem Umfang begann. Stalins »Säuberungen« durchschüttelten wiederholt die sowjetische Gesellschaft. Damit wurde nicht nur die Partei diszipliniert, sondern auch in einem berüchtigten Lagersystem eine Armee von Arbeitssklaven geschaffen.

1956, drei Jahre nach Stalins Tod, hatte auf dem XX. Parteitag der Kommunistischen Partei der Sowjetunion Chruschtschow mit dem Generalissimus abgerechnet. Für mich wie für viele junge Leute, die als Anhänger der sozialistischen Ideale an Freiheit, Gleichheit und Brüderlichkeit glaubten, waren diese Enthüllungen ein großer Schock. Nur zu gut erinnere ich mich an riesengroße Stalinbilder in der Grundschule und den anderen öffentlichen Gebäuden, an die Lobpreisungen und Hymnen auf »Väterchen Stalin«.

Das wahre Ausmaß der Stalinschen Schreckensherrschaft habe ich erst im Verlauf einiger Jahrzehnte erfahren. In den Gulags (Gulag = *Glawnoje uprawlenije lagerj*, also Hauptverwaltung des Straflagersystems) kamen wahrscheinlich 20 Millionen Menschen ums Leben. »Meine Wut auf Stalin und Konsorten, die mich mit ihrer Scheiß-Politik und ihren Grausamkeiten um meine Hoffnungen auf eine friedlichere und gerechtere Welt betrogen haben, ist unermeßlich«, höre ich noch heute meinen Freund Heinz sagen. Der zehn Jahre Ältere war 1958 einer der jüngsten Betriebsdirektoren in der DDR gewesen, er verstarb im schicksalsschweren Jahr 1989.

Wiedersehen an der Newa

Im Herbst 1996 besuchte ich das erste Mal nach dem Zusammenbruch der Sowjetunion Rußland, mehr als zehn Jahre war ich

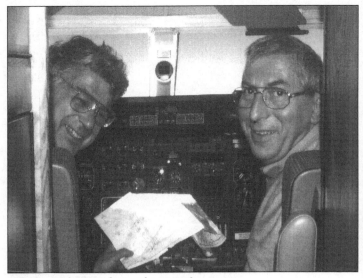

Mit Freund Max als Kopilot, 1996

nicht in diesem Land gewesen. Im September flog ich mit einer Expertengruppe nach Jekaterinburg (von 1924 bis 1991 hieß die Stadt Swerdlowsk). 1723 wurde der Ort mit dem Bau einer Eisenhütte gegründet – die Stadt entwickelte sich rasch zum Industrie- und Verwaltungszentrum des Urals und wurde »Rußlands eisernes Herz« genannt. Hier beginnt die Transsibirische Eisenbahn. In Jekaterinburg endete 1918 auch die Zarenfamilie, nachdem sich deren Verwandtschaft in Westeuropa geweigert hatte, ihr Exil zu gewähren. Hinterher wollte sich keiner mehr daran erinnern. Stattdessen warf man den Bolschewiken Mord vor.

Zweck unserer Reise war ein Besuch des 1. Swerdlowsker Gebietskrankenhauses, der führenden Einrichtung des staatlichen Gesundheitswesens in jener Gegend. Ich sollte einen Vortrag über ein privatwirtschaftlich geführtes Krankenhaus halten. Insbesondere sollte ich die Organisationsformen der Herzchirurgie in einem Privatkrankenhaus erläutern. An dieser Problematik, so hieß es, bestehe ein großes Interesse. Die Kollegen in Jekaterinburg mußten täglich schmerzhaft zur Kenntnis nehmen, daß der Staat nicht in der Lage war, die katastrophale Situation des Gesundheitswesens zu verbessern. Also suchten sie von sich aus nach anderen Wegen, um die Misere zu überwinden.

Die lebhaften Reaktionen der Zuhörer gaben mir zu erkennen, daß ich die Feinheiten der russischen Sprache noch nicht verlernt hatte. Sodann zeigte man mir die Klinik. Das Bemühen der dortigen Kollegen, herzkranken Menschen durch einen operativen Eingriff helfen zu wollen, war bewundernswert. Die technische Ausrüstung war katastrophal, es gab faktisch nichts. Es mangelte an Handschuhen, Einmal-Kanülen und Verbandsmaterial. Moderne Geräte zur Überwachung von Patienten während und nach dem operativen Eingriff fehlten. War es Mut oder schon Leichtsinn, unter diesen Bedingungen Herzoperationen vorzunehmen?

Wenn beispielsweise ein Herzklappenersatz vorgesehen war, mußte der Patient oder seine Angehörigen nach Moskau fahren, um mehrere Größen einer bestimmten Kunstklappe abzuholen. Nach erfolgtem herzchirurgischen Eingriff wurde die verwendete Klappenprothese bezahlt, die unbenutzten Modelle schickte man nach Moskau zurück.

»Medikamente und Essen bitte selber mitbringen«, war ein Artikel im *Deutschen Ärzteblatt* überschrieben, der die Situation eines renommierten Krankenhauses in St. Petersburg schilderte. Diese Überschrift hätte ich auch für den Zustandsbericht der Swerdlowsker Klinik wählen können. Das Gesundheitssystem in Rußland befand sich in Agonie. Die staatliche Sicherung der Gesundheitsfürsorge war zusammengebrochen. Auch im Gesundheitswesen, einschließlich der Herzchirurgie, schienen die Gesetze des grauen Marktes zu gelten – Tausch von Waren und Dienstleistungen oder Sofortzahlung bei entsprechender Finanzkraft.

Die Gastfreundschaft litt allerdings nicht unter der allgemeinen Not. Wir besuchten den Ort, wo Europa und Asien aufeinandertreffen. Am Punkt »Eurasien« standen wir mit einem Bein in Europa und mit dem anderen in Asien und freuten uns über diesen Spaß wie die Kinder. Wer konnte zur gleichen Zeit schon in zwei Erdteilen sein?

Der Besuch in der *Banja*, der russischen Sauna, inmitten einer endlosen Seenlandschaft am Fuße des Urals war ein Labsal für Körper und Seele. Die Tische in dem benachbarten, ganz aus Holz gefertigtem Häuschen bogen sich unter der Last unzähliger Speisen und Getränke. Der Kaviar (roter und schwarzer) wurde wie in früheren Zeiten mit dem Suppenlöffel gegessen. Lachs, Stör und Kabeljau waren im Übermaß vorhanden. Auf meine erstaunte Fra-

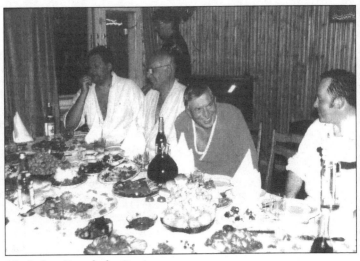

Nach dem Besuch der Banja

ge »Wer bezahlt denn das alles, wo kommt das her?« kam die lakonische Antwort: »Geht schon in Ordnung!«

Während unseres Aufenthaltes in Jekaterinburg wohnten wir in einem abgeschirmten und gesicherten Hotel – es war das ehemalige Gästehaus des Gebietsparteikomitees der Kommunistischen Partei der Sowjetunion.

Bei einem Spaziergang durch die Stadt wurde uns auch das Gebäude des ehemaligen Parteikomitees des Gebietes Swerdlowsk gezeigt. Boris N. Jelzin, zu jener Zeit Präsident Rußlands, residierte hier von 1976 bis 1985 als 1. Sekretär. »Tempora mutantur et nos mutamur in illis« – die Zeiten ändern sich, und wir ändern uns (in) mit ihnen ...

Meinen 57. Geburtstag feierte ich in St. Petersburg. Dank meines langjährigen Freundes Max konnte ich an diesem Septembertag des Jahres 1998 auf dem Newskij-Prospekt, der Prachtstraße dieser wunderschönen Stadt mit meiner Frau und Freunden spazieren. Nach 25 Jahren besuchte ich den Ort, wo ich einen Teil meines Medizinstudiums absolviert hatte. Die Stadt liegt beidseits der 300 bis 600 Meter breiten Newa sowie auf 42 Inseln des Flußdeltas. Da etwa 40 Flußarme und 20 Kanäle, über die Hunderte von Brücken führen, das Stadtgebiet durchziehen, trägt St. Petersburg mit gutem

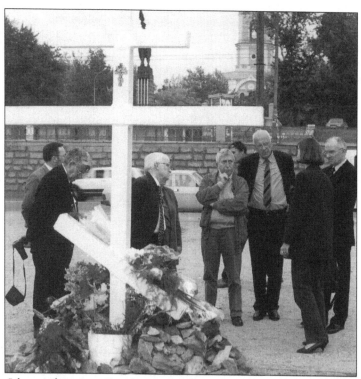

*Jekaterinburg, am Ort der Zarenhinrichtung: Das Haus ließ seiner-
zeit der dortige Parteisekretär Boris Jelzin schleifen*

Recht den Namen *Venedig des Nordens*. Die geschlossene Bauweise
mit breiten Straßen, weiten Plätzen und großzügigen Parkanlagen
sowie die freie Aussicht zum Meer prägen das vorwiegend barock-
klassizistische Stadtbild. Von den über 50 Museen sind insbesondere die weltberühmte Eremitage im spätbarocken Winterpalais Rast-
rellis und das Russische Museum hervorzuheben.

Gemeinsam mit unseren Bekannten hatten wir eine wunderbare Zeit in dieser bemerkenswerten Stadt. Begeistert waren wir von
Verdis »La Traviata«. In Rußland gibt es bei den klassischen Stücken
in der Oper noch »richtige« Bühnenbilder mit verträumten Lauben
und Rosenstöcken. Auch wenn es altmodisch ist – mir gefällt dies
besser als die oft leeren, kargen Bühnen in Deutschland, wo gelegentlich nur Leinentücher hängen mit der Aufschrift »Wald«.
Während der Pause besorgte ich Kaviar-Schnitten mit Krim-Sekt

für uns sechs Personen. Im Hochgefühl meiner überschäumenden Freude meinte ich leichtsinnig, der Preis für dieses »Pausenmenü« sei aber sehr niedrig. Unsere russische Begleiterin sah mich darauf mit großen Augen an und sagte leise: »Für diese Pausenhäppchen hätte meine Mutter ein Drittel ihres Monatsgehaltes hinlegen müssen.« Ihre Mutter war Professorin an der Medizinischen Hochschule, an der ich studiert hatte.

Selten habe ich mich so geschämt wie an jenem Abend.

Beim Spaziergang durch die Stadt mußte ich schmerzlich zur Kenntnis nehmen, daß das Leningrad meiner Erinnerung nicht mehr existierte. Erschüttert war ich insbesondere über die überall erkennbare Armut eines Großteils der Bevölkerung und über den Zustand der historischen Bauwerke. Trotz einiger restaurierter Gebäude war der Verfall nicht zu übersehen. An den Straßenrändern der Prachtalleen oder auf den Märkten, wo es alles im Übermaß zu kaufen gab, saßen Hunderte von Menschen, vorwiegend der älteren Generation, und boten ihre armseligen Habseligkeiten für ein paar Rubel an. Es war kein Geheimnis, daß Schnürsenkel, Kochtöpfe und ähnliche »Waren« verkauft wurden, um mit dem Erlös ein Essen zu bezahlen. Es war schon erbärmlich zu sehen, daß im größten Land der Erde, in einem mit Bodenschätzen und fruchtbaren

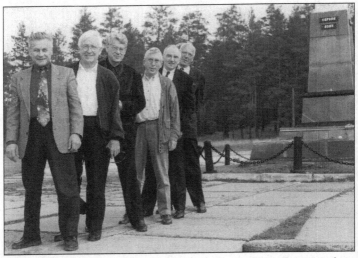

Mit beiden Beinen auf dem Boden und den Füßen auf zwei Erdteilen: die Grenze zwischen Europa und Asien

Äckern gesegnetem Areal, mehr als ein Drittel der Bevölkerung unter der Armutsgrenze lebte.

Als Kontrast dazu sah man Gruppen wohlgenährter junger Männer in dunkler Kleidung, die für eine sogenannte Ordnung sorgten. Die staatlichen Schutz- und Ordnungsorgane waren zu schwach, teilweise sogar hilflos, um ein geregeltes und sicheres Nebeneinander der Menschen zu gewährleisten. Mir wurde bald klar, warum gegenwärtig ein Besuch Rußlands nur unter dem Schutz von Freunden oder bestellten Bodyguards zu empfehlen sei.

Mit großer Skepsis verfolge ich die gegenwärtige Entwicklung in Rußland. Nach den Chaotenjahren unter Jelzin erlebt dieses Land nun die erneute Stärkung der Zentralgewalt des Kremls. »Es existiert nun eine neue Sowjetunion, diesmal ohne Kommunismus, aber wieder mit der Herrschaft einer Partei, der Putin-Partei ›Geeintes Rußland‹«, erklärte mir ein russischer Kollege. Ohne Zweifel gibt es Licht in der Wirtschaft unter dem »roten Zaren«, aber auch Schatten in der Demokratie. Die Russen rechnen dem smarten Sportsmann und Ex-KGB-Oberstleutnant hoch an, daß er immer hellwach und nüchtern ist. Kann aber Putin die dringend notwendigen Veränderungen in diesem Riesenreich herbeiführen, wird seine Politik der »Diktatur des Gesetzes«, der »gelenkten (verordneten) Demokratie« zum Erfolg führen? Oder wird mit dem Hammer passend gemacht, was nicht in die Einheitsfront paßt?

Es war nicht alles schlecht

»Was hältst du von der Ostalgiewelle?«, fragte ich einen 65jährigen Bekannten aus Berlin, der bis 2002 im Schuldienst stand.

»Da ich noch nicht an Alzheimer leide, fällt mir einiges ein, was ich mir durchaus herbeisehne: die Polikliniken und das klar gegliederte, effektive Schulsystem, unbewaffnete Schulkinder, kaum Schwänzer, Elternbeiräte ... Sorglos nachts um 3.00 Uhr durch Straßen und Parkanlagen Berlins schlendern ... Und, Herrgott, keine Nazis und keine Nachfolger von denen.

Gewiß: Was ich mir nicht mehr herbeiwünschte, weißt du auch. Wir haben geglaubt, der Mensch sei von Natur aus gut und werde durch die gesellschaftlichen Umstände verdorben – man müsse eben nur die richtige Gesellschaftsordnung schaffen. Das Sein bestimmt das Bewußtsein, war halt der philosophische Leitsatz in der

DDR. Aber den Menschen neuen Typus konnten wir im Sozialismus nicht backen.«

Arbeitslose und Obdachlose unter der Brücke gab es nicht.

In der DDR konnte jeder befähigte Bürger einer Beschäftigung nachgehen, das Recht auf Arbeit war in der Verfassung verankert. In der ersten Verfassung der jungen Republik von 1949 heißt es im Artikel 15: »Die Arbeitskraft wird vom Staat geschützt, das Recht auf Arbeit wird verbürgt ...«

In der Verfassung der Deutschen Demokratischen Republik von 1968 und ihrer Ergänzung sowie Änderung von 1974 wird das Arbeitsrecht für jeden Staatsbürger festgeschrieben: »Jeder Bürger der Deutschen Demokratischen Republik hat das Recht auf Arbeit. Er hat das Recht auf einen Arbeitsplatz und dessen freie Wahl entsprechend den gesellschaftlichen Erfordernissen und den persönlichen Qualifikationen.«

Früher als Selbstverständlichkeit der Nichtbeachtung anheimgefallen, begriffen die Ostdeutschen nach der Wende, was es im Leben bedeutet, Arbeit zu haben. Arbeitslosigkeit betrachte ich als Variante der Freiheitsberaubung: Dem Menschen wird die Würde genommen, man beraubt ihn seiner Existenz.

An Weiterbildungsmaßnahmen war man staatlicherseits interessiert, der Betrieb förderte und forderte die Qualifikation seiner Mitarbeiter. Für den Aus- und Weiterzubildenden entstanden dafür keine Kosten. Ich habe erlebt, daß Kliniken und Polikliniken bestrebt waren, möglichst viele Fachärzte und Fachschwestern zu haben. Das Mentorensystem bewährte sich, die Kanditaten fühlten sich nicht alleingelassen. Aus heutiger Sicht war das Weiterbildungssystem des DDR-Gesundheitswesen beispielgebend, es entsprach hohen Ansprüchen.

Und die gute alte Poliklinik!

Wer hätte an ihre Reanimation gedacht!

Das Gesundheitszentrum am Ostberliner Alexanderplatz, vor wenigen Jahren noch als Auslaufmodell in der ambulanten medizinischen Betreuung betrachtet, soll Modell für die *Integrierte Versorgung* im vereinten Deutschland werden, sie heißen künftig *Medizinisches Versorgungszentren*.

Auf einer Fachkonferenz im November 2003 anläßlich des 80jährigen Bestehens dieser Berliner Gesundheitseinrichtung (»Haus der Gesundheit«), bezeichnete Ministerin Ulla Schmidt

(SPD) die Gesundheitszentren auf dem Gebiet der DDR als »Goldkorn« der Gesundheitsreform.

Im Unterschied zu den Polikliniken alter Prägung können sich aber nun sowohl angestellte als auch freiberufliche Vertragsärzte ansiedeln. Das »Haus der Gesundheit« im Zentrum Berlins mit seinen 15 Arztpraxen, verteilt auf fünf Etagen, ist eine der noch etwa 30 existierenden Gesundheitszentren Berlins und Brandenburgs, der Rest von einst mehr als 1.600 ostdeutschen Polikliniken und Ambulatorien. Während meines Medizinstudiums und im Rahmen des Bereitschaftsdienstes beim Rettungsamt war ich des öfteren in dieser Vorzeigeeinrichtung des hauptstädtischen Gesundheitswesens und nahm teil an der »Behandlung auf kurzen Wegen«.

Polikliniken, in denen der kranke Mensch vom Allgemeinmediziner bis zum Facharzt, dem Röntgen, Labor und dem Zahnarzt alles unter einem Dach vorfindet, sind keine Erfindungen der DDR oder der Sowjetunion.

Die ersten derartigen Einrichtungen entstanden in den 20er Jahren des vergangenen Jahrhunderts als Reaktion auf einen Streik Berliner Ärzte durch Betreiben der gesetzlichen Krankenkassen. In den von den Kassen gegründeten Ambulatorien stellte man Mediziner ein, um somit den Streik zu brechen. Im Bergbau des Ruhrgebietes wurden in der Weimarer Republik die betriebswirtschaftlich recht günstige poliklinische Idee verwirklicht. Zur Behandlung der bei den Kumpeln häufig vorkommenden Knochenbrüche und der Silikose bestellten die Knappschaftskassen Traumatologen und Lungenärzte. Beide medizinische Fachrichtungen benötigten Röntgenapparate und Laboratorien. Um den Arbeitsausfall der Hauer gering zu halten, wurden zusätzlich Zahnärzte in den errichteten Betriebs-Polikliniken untergebracht. Gynäkologen und Pädiater betreuten Ehefrauen und Kinder der Betriebsangehörigen. Somit ermöglichten die aus rein pekuniären Überlegungen entstandenen Betriebs-Polikliniken ein enges konsiliarisches Zusammenwirken der Ärzte unter einem Dach. Die diagnostischen und therapeutischen Gerätschaften konnten kostengünstig genutzt werden, und die Werksangehörigen nebst ihren Familien waren zufrieden ob zeitsparender und fachspezifischer Behandlung. Im Dritten Reich schloß man die Polikliniken.

Nach dem 2. Weltkrieg erfolgte in der Sowjetischen Besatzungszone und im ostdeutschen Staat ein flächendeckender Aufbau der ambulanten Gesundheitseinrichtungen. 1989 existierten 626 Polikliniken, davon 151 Betriebs-Polikliniken und 1.020 Ambulatorien. Die Ambulatorien, sogenannte kleine Polikliniken, waren vorwiegend auf dem Lande angesiedelt. In einer allgemeinen Poliklinik gab es mindesten fünf ärztliche Abteilungen (Allgemeinmedizin, Innere Medizin, Chirurgie, Gynäkologie und Geburtshilfe, Pädiatrie) nebst eines Zahnarztes. Oft war noch eine Arzneimittelausgabe bzw. Apotheke angeschlossen. Röntgeneinrichtungen, Labor und Physiotherapie wurden gemeinsam genutzt. Die Ganzheitsbetrachtung des kranken Menschen und seine komplexe Behandlung waren somit gewährleistet. Aufwand und Kosten hielten sich in Grenzen.

Der Einigungsvertrag bewertete dies aber anders: Polikliniken waren Auslaufmodelle, bis Mitte der 90er Jahre sollten sie abgewickelt werden. Das westdeutsche Schema der Gesundheitsversorgung, obwohl die substantielle Krise in jenen Jahren schon zu bemerken war, sollte ohne Abstriche auf den Osten übertragen werden. Eine Chance zur fälligen Veränderung wurde vertan.

Nun stehen die Polikliniken vor einer Renaissance. Die bundesweit etwa 500 erwarteten Medizinischen Versorgungszentren werden als Protagonisten für eine Integrierte Versorgung betrachtet. Insbesondere private Krankenhausträger beabsichtigen Versorgungszentren an ihre Kliniken anzugliedern. Aus einer alten bewährten Idee wurde nun ein neuer Name in einem anderen gesellschaftlichen System.

Einige Wertvorstellungen in den sozialistischen Ländern waren konträr zu Auffassungen westlicher Staatsformen. Grund und Boden waren wertlos, das eigene Wohnhaus stellte für den Privatmann oft eine Belastung dar. Dagegen bedeutete ein Auto schon einen gewissen Reichtum. Miete, Energie und Wasser belasteten nur gering den Geldbeutel, Abwasser und Müllbeseitigung gab es gratis. Der Urlaub war gesichert – als FDGB-Ferienplatz (FDGB = Freier Deutscher Gewerkschaftsbund) oder auf der liebevoll eingerichteten Datsche. Alles war geregelt – ging seinen »sozialistischen Gang«. Steuern und den Krankenkassenbeitrag behielt der Betrieb ein, das wurde vom monatlichen Bruttoverdienst abgezogen. So betrug im April 1985 mein Bruttogehalt als Direktor einer Universitätsklinik 3.480 Mark der DDR (2.850 Mark Vergütung als Ordentlicher Professor [C 4-Professor], 280 Mark Zuschlag für die Tätigkeit als Direktor und 350 Mark für Bereitschaftsdienst).

Ausbezahlt bekam ich als Nettoverdienst 2.744 Mark der DDR nach Abzug von 19,4 % Lohnsteuer (676 Mark) und des Krankenkassenbetrages von 60 Mark (Höchstbetrag). Der Arbeitgeberanteil für die Krankenkasse belief sich ebenfalls auf 60 Mark.

Auch Nebentätigkeit mußte ich als Angestellter nicht dem Finanzamt melden. Für konsiliarische Aufgaben in einer Berliner Klinik wurden mir 300 M monatlich erstattet, zur Auszahlung kamen 240 Mark der DDR. 60 Mark, also mit 20 % der Höchststeuersatz, wurden einbehalten. So lernte ich Steuererklärungen erst ab 1990 kennen – bis zum heutigen Tag habe ich sie nicht verstanden.

Der Staat regulierte und administrierte, nahm den Bürgern viele Sorgen ab. Keiner von uns hatte Reichtümer, aber alle hatten etwas. Mit einem bescheidenen Luxus lebte man gleich Insulanern relativ sicher und abgeschirmt von der übrigen Welt – mit tödlichen Folgen beim Fluchtversuch.

Eine häßliche Seite der sozialistischen Staatsordnung offenbarte mir Horst Baumann. Ihn hatte ich 1980 in der Charité operiert.

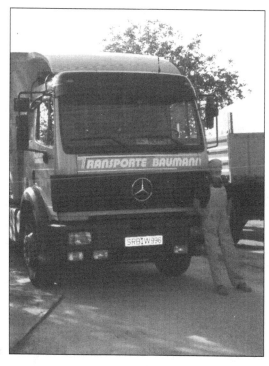

Horst Baumann

Heute sind wir befreundet. Ich wußte, daß er inhaftiert war. Warum, unter welchen Umständen – keine Ahnung. Nun erzählte Horst im Sommer 2003: »1946 wurde mein Vater Neubauer, die Bodenreform hatte es ermöglicht. Meine Eltern gaben aber 1954 die Landwirtschaft auf. Im selben Jahr gründete ich mit meinem Vater ein Transportgeschäft. Nun war ich Unternehmer.

Am 16. November 1961, die Mauer in Berlin gab es schon drei Monate, wurde ich verhaftet. Die Durchsuchung unserer Wohnung in Herzfelde (südlich von Berlin) verlief ergebnislos. ›Beihilfe zur Republikflucht‹ wurde mir im Verhör vorgeworfen. Ein mir namentlich bekannter Mann hatte die DDR illegal verlassen. Angeblich war dies mit meiner Unterstützung geschehen. Ich kam ins Gefängnis: Berlin-Rummelsburg (im Volksmund *Rummeline* genannt), Haus 3, Station C, Zelle 44. Diese Zelle maß im Grundriß 3x4 Meter, war mit acht Insassen belegt. Drei Betten standen übereinander. Über den Betten gab es ein kleines Klappfenster (wie in Ställen üblich) mit einer zersprungenen Scheibe. Drei Monate durfte meine Frau Inge mich nicht besuchen. Im März 1962 erfolgte unter Ausschluß der Öffentlichkeit mein Prozeß. Die Anklageschrift hatte ich nur kurz vorher zum Lesen bekommen, danach mußte ich sie wieder abgeben. Ich wurde ohne für mich einsehbare Beweise verurteilt: zwei Jahre Haft ohne Bewährung.

Die Haftbedingungen in Rummelsburg waren katastrophal. In unserer winzigen Zelle gab es nur einen Tisch mit zwei Bänken für uns acht Häftlinge. In dem klapprigen Regal standen für jeden eine Blechschüssel mit dem Löffel. Gewaschen haben wir uns in dem einzig vorhandenen Waschbecken. Mit kaltem Wasser. Das Toilettenbecken in dem Kabuff hatte keinen Deckel. Es stank erbärmlich. Alle 14 Tage konnten wir duschen. Handtuch- und Kleidertausch war alle drei Wochen befohlen. Bei der Hemdausgabe nahm man keine Rücksicht auf Körpergrößen. Waren die Hemden zu klein, wurden sie hinten schon mal aufgerissen. Nach zwölf Wochen durfte ich das erste Mal zum Frisör gehen – welch ein Labsal!

Als Zellenältester wurde ich für Disziplinverstöße meiner Mitinsassen bestraft. Standen z. B. unsere Pantoffeln nicht wie die Zinnsoldaten in Reih und Glied, verweigerte man mir den täglichen Hofgang von 20 Minuten.

Nach acht Monaten Haft kam ich in die Zelle Berta, vorgesehen für Häftlinge zum Arbeitseinsatz. Damals wurden Maurer benötigt. Ich konnte nicht mauern, verblieb somit wieder in der Zelle. Neun Monate Haft lagen hinter mir, als ich am 24. Juli 1962 unverhofft entlassen wurde. Nun war ich vorbestraft, kämpfte verbittert für das Fortbestehen meines Fuhrgeschäftes. 1968, ich war 38 Jahre alt, bekam ich den ersten Herzinfarkt …«

Wie sehen junge Ostdeutsche heute ihre beiden erlebten Staatsformen? Ja zur deutschen Einheit, aber Skepsis besteht … So lautete das Ergebnis einer beachtenswerten Längsstudie über Lebenshaltung und Lebensituation der heutigen 30jährigen. Im Verlauf von 16 Jahren, von 1987 bis 2003, wurden 1.200 Schüler aus 14 Einrichtungen in Leipzig und Chemnitz zu ihren Erwartungen und Ansichten befragt, ihre Meinungen zum Staat und zur Gesellschaft über den gesellschaftspolitischen Wechsel hinweg aufgezeigt.

Die Einheit ist für die jungen Erwachsenen gegessen, die DDR war nicht mehr existenzfähig. Die meisten Probanden begrüßten das Ende der diktatorischen Staatsform (Diktatur des Proletariats). Aber beim Vergleich der beiden Systeme gab es für die Bundesrepublik nicht nur gute Noten. In der persönlichen Freiheit und der Selbstentfaltung, in den Möglichkeiten der Freizeitgestaltung und der demokratischen Mitwirkung liegt die westdeutsche Staatsform klar vorn. Bei der sozialen Sicherheit, der Kinderbetreuung und beim Schutz vor Kriminalität gab es bessere Bewertungen für die DDR. Den Traum von einem »guten Sozialismus« scheinen viele junge Menschen noch nicht aufgegeben zu haben. Etwa 40 % der Befragten stimmten 1992 und auch 2003 folgender Behauptung zu: »Ein reformierter, humanistischer Sozialismus wäre mir lieber als die gegenwärtige politische Ordnung«.

Helmut Lohner, Jahrgang 1933, einer der profiliertesten Schauspieler seiner Generation, ehemaliger Direktor des Wiener Theaters in der Josefstadt, sagte in einem Zeitungsinterview am 20. Januar 2003 über Europa und die Zukunft, Schiller und Marx: »Für zwei Schilling kaufte ich mir eine Theaterkarte, Stehplatz, dann lief ich den Weg nach Hause, weil das Geld für die Rückfahrt fehlte. Im Kopf den Plan, wie man an den Schlaf der Welt rütteln könne.

Ein Irrtum.

Ja, aber diesen Irrtum träumte schon Karl Marx. Ich muß mich da nicht schämen. Dieser Traum wird immer wieder geträumt; schämen muß sich eine Gesellschaft, die Menschen dazu bringt, diesen Traum so zu verheimlichen, als sei er Vaterlandsverrat.«

Ich erlebte, wie aus Überzeugung für eine gerechte Sache sich unzählige Menschen mit ihrer ganzen Kraft für die Entwicklung der sozialistischen Gesellschaft in der DDR eingesetzt hatten. Vergebens.

Alle wichtigen Entscheidungen wurden im Kreis erstarrter Politbürokraten gefällt. Die Öffentlichkeit gab es nur für zustimmende Meinungen. Persönliche Freiheit wurde unterdrückt, individuelle Initiative nicht gefördert.

Mein Traum vom Sozialismus wurde schließlich zum Trauma. Wie viele meiner Altersgenossen, der in den Strudel schmerzhafter Veränderungen geriet, kann ich nachempfinden, was der Schriftsteller Stephan Hermlin zum Ausdruck brachte: »Ich nehme zur Kenntnis, daß ich einer Generation angehöre, deren Hoffnungen zusammengebrochen sind.«

Hermlin, aus einer bürgerlich-jüdischen Familie stammend, schloß sich Anfang der 30er Jahre der kommunistischen Jugendbewegung an und kämpfte in der französischen Résistance gegen die faschistischen Eindringlinge. Seit 1947 im Ostteil Deutschlands beheimatet, war er um Ausgleich zwischen dem SED-Machtapparat und der künstlerischen Autonomie bemüht.

Der Sozialismus ist eine Utopie, er beinhaltet gleich einem Märchen die Sehnsucht der Menschen nach einer besseren und gerechten Welt. Der Sozialismus sollte eine neue Epoche in der Geschichte der Menschheit werden – er wurde eine Episode. Meint man heute. Aber auch daran ist zu zweifeln.

Blüht nun im wiedervereinten Deutschland, einem der reichsten Länder der Erde, die »blaue Blume«? Wohl kaum!

Schafft unsere Gesellschaftsordnung mit »sozialer Marktwirtschaft« und »freiheitlicher Demokratie« einen Ort der Glückseligkeit?

Nicht für alle! Und eigentlich für immer weniger Menschen.

Das beweist schon die hohe Anzahl von Selbsttötungen. Knapp alle 50 Minuten begeht hierzulande jemand Selbstmord, jährlich sind es 11.000 Menschen, die Hand an sich legen, weil sie keinen Ausweg wissen. (Und davon dürften die wenigstens psychisch krank sein.) Diese erschreckend hohe Suizidquote liegt über dem Durchschnitt in der Europäischen Union und in den Vereinigten Staaten von Amerika. Das ist jährlich eine Kleinstadt, die sich auslöscht. Oder vier Hohenroths …

Ohne Ausweg heißt: keine Perspektive. Keine Zukunft. Keine Hoffnung, keine Neugier. Leben ist Last, von der man sich befreit. Das Sprichwort sagt: Jeder ist seines Glückes Schmied. Das ist das Glaubensbekenntnis in unserer Gesellschaft. Wer das Schmiedehandwerk nicht beherrscht, ist selber schuld.

Wirklich?

Von unseren fünf Haushandwerkern mußten drei im Verlauf des Jahres 2002 Insolvenz anmelden. Ordentliche, tüchtige Leute. Sie sind nicht an individueller Unfähigkeit und mangelnder Qualifikation gescheitert.

Und was ist mit den fünf bis sieben Millionen Arbeitslosen? Alle faul, alle unwillig, alles Sozialschmarotzer? Man führt zuweilen einige vor, die sich in »unsere« soziale Hängematte packen und sich »von uns« durchschleppen lassen á la »Florida-Rolf«, jenem von *Bild* entdeckten Sozialhilfeempfänger, der es sich unter der Sonne im Süden der USA gutgehen ließ. Es gehört nicht viel dazu, um Neid zu wecken und den Unmut der Massen zu schüren, die sich von Monat zu Monat hangeln. Das wissen die Boulevard-Blätter ebenso wie manche Politiker, die mit solchen Fingerzeigen die Stammtische und Saunarunden bedienen.

Über »Florida-Rolf« redete die Nation – über den namenlosen Aufsichtsratsvorsitzenden eines Multis, der weitaus mehr Geld verpulvert, verliert man kein Wort. Dem »Sozialschmarotzer« klopft man auf die Finger, dem Versager an der Spitze eines Unternehmens schickt man mit einem Goldenen Handschlag, wie die millionenschweren Abfindungen heißen, aufs Altenteil. Die Menschen, die er zuvor in die Arbeitslosigkeit entließ, schickt man aufs Arbeitsamt, das jetzt beschönigend »Jobcenter« heißt. Doch Jobs haben die auch keine. Das heißt: doch. Und zwar in den flugs gegründeten Subunternehmen, die die Arbeitslosen vermitteln sollen. Der mit Steuergeldern unterhaltene überdimensionierte Wasserkopf wurde also noch um weitere Kostenstellen aufgebläht.

In der Bundesrepublik sind inzwischen über 300.000 Menschen nicht krankenversichert. Es handelt sich zumeist um Kleinstunternehmer, die sich in die Selbstständigkeit flüchteten, um nicht als Sozialhilfeempfänger der Gesellschaft zur Last zu fallen. Der monatliche Zahlungsverpflichtung von etwa 250 Euro für die Krankenkasse konnten sie irgendwann nicht mehr nachkommen – und schon waren sie draußen. Es gibt einige altruistische Kollegen von mir, die solche Menschen kostenlos behandeln. Doch das ist keine Lösung des Problems.

In der DDR hieß es, wenn man auf die vielen unproduktiven Bereiche hinwies: Da könne man einmal sehen, wie stark der Sozialismus ist – was wir alles durchschleppen und uns leisten können, ohne das der Laden zusamenbricht!

Nun, dieser Irrglaube brach zusammen wie das System. »So stark« war der Sozialismus denn doch nicht.

Mich erstaunt, daß dieser naive Glaube auch in unserer Gesellschaft wohnt. Das wird schon wieder, das kriegen wir hin, das packen wir, nach der nächsten Konjunkturdelle geht es wieder aufwärts … Die Sprüche kennen wir.

Und wir, die wir aus dem Osten kommen, kennen auch deren Auflösung. Der Laden bricht einfach zusammen. Wenn die oben nicht mehr können und die unten nicht mehr wollen, ist einfach die Luft raus.

Welche Gesellschaftsordnung ist die bessere, welche gesellschaftlichen Verhältnisse sind ideal für mein Leben?

Diese Frage kann nur jeder für sich beantworten. Sie kann weder verordnet noch beschlossen werden. Jedes Leben ist einmalig und die Zahl der Tage ist begrenzt. Insofern bleibt wenig Zeit, es wieder und wieder auszuprobieren. Gesellschaftliche Experimente sind daher nicht sehr beliebt. Doch kann dies ein Grund sein, alles so zu belassen, wie es ist – obgleich man damit nicht nur unzufrieden ist, sondern weil zunehmend erkennbar wird, daß man sich in eine Sackgasse bewegt? Konrad Adenauer gewann Wahlen mit dem Slogan »Keine Experimente«, Gerhard Schröder mit »Wir wollen nicht alles anders machen, aber vieles besser«. Honecker schwang sich zur Parole auf »Kontinuität und Erneuerung«.

Bei allen jedoch war das Beharrungsvermögen stärker als der Wille zur Veränderung. Und deshalb sind sie als Politiker gescheitert.

Und auch das von ihnen vertretene System.

Das war's oder Soll es das gewesen sein?

Hermann, seit einem Vierteljahrhundert verfolgen wir uns und hängen aneinander. Ohne dich hätte ich nicht den Mut gefunden, mich öffentlich mitzuteilen. Deine tiefgründigen Fragen zwangen mich zu intensivem Nachdenken. Du hast mich quasi auf die Intensivstation geschoben. Am Abend des Operationstages, damals in der Charité, schaute ich routinemäßig nach dem Patienten auf der Wachstation. Ich trug bereits den »guten Anzug« für das Theater. Du hast weniger gut ausgesehen: Du warst ziemlich blaß.

Aus dem Theaterbesuch wurde nichts. Gegen 21.30 Uhr mußte ich eine Nachblutung bei Dir beseitigen. Seit dieser Zeit haben wir nicht mehr voneinander gelassen. Du hast mich begleitet beim Bau des Hauses in Leipzig, Du warst meine psychologische Krücke und mein Halt in der Wende- und Umbruchzeit. Du bist ein Gentleman der alten Schule, sehr scharfsinnig, und ein Meister des gewählten Wortes. Im Gegensatz zu mir, dem Schwertkämpfer, benutzt Du erfolgreich das Florett. Mit wohlgeschliffenen Sätzen vermittelst Du mir schonungslos Deine Meinung. Die Formulierung lautet etwa so: »Im Sinne wohlwollender kritischer Vermerke ...«

Als Freund bist Du immer da, wenn Du gebraucht wirst. Es ist wohltuend und beruhigend, Dich als Kompaß in den Stürmen des Lebens zu haben.

Du hast mich animiert zu schreiben und in mehr als einem halben Hundert Briefe auf Schwächen und Fehler des Textes hingewiesen. Deine Argumente überzeugten mich. Unser Leben in der DDR müsse festgehalten werden und nicht der nagenden Kritik der Mäuse überlassen werden. Wer, wenn nicht wir, ist dazu aufgerufen, den Außenstehenden und Nachkommenden darüber Mitteilung zu machen? Mögen die Westdeutschen sich mit ihrer Vergangenheit auseinandersetzen, da können und sollen wir uns nicht einmischen, weil wir davon nichts wissen. Und sie wissen eben nichts von uns. Das müssen wir aufschreiben, erzählen, weitergeben.

Hermann, Deine Fragen haben mir geholfen, Antworten auf

mein Leben zu finden. »Habe den Mut, Dich Deines Verstandes zu bedienen«, fordertest Du im Sinne von Kant. Mit jeder Antwort habe ich einen Teil meines Inneren bloßgelegt. Leicht war dies mitunter nicht.

Ich gehöre der Nachkriegs-Generation an.

Der Krieg zog erst an seinem Ende durch unser Dorf. Da war er schon müde und matt. Er hinterließ in Deutschland 1,8 Millionen »Kriegerwitwen« und machte 2,5 Millionen Kinder zu Halbwaisen. Dieser Kelch zog an uns vorüber.

Meine Kindheit und Jugend war unbeschwert und schön. Das empfindet wahrscheinlich jeder am Ende seiner Tage. Kinder bekommen von den Sorgen und Nöten der Eltern nichts mit. Das Leben war einfach und überschaubar, die Wünsche und Träume angemessen: nämlich bescheiden. In den Ferien verdiente ich mir beim Bauern ein paar Mark und leistete mir mit zwölf mein erstes Fahrrad. Dann kam der erste Fernseher ins Dorf. Er stand in der Gaststube, davor hockte die Dorfgemeinschaft in Fünfer-Reihen. Dahinter hockten wir Kinder. Außer Flimmern war von dort nichts zu erkennen.

Meist tobten wir an der frischen Luft. Vermutlich lebten wir auch deshalb gesünder.

Das tägliche Brot war nicht selbstverständlich, hungern mußten wir auf dem Lande jedoch nicht. Monotonie bestimmte unsere Speisepalette. Pflaumen- und Apfelmus sowie dicker Rübensaft wechselten einander ab. Wie köstlich war da eine Speckschwarte in den Sommermonaten: Unermüdlich wurden die kümmerlichen Speckreste von der harten Schale abgekratzt, um sie dann als hauchdünnen Brotaufstrich verwenden zu können.

Gern kehre ich an die Orte dieser leichten Jahre zurück.

Es zieht mich geradezu in die flache brandenburgische Sandbüchse mit ausgedehnten Wäldern voll knorriger Kiefern. Obwohl ich ein Nestflüchter war und in Schönewalde nur acht Jahre die Schule besuchte, fühle ich mich dieser Klasse noch immer zugehörig. Und vermutlich stärker als jedem anderen »Lernkollektiv«.

Kameradschaft und Zusammenhalt bedeuteten uns viel. Wir spielten gemeinsam und mußten unseren Eltern in der Landwirtschaft, aber auch bei der Versorgung des Kleinviehs helfen. Fast alle Familien, nicht nur die Bauern, besaßen Hühner, Enten, Kaninchen und Ziegen. Entengrütze holen oder Ziegen hüten waren die üblichen Aufgaben für uns Kinder. Schularbeiten machten wir hingegen wenig. An Karriere dachte niemand. Was war das? Wir waren ehrgeizig, ja, aber nicht egoistisch. Unsere Klasse war eine verschworene Gemeinschaft. Dieses Zusammengehörigkeitsgefühl habe ich später selten erlebt.

Bei den regelmäßigen Zusammenkünften in Schönewalde treffe ich die meisten der ehemaligen Klassenkameraden, zu einigen bestehen enge persönliche Beziehungen. Wo ein Wille ist, ist auch ein Weg. Lutz Wille, Kommunalpolitiker, Geschäftsmann, heute im Vorruhestand lebend, Dietmar Rziha, Lehrer an der Ortsschule, und Albert Kiehl, Elektromeister und erfolgreicher Sportschütze, sind die Trommler. Sie rufen regelmäßig zum Klassentreffen, das einst Detlev Dins initiiert hat. Detlev ist bereits gestorben.

Diese Runden atmen den Geist von Friedensreich Hundertwasser. Von ihm stammt die Feststellung: »Wer die Vergangenheit nicht ehrt, wer seine Wurzeln vernichtet, kann nicht wachsen.«

Ostern, Pfingsten und Weihnachten klingelt bei uns stets 10 Uhr das Telefon. Es ist Wolfram Tauscher, mein Schulfreund. Er erkundigt sich nach dem Befinden. Es gibt kaum einen treueren und bescheideneren Menschen, den ich kenne. Wolfram trägt eine Unterschenkelprothese und marschiert damit wacker durchs Leben.

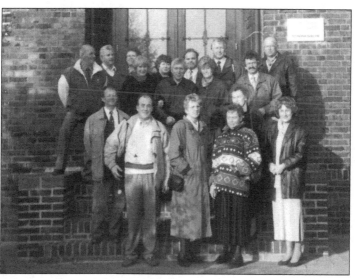

Klassentreffen in Schönewalde, 1994

Seine kranke Mutter pflegte er jahrelang aufopferungsvoll ohne Gewese. Für ihn ist selbstverständlich, was vielen Zeitgenossen unmöglich erschein: sich für die Angehörigen verantwortlich zu fühlen.

Während meines Lebens bin ich vielen Menschen begegnet: außergewöhnlichen, großzügigen,»normalen«, nachtragenden und nichtssagenden Menschen. Jene, die großartige Leistungen vollbrachten, benahmen sich unauffällig.

In meiner Jugend lernte ich viele bescheidene Frauen und Männer kennen, die harte Jahre in Zuchthäusern und Lagern der Nazis verbracht hatten. Ich hörte die Leidensgeschichten von Juden, Christen, Sozialdemokraten und Kommunisten. Die erschütternden Berichte endeten fast immer mit der Beschwörung, man möge alles tun, damit sich millionenfaches Unrecht nicht wiederhole. Nie wieder Krieg, nie wieder Faschismus, lautete die Parole.

In gewisser Weise wurde diese antifaschistische Einstellung auch durch die Haltung meines Vaters bestimmt. Er war kein Mitglied der NSDAP und auch sonst kein Held. Aber er verließ Anfang 1945 unerlaubt eine Volkssturmübung mit den Worten: »Diesen Quatsch mache ich nicht mehr mit!« Ein Bekannter von ihm, der an der Übung beteiligt war, warnte ihn: »Willi, deine Rübe wackelt aber ganz schön!«

Alle Städte des Kreises Herzberg waren zu »Festungen« erklärt worden, auch Schönewalde. Mit Panzersperren und anderen gefährlichen Albernheiten sollte der Vormarsch der Roten Armee gestoppt werden. Mein Vater, ich schrieb es bereits eingangs, befestigte am Kirchturm ein weißes Bettlaken. Meine 14jährige Schwester Marianne half ihm dabei. Da es ein in jeder Hinsicht stürmischer Tag war, wurde die Übung mehrmals wiederholt, ehe am schlanken Turm von St. Nikolai die Fahne der Kapitulation wehte. Schönewalde blieb unzerstört.

Soviel Zivilcourage hat mich sehr für meinen Vater eingenommen.

Ich hörte davon, daß viele Nazi- und Kriegsverbrecher in den Westen geflohen waren in der Hoffnung, mildere Richter als im Osten zu finden. Ihre Hoffnungen wurden nicht enttäuscht. Von den insgesamt vor Gericht gestellten Nazi- und Kriegsverbrechern wurde etwa ein Viertel in der dreimal so großen Bundesrepublik und drei Viertel in der DDR zur Verantwortung gezogen.

Es gab genügend Gründe, unabhängig von den eigenen Unzulänglichkeiten unseres Landes, der Entwicklung im Westen zu mißtrauen. Außerdem gefiel mir Marx, auf den man sich in der DDR stets berief. Vor allem erwärmte ich mich an seiner Lieblingsdevise: An allem ist zu zweifeln. Engels war ebenso spannend. Ich begeisterte mich nicht nur am geschliffenen Wort und der geistvollen Analyse, sondern auch an der humanistischen Gesinnung dieser Klassiker. Ich habe dem Wort vertraut, ich habe den Zielen vertraut, wie sie Sozialdemokraten und Kommunisten vertraten, die das Nazireich überlebt hatten. Deshalb trat ich der SED bei. Zur damaligen Zeit glaubte ich noch an den Sieg des Sozialismus. Dieser Begriff verband sich bei mir mit einer besseren Welt – ohne Ausbeutung, Hunger und Krieg. Die realsozialistische Realität blieb immer weiter hinter dieser Utopie zurück.

Gorbatschow war offenkundig noch der Meinung, daß man den Staatssozialismus noch zum Guten umgestalten könne. Mit großer Erwartung habe ich seine »Perestroika« im Original gelesen, das Buch wurde 1987 gleichzeitig in der UdSSR und in den USA herausgegeben. Aber Gorbatschow war ein Träumer, für die notwendige wirtschaftliche Entwicklung und Umgestaltung im Sozialismus hatte er keine Konzeption. So bleibt der Sozialismus eine Utopie.

Leise trat ich aus der Partei aus. Die SED gehört zu den Scherben, die sich in meiner eigenen Geschichte finden. Die Narben, die sie hinterlassen haben, sind allemal schmerzhaft genug, meinem Vorsatz nie untreu zu werden, nie wieder einer politischen Organisation beizutreten.

Dank guter Gesundheit und glücklicher Umstände kann ich bis zum heutigen Tag in meinem Beruf, der für mich Berufung war, arbeiten. Mein Berufsleben war nie eintönig. Die Tätigkeit als Chirurg hat mich gefordert, gab mir Befriedigung und Anerkennung. In einer Rede im Jahr 1947 zur Charakterisierung des Chirurgen sagte Sauerbruch: »Alle aber, die unseren schönen und großen Beruf erwählen, können durch Liebe und Hingabe einen sicheren Boden befriedigender Tätigkeit erwerben. Die systematische Ausbildung im Operationssaal vom kleinsten zum kleinen, vom großen zum größten bietet allein Gewähr für den Erfolg seiner Arbeit. Höchste Leistung vollbringt er in schwieriger Lage, wenn er Eigenart des Kranken und Besonderheit des Befundes richtig erfaßt, dann kann sich Handwerk zur Kunst steigern.«

Für die Herzchirurgie habe ich in einer günstigen Phase gewirkt, konnte daher fast das gesamte Spektrum herzchirurgischer Eingriffe an diesem einzigartigen Organ ausführen. Meine Tätigkeit als Arzt, Hochschullehrer und Leiter war vielseitig und interessant. Insbesondere während meiner Leipziger Zeit gelang es, Akzente für die Herzchirurgie unseres Landes zu setzen. Jene Zeit erlaubte es, daß wir als Ärzte in erster Linie die Patienten behandeln *konnten* und nicht wie heute bürokratisch aufwendig beweisen *müssen*, daß wir den kranken Menschen auch tatsächlich behandelt haben.

Viele Herzzentren der Welt habe ich besucht, ich war dort Zuschauer, aber auch Akteur. Große Herzchirurgen und Kardiologen meiner Zeit habe ich kennengelernt, ich war stolz, bei ihnen hospitieren und lernen zu dürfen. Zu einigen von ihnen entwickelten sich sehr persönliche Beziehungen. Vielfältige Beziehungen zu Einrichtungen des Ostens aber auch des Westens wurden hergestellt oder konsequent weiterentwickelt. Diesem Ziel dienten auch mehrere größere wissenschaftliche Veranstaltungen in Leipzig.

Auf der Müllhalde, auf der die Publikationen der DDR-Wissenschaft, Abteilung Medizin, abgekippt wurden, findet sich auch der Name Lindenau. Ich war Autor zahlreicher wissenschaftlicher Arbeiten, Mitherausgeber von in- und ausländischen Fachzeitschriften sowie diverser Lehrbücherr der Chirurgie und der Herz-

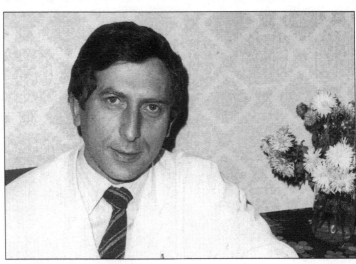

Mit 42 Ordentlicher Professor

chirurgie. Darüber streicht der Wind, der stets auch Begleiter gesellschaftlicher Umbrüche ist.

Die Herzchirurgie steht gegenwärtig an einem Scheideweg. Statt Unterversorgung, wie ich sie in den 70er und 80er Jahren erlebte, gibt es nun den Kampf um den Patienten. Das Berufsbild des Chirurgen ist im Wandel begriffen. Unsere Profession hat viel von ihrem ehemaligen Geist verloren, sie wurde zu einem Beschäftigungsverhältnis degradiert. Der Arztberuf ist immer weniger attraktiv, was besonders in den physisch und psychisch sehr belastenden operativen Fächern offenbar wird. 30 bis 40 Prozent seiner Energie fließen inzwischen in die Administration.

Der Patient wird vielerorts auf ein Krankenblatt und eine ökonomische Kenngröße reduziert.

Auch die Einstellung zum Beruf hat sich verändert, es ist ein anderes Verhältnis zu Arbeit und Privatleben bei vielen jungen Kollegen zu beobachten. Persönliche Lebensqualität, geordnete Arbeitszeit, regelmäßige Freizeit und Familie haben einen höheren Stellenwert als unter den Ärzten meiner Generation. Die Bereitschaft, sich über das unbedingt erforderliche Maß zu engagieren, ist rückläufig. Auch hier zeigt sich das Schwinden ethischer und moralischer Normative. Es ist mehr als an der Zeit, beim Streit über die Zukunft unseres Gemeinwesens auch diese Werte-Fragen zu erörtern.

Mit Sorge beobachte ich auch einige Entwicklungen in der medizinischen Forschung. Ich schaue mit gemischten Gefühlen auf das Klonen, das Herstellen einer größeren Anzahl gleichartiger, genetisch identischer Nachkommen. Es ist äußerst bedenklich, wenn menschliche Embryonen als Rohstofflieferanten gezüchtet werden, wie es in einigen Ländenr bereits erlaubt ist. Trotz strengster Auflagen ist die Gefahr kriminellen Mißbrauchs nicht gebannt. Obwohl ich kein Kirchgänger bin, glaube ich an eine Ordnung außerhalb des Menschen. Für mich ist die Vorstellung horribel, daß Menschen den Menschen in seiner Grundform verändern oder züchten wollen, sogar die »Wiedergeburt« Verstorbener planen. Der Mensch sollte nicht Gott spielen.

Mit gerade 42 Jahren erfolgte meine Berufung zum Ordentlichen Professor und zum Direktor eines der fünf Herzzentren in der DDR. »Sie hatten eine Bilderbuchkarriere«, hörte ich wiederholt.

Es stimmt, ich bekam die Chance mich zu qualifizieren, und ich habe sie genutzt. 1966, mit 24 Jahren erhielt ich die Approbation als

Arzt, im selben Jahr erfolgte die Promotion zum Doktor der Medizin. Die notwendige Doktorarbeit hatte ich schon während der Studentenzeit an der Charité erstellt. Im 37. Lebensjahr erwarb ich den Doktor der Medizinischen Wissenschaften (Dr. sc. med.). Ich bekam Auszeichnungen und Orden für fachliche Leistungen. Funk und Presse berichteten über meine Arbeit.

Der Preis für dieses Leben war hoch, die Fallhöhe nahm unablässig zu. Die Luft an der Spitze wurde dort immer dünner. Neider bemerkte ich nicht und unterschätzte deren Einfluß. Ich gewöhnte mich an Elogen. Die Mahnung Senecas, des großen Philosophen und Literaten Roms zur Zeit des Kaisers Nero, beherzigte ich zu spät: »Die Mittelmäßigkeit ist unsterblich und die Gemeinheit von ewigem Bestand«.

Der natürliche Feind des Talentes ist halt die Mittelmäßigkeit.

Nicht nur einmal war ich Weihnachten oder Silvester in der Klinik, ich habe an Feiertagen am Schreibtisch gesessen. Die Familie hatte sich meiner Zeiteinteilung unterworfen. Die Freizeit war sehr begrenzt, und der Urlaub verlief nach festen Regeln. Es war lange Zeit selbstverständlich, daß am Urlaubsort Fachprobleme bearbeitet wurden. Waren es anfangs das Lesen von Operationslehren und diversen Fachbüchern, kam dann die Habilitationsschrift. Später waren es Kongreßvorbereitungen oder das Erarbeiten von Investitionsvorhaben.

Ich war recht egozentrisch, rücksichtslos gegenüber der Familie und meiner Umgebung. Wenn die Kinder den Vater brauchten, war ich oft nicht da. So habe ich viele ihrer Tränen und Probleme nicht zur Kenntnis genommen, konnte ihnen daher auch nicht helfen. Dies betrifft in hohem Maße meinen Sohn Thomas. Diesen Vorwurf mache ich mir heute. Wenn es möglich wäre, würde ich an dieser Stelle die Zeit zurückdrehen. Aber leider bleibt dies eben nur ein leerer Wunsch. Mit der Zeit wurde ich selbst hart, aber auch hart gegenüber Mitarbeitern und Bekannten. Diese Wesensveränderung nahmen nur meine Mitmenschen wahr.

Mehrerer Jahre bedurfte es, bis ich begriff, daß im Zuge gesellschaftlicher Umwälzungen Einzelschicksale ganz kleine Münzen sind. Befreundete Herzchirurgen aus den alten Bundesländern trösteten und versuchten zu erklären: »Deine Amtsenthebung war ein furchtbarer Schlag. Wenn das Pendel anders ausgeschlagen hätte, wäre uns Westlern wohl ähnliches widerfahren, denn die Identifikation mit dem untergegangenen System wird den Bannerträgern stets übel angerechnet. Der eigene erschöpfende Einsatz für die Lebensaufgabe zählt dann wenig ...«

In jenen Jahren begann ich die Werte des Lebens nach anderen Prioritäten zu ordnen, setzte nun Lebensglück nicht mehr ausschließlich gleich mit Erfolg im Beruf. Der Fall ins Bodenlose, wie vielen meiner Generation, blieb mir erspart. Letzten Endes ging es bei mir um das Ego, nicht um Gesundheit, gar um das Leben wie bei einem befreundeten Ärztehepaar aus Bosnien-Herzegowina. Er Serbe und orthodoxer Christ, sie Bosnierin und Muslima. Nach dem Tode Titos 1980 eskalierten die innerjugoslawischen Konflikte, also stand immer ein Ehepartner auf der »falschen« Seite. Um zu überleben, mußte man sich der Gegenseite anbiedern. Nur die Flucht aus dem Lande bewahrte die jungen Leute vor Folter, Vergewaltigung und Tod. Ein vollständiger Neuanfang erwartete die Ärzte in Deutschland, eine neue Existenz in einem fremden Kulturkreis mußten sie aufbauen. Während der schrecklichen Zeit ethnischer »Säuberungen« fanden Verwandte und Bekannte Hilfe und Unterstützung durch die beiden Mediziner, die in unserer Klinik arbeiteten. Die Greueltaten während des Segregationskrieges von Bosniern, Kroaten und Serben sind vergleichbar mit jenen im nachrevolutionären Rußland. Die Großeltern meines russischen Kommilitonen Jura Sidorov erzählten mir von diesem blutigen Bürgerkrieg nach der Oktoberrevolution. Als 17- und 18jährige waren sie Zeugen, wie die Roten und die Weißen alternierend Landstriche besetzten, abwechselnd roter und weißer Terror in den Ortschaften wüteten. Eltern, Geschwister und viele Freunde und Bekannte wurden getötet.

Auch ehemalige Patienten machten mir Mut, relativierten meine Probleme. »Ich will leben«, sagte Hans-Jürgen Ludewig. Dem 37jährigen Familienvater hatten wir 1990 in der unruhigen Wendezeit in Leipzig ein neues Herz verpflanzt.

»Ich will leben«. Diese drei Worte, mit großem Nachdruck gesprochen, hörte ich von diesem Mann vor der Transplantation, bei postoperativen Kontrolluntersuchungen und erneut am 22. März 2003 in Schönewalde bei meiner Buchlesung. Dreizehn Jahre Leben hatte die Transplantation bis dato Ludewig gegeben. Der nun 50jährige mußte sich in der Folgezeit einer erneuten Herzoperation sowie einer Nierentransplantation unterziehen. Die Nierentrans-

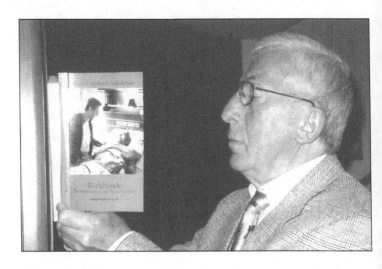

plantation mißglückte, nun sind wieder drei Blutwäschen (Dialyse) pro Woche erforderlich.

Ludewig schrieb mir kürzlich in einem sehr langen Brief: » Trotz alledem genieße ich das Leben mit meiner Familie. Jedes Jahr sind wir in den Urlaub gefahren, weilen wie Sie oft im Schwarzwald. Sollte es mir irgendwann noch einmal sehr gut gehen, werde ich mich zu einer erneuten Nierentransplantation entscheiden. Meine Frau möchte eine Niere spenden [...] Bis dahin genieße ich mein Leben und bin dankbar für jeden Tag.«

Personen wie Ludewig sind wahre Helden – ohne den unbändigen Lebenswillen des Patienten wäre jede ärztliche Kunst wertlos.

»Ich werde Lindenau«, antwortete ohne Zögern der fünfjährige Stefan, als er nach seinem Berufswunsch gefragt wurde – nachzulesen in der *Sächsischen Zeitung* vom 8. Januar 1988. Wenige Jahre zuvor, im September 1984, hatten wir den kleinen »blauen Jungen« operiert, zwei Löcher in den Herzscheidewänden verschlossen, die Fehlbildung der Lungenschlagaderklappe korrigiert und die Ausflußbahneinengung der rechten Herzkammer beseitigt. Der Reporter beendete damals seine Geschichte so: »Interessieren würde es mich allerdings schon, wo du – sagen wir in 15 Jahren – einmal deinen Mann stehst. Rufst du mich dann mal an?«

Stefan hat mich angerufen, einen langen Brief geschrieben, und im Oktober 2003 begegnete ich ihm erneut in Leipzig. Seinen Berufswunsch hatte er noch einmal überdacht – Herzchirurg ist er nicht geworden. Er wurde technischer Assistent für Informatik und besuchte anschließend die Fachoberschule. Heute studiert der gesunde, schlanke junge Mann Wirtschaftsmathematik in der Messestadt – Stefan hat noch aufregende Pläne für sein weiteres Leben.

Einige Reminiszenzen meines bewegten Lebens waren für mich recht schmerzhaft. Gemäß dem Motto des scharfsinnigen Joseph Fröhlich, des Hofnarren August des Starken, kann auch ich erklären: »Semper fröhlich, nunquam traurig war mir nicht immer zu Mute«. Ein Martyrium war mein bisheriger Leben nicht, obwohl es schon Momente gab, wo mein Lebensmut den Nullpunkt erreichte. Schicksalsschläge sind aber notwendig, um den wahren Sinn des Lebens zu erkennen, um persönliche Eitelkeit von wahren Werten unterscheiden zu können.

Beruf und Karriere sind mit der menschlichen Eitelkeit verbunden. Vieles, was auf den ersten Blick allgemein nützlich und altruistisch aussieht, entpuppt sich bei genauem Hinsehen als Befriedigung egozentrischen Denkens und Handelns. Der Beruf kann im Leben nicht Maßstab aller Dinge sein. Es gibt viel Wunderbares auf der Welt, man muß nur bereit sein, es erkennen zu wollen. Man muß zur Kenntnis nehmen, unser Sein auf dieser Erde ist nur begrenzt, man sollte es daher sinnvoll nutzen.

Die Suche nach der Gerechtigkeit habe ich aufgegeben. Freiheit, Gleichheit und Brüderlichkeit, von den Menschen ersehnt, bleiben offenbar ein ewiger Traum. Die endgültige Beurteilung des östlichen Nachkriegsdeutschland, des Experimentes DDR, scheint wohl nachfolgenden Generationen vorbehalten zu bleiben, ihre Bewertung wird realistisch und nicht beckmesserisch ausfallen.

Die Jahre des gesellschaftlichen Umbruchs waren für mich nicht einfach, der Grat zwischen Rechtfertigung und Schuldgefühl sehr schmal. Meine gegenwärtige Haltung ist nicht unkritisch rückwärts gewandt, noch habe ich mich opportunistisch der neuen Gesellschaftsordnung angepaßt, ohne sie jedoch abzulehnen. Bekanntlich ist niemand so blind wie derjenige, der nicht sehen *will*. Meiner Lebenseinstellung blieb ich treu: Sich nicht zu verbiegen, aber auch nicht zu verbeugen! Opportunist und Tartüff waren mir stets zuwider, da verlor ich schon lieber mal das Gesicht. Zum Verhängnis gereichte mir oft meine Sozialisation. Die Zeit heilte fast alle Wunden – aber Narben blieben. Nachtragend bin ich nicht – aber ich vergesse auch nichts!

»Du bist nun ein Wossi geworden«, meinten scherzhaft meine Freunde. Aber sie irren. Ich entspreche keiner präformierten Meinung, ich passe in keine Schublade.

Erstaunt beobachte ich die »Mutation« einiger staatstragender Personen nach der gesellschaftspolitischen Wende, ich empfand deren Gebahren als beschämend. Ehemals mächtige Gestalten des öffentlichen Lebens in der DDR entlarvten sich nun als Feiglinge und Besserwisser, einige betrachten sich sogar als Opfer ihrer eigenen politischen Ideen, die sie vor kurzem noch lautstark vorgetragen hatten. Es ist schon recht verwunderlich, wenn ein mir als dogmatisch und selbstherrlich bekannter Parteifunktionär – von 1961 bis 1981 residierte er im »Großen Haus«, davon viele Jahre als Sektorleiter der Abteilung Gesundheitspolitik – nun in einem recht vulgär abgefaßten Buch zu »Geständnissen und Bekenntnissen« kommt, die ihn als verkannten Reformator und Umgestalter der Parteihierarchie erscheinen lassen sollen.

»Ick gloobe, ick spinne«, lautete der Kommentar meines Berliner Bekannten bei einem der unrühmlichen Fernsehauftritte des ehemaliger Politbüromitgliedes kurz nach der Wende. »Dem müßte mal een Elefant uff'n Kopp schei …«

Jenen Herrn aus dem Klub der Unberührbaren, aus der Kommandozentrale der DDR, hatten wir auf einer Parteiaktivtagung in Berlin sprechen gehört, vernahmen damals eine andere Botschaft

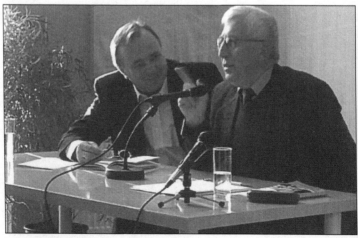

Mit Dieter Bellmann, Lesung in Leipzig 2003

als jene, die er in einem im Jahr 2000 erschienenen Buch zum Ausdruck brachte: »Nun, die DDR hat ihre Untauglichkeit aus eigenem Unvermögen bewiesen. Niemand kann das heute noch in Abrede stellen. Damit ist aber auch das Urteil über die marginalen, sogenannten Vorzüge des Systems gesprochen. Sie haben einerseits nur Illusionen über die Effizienz und Bestandsfähigkeit bewirkt und genährt, wo schon früher Ernüchterung nötig gewesen wäre …«

Wie dissonant muß es für die Umgebung klingen, wenn jemand mit so vielen Schnäbeln pfeift. Diese Personen scheinen wahrhaft eine dicke Hornhaut auf der Seele zu haben.

Was ist Alter?

Ich habe einen Lebensabschnitt erreicht, in dem man nicht jedes Wort abwägt und man sich nicht fürchtet, etwas Unangenehmes zu sagen. Die karrierefördernde Eigenschaft, das Gesicht nicht zu verlieren, war mir nie eigen, meine momentane Befindlichkeit findet sich erkennbar in meinem Gesicht, da Schauspielunterricht in meiner umfangreichen Ausbildung fehlte. Der ältere Mensch besitzt den Mut zur geistigen Freiheit, er hat keine Angst vor der Zukunft. Das ist das Gefährliche am Alter.

Karl Valentins weise Zurückhaltung muß ich nun nicht mehr befolgen: »Mögen täten wir schon wollen, aber dürfen haben wir uns nicht getraut«.

Ich gehöre zu den knapp 25 Prozent der Menschen in Deutschland, die älter als 60 Jahre sind. Wir sind eine Altersgruppe, die mit einem Drittel aller Erwachsenen in unserem Lande keine randständige Minderheit darstellt, wir sind ein tragender Bestandteil der Gesellschaft. Und wir werden ständig mehr, da sich jedes Jahr die individuelle Lebenserwartung um durchschnittlich sieben Wochen verlängert. Die Medizin ist auf dem besten Weg, die Lebenserwartung weiter zu erhöhen, vorausgesetzt, es kommt aus Kostengründen zu keiner Stagnation des medizinischen Fortschrittes.

Von ernsthaften Leiden blieb ich bislang verschont. Auch ein scheibchenweises Absterben der Organe bemerkte ich nicht. An die Kreuzschmerzen habe ich mich gewöhnt, aber Gebiß und Dauerkatheter blieben mir bislang erspart. Der Appetit und die Verdauung sind gut, Stoffwechselprodukte werden regelmäßig abgeführt, und das Zirpen der Grillen an warmen Sommerabenden nehme ich unverändert wahr. Ich kann mich ohne Hilfe bzw. Hilfsgeräte bewegen und erkenne weiterhin Freunde und Bekannte. All das ist im siebten Dezenium des Lebens nicht selbstverständlich. Gottlob kenne ich das Gesundheitswesen mit seinen intimverletzenden Untersuchungen und Verfahren fast ausschließlich nur aus der anderen Perspektive.

Alt werden ist nicht selbstverständlich, man muß Glück und den Verstand haben, diesen Lebensabschnitt zu erreichen. Die Voraussetzungen dafür schufen meine Eltern, die ihre Gene in meinen Körper transferierten. Mein Beitrag zur jetzigen Form und Funktion des Körpers waren aktive Lebenseinstellung und eine sinnvolle Ernährung.

Ich lobe mir das Kräuterbeet mit seinen reichlich 20 Heilpflanzen in unserer Gartenecke, ab und an ein Glas Rotwein und den Apfel, das wohl älteste Obst der Welt. »Apfel ist Medizin, einen oder zwei täglich gegessen«, höre ich noch heute meinen Vater sagen.

Recht hatte er, kein Obst ist medizinisch so mächtig wie der Apfel. Mit seinen etwa 300 Biostoffen gehört diese Frucht längst zur Schulmedizin. Der Apfelgenuß bewirkt eine Senkung des Cholesterinspiegels, insbesondere das »böse«, das arterienverstopfende Fett, wird reduziert, und es werden auch die krebsauslösenden freien Radikale im menschlichen Organismus bekämpft. Diese Frucht, seit Millionen von Jahren bekannt, mit seinen über 4.000 Varianten, hatte schon immer ein besonderes Verhältnis zum Menschen. Sei es als »Frucht der Erkenntnis« bei Adam und Eva, als Objekt in der Phantasiewelt wie im Märchen »Schneewittchen« der Gebrüder Grimm oder als Zielscheibe auf dem Kopf eines Kindes in Schillers Drama »Wilhelm Tell«. Heute ist diese Obst beliebt als Schlankheitsmacher und Jungbrunnen. Aber der ungeschälte Apfel muß gegessen werden. Traurig beobachte ich daher Menschen, die dieses Obst sorgsam seiner äußeren Hülle berauben und somit negieren, daß sich 70 Prozent seiner vielfältigen Wirkstoffe in der Schale befinden.

Im jugendlichen Alter kaum beachtet, bemerkt man in den fortgeschrittenen Semestern den eigenen Körper mit seinen komplexen Organen und Systemfunktionen. Alles geht etwas langsamer. Befremdende Veränderungen spielen sich ab. Kopfschmerzen stören den Tagesablauf – der Blutdruck ist wieder zu hoch. Eine neue Brille ist schon wieder notwendig. Ängstlich wird der aktuelle PSA-Wert erwartet. Die Höhe des Prostata-spezifischen Antigens (PSA) gibt wichtige Hinweise auf eine bösartige Erkrankung der Vorsteherdrüse. Nach der jährlichen Untersuchung war ich bisher immer erleichtert – ein Prostatakarzinom wuchs nicht. Der Grat zwischen heillosem Entsetzen und ausgelassener Freude wird im Alter sehr schmal – Grund genug, doppelt sorgsam mit verbleibender Zeit umzugehen. Meine Nachtruhe wird zunehmend durch längere Wachphasen unterbrochen – sollte das schon die senile Bettflucht sein?

Ohne Zweifel, man ist älter geworden.

»Altern ist ein universaler, multifaktoriell bedingter, irreversibler Vorgang [...] Altern im biologischen Bereich ist durch rückbildende (involutive) Vorgänge geprägt, die sich beim Einzelnen [...] unterschiedlich einstellen«. So steht es wohlformuliert im Fachbuch.

Wann ist man alt?

Wenn man sich fragt, was kommt noch? Rente abholen, Arzttermine koordinieren? Zum Seniorenfasching eingeladen werden?

Wohl kaum eine Frage in unserer Erfolgs- und Karrieregesellschaft, in der Jugendwahn und sogenannte körperliche Schönheit dominieren, wo betagte Menschen ihre Falten glätten, wird so unterschiedlich beantwortet.

Das Problem mit den Alten beginnt schon mit der Definition. Der Steinzeitmensch erreichte 40 Jahre, wir werden 80 Jahre, und

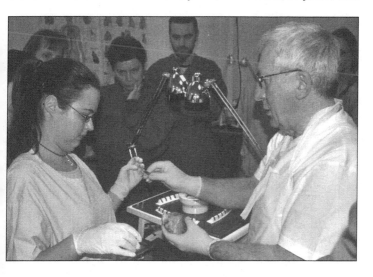

wenn die Voraussagen stimmen, betrachten die heutigen kleinen Kinder den Hunderjährigen als Normalfall. In der gegenwärtigen Bevölkerung zeigen 70jährige annähernd die gleichen physischen und psychischen Befunde wie die 60jährigen vor 20 Jahren.

In meiner Jugend waren Menschen alt, wenn sie das »klassische« Rentenalter im Geschirr erreicht hatten, also die Frauen mit 60 und die Männer mit 65 Jahren. Die Altenphase definierte man zunehmend nicht mehr biologisch, sondern sozial-kulturell. Die »Nicht-Mehr-Berufstätigen« sollten ihr Alter genießen. Heute sieht es anders aus. Die arbeitsfreie Phase ist viel zu lang geworden, ab dem 55. Lebensjahr hat nur noch jeder Dritte Arbeit. Die Mehrzahl jener Altersgruppe wäre also alt, aber die Menschen sind überwiegend körperlich und geistig fit. In der heutigen Arbeitswelt stehen die Alten nicht hoch im Kurs, obwohl unter den grauen Haaren viel Wissen und Erfahrungen angehäuft sind. Im reiferen Lebensalter schaut man halt nach vorn und nach hinten – und nicht nur nach vorn wie in der Jugend. Die Gesellschaft entledigt sich der älteren Menschen auf Kosten der Sozialkassen. Nur bei den Politikern gelten andere Maßstäbe – hier ist Alter geil.

Kaum einer anderen Periode unseres Daseins auf der Erde wird so viel Aufmerksamkeit gewidmet, gibt es aber auch so viele widersprüchliche Aussagen wie zum letzten Lebensabschnitt. So fand ich im »Brockhaus. Die Enzyklopädie« mehr als 30 Aussagen in Verbindung mit dem Alter: Altersbezüge, Alterssicherung, Altenteil, Altenheim, Altersgrenze, Alterspräsiden, Altersweisheit und Altersblödheit (Demenz).

Zu den Senioren verhält sich die Gesellschaft sehr differenziert. Aus Achtung wird schnell Verachtung. Man schämt sich des betagten Menschen, nimmt ihm das Selbstbewußtsein, den Arbeitsplatz und seine Biographie. Altersbedingte, daher normale Körperveränderungen, in vielen Kulturen hochgeachtet, entsprechen nicht mehr den Schönheitsidealen des Zeitgeistes. Kosmetische Eingriffe sollen sichtbare Alterserscheinungen retouchieren. Ich bin einigen Personen begegnet, die infolge mehrmals gelifteter Gesichtshaut ihren Kopf nur noch mühsam bewegen konnten. Omnia est mortalis … nichts währt ewiglich: Aus Jugend wird Alter, ohne Tod keine Geburt – keine Bewegung. Diesen unumstößlichen Grundsatz der Natur wollen immer mehr Zeitgenossen umgehen. Altern bedeutet auch Zunahme von Individualität, da die Verschleißprozesse beim

Menschen recht unterschiedlich verlaufen. Das Alter ist ein wichtiger Teil unseres Lebens – es ist kein Nachwort des Lebens: Jeder Mensch will auch im Alter jemand sein!

Wann ist man also alt?

Ein weiser Mann meinte hierzu sarkastisch: »Wenn die Kerzen auf der Geburtstagstorte mehr kosten als der Kuchen selbst, dann ist man alt«. Und G. B. Shaw spöttelte über diese Geburtstagsjubiläen: »Nur ein Narr feiert, daß er älter wird«.

Was ist Glück?

Bei meiner Rückschau wurde klar, daß es nur wenige wichtige Dinge im Leben gibt. Das meiste ist völlig bedeutungslos. Nur derjenige Mensch ist beachtenswert, der für das Gute dankbar ist und Leid und Böses zu ertragen versteht.

Glück bedeutet für mich, einen Partner zu haben, der Teil des eigenen Ichs ist, den man vermißt, wenn er abwesend ist. »Und wenn man das Glück teilt, verdoppelt es sich«, meinte Albert Schweitzer, der große Arzt, Philosoph und Theologe, der hervorragende Interpret Bachscher Orgelwerke.

Dieser Partner ist Evelyn.

Beruflich dem gleichen Fachgebiet verschrieben, nahm sie teil an meinen Freuden und Leiden in der Herzchirurgie, sie war Partner, Motor und Zensor meiner Arbeit. Eine Zäsur zwischen Beruf und Privatem gibt es nicht. Herzchirurgie wird somit häufig in die Hohenrother Frühlingstraße verlagert. Meine Frau hat emotional sehr bewegende Abschnitte meines Lebens begleitet, war mir Trost und Halt. Diese Partnerschaft ergab den Sinn für meinen beruflichen und wirtschaftlichen Neubeginn im Westen Deutschlands, machte Mut, micht neuen Aufgaben in einer fremden Umgebung zu stellen. Beide lieben wir Märchen und Sagen, versinken in diese romantische Gefühlswelt, ertappen uns immer wieder bei der Suche nach der »blauen Blume«.

Mein Leben war schön, schlimm und zeitweilig schön-schlimm, es war Last und Lust. Kants »Kategorischer Imperativ« diente mir als Arzt und bei privaten Entscheidungen als Richtschnur: »Handle so, daß die Maxime deines Willens jederzeit als Prinzip der allgemeinen Gesetzgebung gelten könne«. Oder vereinfacht formuliert: handle so, wie du selbst behandelt werden möchtest.

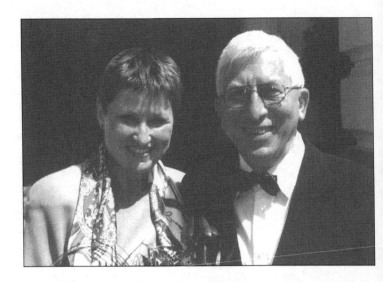

In Kürze hänge ich meinen Beruf an den bewußten Nagel, verabschiede mich als Arzt von den kranken Menschen. Es kommt die »Zeit danach«, ein neuer, für mich sehr gewöhnungsbedürftiger Abschnitt beginnt.

»Das war's«, sagen dazu die einen, »soll es das gewesen sein?«, fragen sich andere. Somit beurteilen Menschen recht unterschiedlich ihre Vergangenheit. Hermann, ich gehöre zur ersteren Gruppe, hatte ich doch ein erfülltes Berufsleben, eine *Vita activa*. Obwohl mir das Leben nicht nur Rosen, sondern auch reichlich Knüppel vor die Füße geworfen hat, empfinde ich nicht, daß ich etwas versäumt hätte, daß ich im Alter vieles nachholen müßte. Es wäre falsch, sich an der Vergangenheit festhalten zu wollen – man kann im Leben nichts nachholen! Wehmütiger Altersneid überkommt mich nicht, Jugendwahn ist mir fremd. Die Enttäuschungen, Ablehnungen und Zurückweisungen in jenen Jahren möchte ich nicht noch einmal durchleben. Natürlich werden die Schatten allmählich länger, damit richtig umzugehen wird mir nicht leichtfallen. Ich muß mich wohl mehr des Moments erfreuen.

Aber vorerst bin ich auf vieles neugierig

Wie wird das Gesundheitswesen der nächsten Zeit sein? Ob die Eigenverantwortung endlich im Krankenkassenbeitrag ihren Niederschlag findet, Bonus und Malus wie bei anderen Versicherungen üblich sind, oder muß die Solidargemeinschaft weiterhin die Folgen von Freßlust, Nikotin- und Alkoholabusus bezahlen? Es ist schon beschämend, daß gegenwärtig die Adipositas in vielen Ländern der Erde epidemische Ausmaße angenommen hat und weltweit das Übergewicht die Unterernährung in seiner medizinischen Bedeutung überrundet. Wird der Arzt Partner des kranken Menschen bleiben oder zum Dienstmann degenerieren? Was wird der rasante wissenschaftliche Fortschritt dem Herz- und Gefäßkranken bringen, welche spannenden Behandlungserfolge sind zu erwarten? Ob endlich mit einer Kausaltherapie der Arteriosklerose Herzinfarkt und Schlaganfall zur Medizingeschichte gehören und somit die Erkrankungen des Gefäßsystems als Killer Nr. 1 in unserem Lande beseitigt sind? Vielleicht erlebe ich noch, daß man die Ursachen des ungesteuerten Zellwachstums, des Krebses, entschlüsselt.

Werden Politiker ihre Versprechen vor der Wahl einlösen oder reden sie unverändert weiter, ohne etwas zu sagen? Wird die Aussage Bismarcks eines Tages überholt sein, der vor über 100 Jahren schon meinte: »Es wird niemals so viel gelogen wie vor der Wahl, während des Krieges und nach der Jagd.«

Daß die Menschen jemals aufhören, ihre eigene Spezies massenweise niederzumetzeln, zu töten für irgendwelche kruden politischen oder religiösen Zielen wird wohl im Reich der Träume bleiben.

Ich kann auf einen erfüllten Lebensabschnitt zurückschauen. Stets habe ich versucht, das Träumen mit dem Realen zu verbinden, das Suchen nach der blauen Blume werde ich wohl nie gänzlich aufgeben. Mal überwogen bei mir die Träume, mal siegte das Reale. Bin ich endlich etwas weiser geworden? Ich glaube schon.

Meine Zukunft wird immer kürzer. Das Ableben älterer, aber auch jüngerer Bekannten und Freunde erinnert mich an die todsichere Endlichkeit unseres Daseins. Habe ich noch ausreichend Lebensjahre vor mir um zu erleben, daß aus der deutschen Einheit die Einheit der Deutschen wird? Die Wiedervereinigung der beiden deutschen Staaten wurde kein Volksfest mit Freibier, wie anfangs vielerorts erwartet. Ob die heutige Jugend aus den Fehlern vergangener Generationen lernt und gerechtere Gesellschaftsordnungen errichtet als jene, die ich erleben konnte?

Und auf vieles andere bin ich außerdem neugierig – die Neugier bleibt eben die Freßlust der Sinne, habe daher gegenwärtig noch mehr Träume als Erinnerungen.

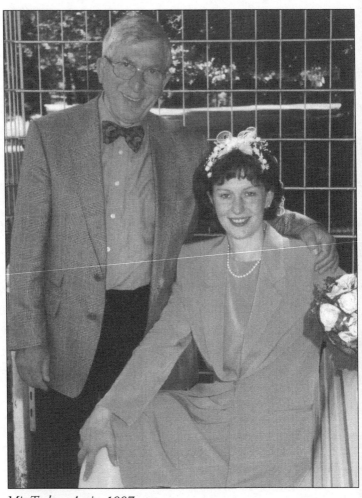

Mit Tochter Antje, 1997

Hermann, die Menschen werden wohl nie aufhören zu träumen, immer von der Realität in das Reich der Phantasie flüchten. Es ist gut, daß die Sehnsucht nach Erfüllung von Wünschen nie erlischt.

Eine kleine, keineswegs uneitle Nachrede, zu der mich allerdings der Verlag überredete

Wer jemals die schützende Deckung der Anonymität verließ, kennt dieses Gefühl der Unsicherheit, das einen dann befällt. Mit offenem Visier steht man da. Man kennt den geflügelten und keineswegs falschen Satz: Wer sich in die Öffentlichkeit begibt, kommt darin um. Wenn man etwa in Gestalt eines Buches sein Innerstes zur Wandzeitung macht, muß man gewärtig sein, daß diese Offenheit keineswegs von allen honoriert wird. Auch wenn man meint, damit sich selbst erleichtert und manches von der Seele geschrieben zu haben, was einen bedrückte, kann die Kritik zu einem viel schwereren Ballast werden.

So zweifelt man dann vor sich hin und wartet mit bebendem Herzen das Echo ab.

Ich war, um es kurz zu machen, davon mehr als angenehm berührt. Der Zuspruch, den ich erfuhr, wärmte mir nicht nur das Herz, sondern gab mit recht: Es war richtig gewesen, mich in dieser Weise mitgeteilt zu haben.

Und nachdem ich die Ergänzung und Überarbeitung meiner »Rückblende« abgeschlossen hatte, meinte der Verleger, ich sollte doch mal eine Kollektion der mir zugegangenen Briefe und Kritiken zusammenstellen, die mich nach dem Erscheinen des Buches erreichten. Man könnte vielleicht Auszüge bringen. Aber nicht, um mir als Autor zu schmeicheln, sondern um auf das das Grundprinzip zu verweisen: Dem Einzelnen hilft es, wenn er weiß, daß er nicht allein und einzeln ist. Das schließlich wird an vielen Stellen nämlich in den Briefen sichtbar. Da können Autobiographien durchaus nützlich sein. Und: Viele Briefeschreiber aus West und Ost, die weitaus weniger ideologisch mit der DDR-Geschichte und DDR-Biographien umgehen als die meisten Medien und Einrichtungen hierzulande, nämlich souverän und abgeklärt, machen sichtbar, auf welche Weise die innere Einheit unseres Volkes erreicht werden kann – von der wir noch immer weit entfernt sind.

Pierre Pankrath (23), Tischler, Großrückerswalde/Erzgeb.:
Bücher dieser Art sind sonst nicht mein Fall, aber die »Rückblende« habe ich in einem Ritt gelesen. So spannend und interessant war es – für mich war es wie ein Geschichtsbuch. An die
DDR kann ich mich nur noch verschwommen erinnern, aber
ähnliche Begebenheiten hatte mir schon mein Großvater erzählt.

MR Dr. Gerhard Hofmann, Herzchirurg, Leipzig:
Besondere Wertschätzung verdient m. E. das Kapitel »Arzt und
Patient« sowie die Beantwortung der Frage »Hat es sich gelohnt?«
Der Mut zu Ehrlichkeit und Offenheit hat sicher nicht nur mich
verblüfft. Sich emotional so »auszuziehen« war natürlich riskant.
Aber ich denke, es war – vielleicht gar nicht beabsichtigt – auch ei-
ne gelungene Attacke auf das geschönte Ego einiger unserer Zeit-
genossen, die damit zum Nachdenken provoziert wurden.

Egon Wiest, Manager, Hechingen-Boll, Baden-Württemberg:
Vieles wird einem auf einmal klar, wenn man den Blickwinkel
ein wenig ändert. Ihnen ist das gelungen, so daß ich mich auch
als »Wessi« wiederfinde. Ich verstehe jetzt die Zeit vor 1989 in der
DDR besser.

Horst Wolf, Ehm-Welk-Preisträger 2004, Angermünde, Brandenburg:
Ein gutes, ein ehrliches Buch, das Beste, was ich bisher über
die »Wende« gelesen habe. Man hat das Bedürfnis, Ihnen die
Hand zu drücken. Erschütternd die Einsicht über die Ursachen
des Untergangs der DDR und die Betrachtung über »Freunde«.
Die an mehreren Stellen zitierte »Personalkommission« erinnert
penetrant an die McCarthy-Ausschüsse in den USA Ende der
40er, Anfang der 50er Jahre.

Dr. Manfred Berger, Urologe, Neufahrn bei München:
Toll, wie Sie die verschiedenen Situationen erfaßt und verarbeitet haben. Ich mußte Ihnen einfach schreiben, nachdem ich
das Buch regelrecht verschlungen hatte.

Hanna Guba, Lehrerin, Arnstadt/Thüringen:
Das Buch ließ mich nicht los. Habe es tatsächlich in einem
Stück gelesen. Jetzt ist es auf dem Weg nach Doberlug-Kirchhain

zu meiner Freundin. Vor Jahren hatte ich Sie in einer Fernsehsendung gesehen und wußte daher von Ihrer beruflichen Entwicklung ein bißchen, was mich schon damals sehr erfreute.

Prof. Horst Hennig, Rektor der Universität Leipzig 1987-1990:
Wir waren kollegial über ein Jahrzehnt verbunden. Was die »Rückblende« so faszinierend macht, ist der Einblick, den K.-F. in seine persönliche Befindlichkeit und in seine Empfindungen gewährt. Was man über den Arzt Lindenau wußte, und was sich im Buch eindrucksvoll widerspiegelt, ist seine unbedingte Zuwendung zum Patienten, sein Klinikregime, das sich ausschließlich am Wohlergehen der Kranken orientierte. Nichts wußte man über den Märchensammler und profunden Märchenkenner.

Besonders hervorgehoben sei jedoch sein Umgang mit der »Wende«, die für ihn zunächst ausweglos erscheinende Ausgrenzung bedeutete. Nicht die Abrechnung bestimmt den Tenor dieser Passagen, sondern der Neubeginn in Westdeutschland und die verständnisvolle Aufnahme in der neuen Klinik und im Kreis der Nachbarn und Mitbürger. Auch hier bleibt er seiner humanistischen Gesinnung treu.

Klaus Marwitz, Ex-Stadtbaurat von Hameln, Uetersen, Schleswig-Holstein:
Ihr Buch hat mich so beeindruckt, daß ich gleich drei weitere Exemplare geholt habe. Ich werde sie verschenken. In manchem wurde ich an meine eigene Lebensgeschichte erinnert.

Iris Riesebeck, Vorsitzende der Uckermärkischen Literaturgesellschaft Angermünde, Brandenburg:
Ihr Rückblick zwingt nicht nur zur eigenen Rückschau, er ist gleichzeitig Grundlage eigener Positionsbestimmung. So unterschiedlich unsere Lebenswege von der Ausbildung und Tätigkeit her waren, die Rückblende ist ähnlich, auch wenn wir nach der »Wende« nicht diesen beruflichen Einschnitt wie Sie und viele andere hatten, vielleicht eine glückliche Fügung.

Dr. Peter Weißenborn, Zahnarzt, Altenhof, Brandenburg:
Ihre Erinnerungen hinterließen einen nachhaltigen Eindruck bei mir, so z. B. die offene und ehrliche, teils schonungslose Ana-

lyse der Entwicklung der gesellschaftlichen Verhältnisse der beiden »Bruderländer«, die so nicht vorauszuahnen war. Ebenso gefiel mir, wie Sie sich der in der Sache stets brisanten Arzt-Patienten-Beziehung gestellt und verhalten haben. Es ehrt Sie, wie Sie Fehler eingestehen, sie analysiert haben und nicht den »Gott in Weiß« präsentieren.

Prof. Ernst Rainer de Vivie, Herzchirurg, Köln:
Bei dem Blick in die Vergangenheit habe ich viel Erlebtes und historische Fakten entdeckt, die nur unsere Generation beurteilen kann. Das Buch ist ein Vermächtnis – und darauf kannst Du stolz sein!

Prof. Harry Warnke, Herzchirurg, Berlin (2003 †):
Dein Buch hat mich sehr berührt. Es ist mit Herz und Seele geschrieben und enthält viele Wahrheiten. Leider ist diese Aufrichtigkeit heutzutage Mangelware. Die Gegenwart bietet oft Züge von Lebensfeindlichkeiten, die mir fremd sind. Daß ich dein Freund und Lehrer sein durfte, war ein wertvoller Teil meines Lebens.

Bernd Pieper, Leutershausen, Unterfranken:
In der heutigen Zeit suchen die meisten Menschen sich schnell überall anzupassen, das Fähnchen in den Wind zu halten und möglichst allen Problemen und Stellungnahmen auszuweichen. Das ist nicht Deine Lebensphilosophie. Deine Ehrlichkeit, Dein Können und Wissen, Deine Lebensweisheiten, alles was ich in den vielen Jahren unserer lebhaften Diskussionen wahrnehmen konnte, hast Du jetzt mutig öffentlich gemacht.

Prof. Kurt Franke (»Knie-Franke«), Sportmediziner, Berlin:
Eine Bilderbuch-Karriere – mit helfender Hand der SED, werden Böswillige sagen. Daß er mit 20 Jahren deren Mitglied wurde, verschweigt Lindenau nicht. Aber ist das einem begeisterungsfähigen jungen Menschen vorzuwerfen, dessen Auslandsstudium nichts kostete?

Mit oft bewegenden Worten schildert Lindenau die Höhen (berufliche Erfolge und daraus resultierende Dankbarkeit kleiner und großer Patienten) und Tiefen (Todesfälle trotz besten

Bemühens) seines Berufes. Er spricht von den Schwierigkeiten in materieller und technischer Hinsicht, von denen es in der DDR wahrlich genug gab, und davon, wie sie durch Improvisationsvermögen und großem persönlichen Einsatz im Interesse der Sache gemeistert wurde.

Lindenau gehörte nach dem Ende der DDR zu denjenigen, die »entsorgt« wurden. Wie sich die eigenen Landsleute verhielten, ist zitierenswert: »Als wollten sie sich gleichsam von ihrer Mitverantwortung befreien, wiesen sie mit dem Finger auf jene, die öffentlich zu diesem Staat gestanden hatten. Aus weißen Mäuschen mit rosa Schleifchen entwickelten sich plötzlich pfeifende Ratten.«

Heute ist Lindenau in einer fränkischen Klinik beschäftigt. Hoffnungen sind berechtigt, daß die Auswirkungen von unterschiedlichen Sozialisationen zunehmend beachtet und geachtet werden.

Gerd-Ludwig Borst in: »Rhön-Grabfeld Markt«:

Er ist ein echter Preuße, läßt sich schwer in irgendeine, noch so klug ausgewählten Schublade unterbringen, ist einer der besten Herzchirurgen überhaupt und heißt Prof. Dr. Karl-Friedrich Lindenau. Gleich nach der Wende holte ihn der Rhön-Klinik-Vordenker Eugen Münch von Leipzig in den Westen, einen berühmten »Ossi« also, der bereits als DDRler nahezu frei die USA, Holland oder die Schweiz bereisen durfte, zu Zwecken von Fortbildungen, später zu Fach- bzw. Prestige-Vorträgen.

Professor Dr. Lindenau, von seinen Freunden kurz »KaEf« gerufen, hat in Bad Neustadt wirklich so etwas wie eine Heimat, seine zweite Heimat, gefunden. »Denn ich habe mich nie als Opfer des Regimes gefühlt, dieses Gejammere habe ich von vielen zu oft gehört, das hasse ich«, formuliert er mit seiner für ihn typischen überhasteteten Sprache.

Stets sind seine Gedanken hellwach, eilen der Gegenwart immer um Sekunden voraus. Dabei mischt er seinen trockenen Humor gern mit Polemik, würzt ihn trefflich mit scharfer Zunge und läßt jede Unterhaltung zu einer kleinen Podiumsdiskussion ausarten. Es macht Spaß, mit Professor Dr. Lindenau zu reden, es macht Spaß, ihm zuzuhören.

Helma Schönteich, Herzberg, Mitschülerin,
in: »Lausitzer Rundschau«:

In all den Jahren war ihm der Kontakt zu seiner Heimat wichtig, zu bekannten, ehemaligen Mitschülern und Freunden. Ich erinnere mich an populärwissenschaftliche Vorträge in Schönewalde, die von der Prävention über die Früherkennung von Symptomen einer Herzerkrankung, die Erläuterung von Operationsmethoden bis hin zu lebensrettenden Maßnahmen bei Herzversagen reichten. Diese Vorträge fanden großen Zuspruch in der Bevölkerung, nicht zuletzt deshalb, weil Karl-Friedrich komplizierteste Vorgänge anschaulich und verständlich erklären konnte. Jeder spürte, wie wichtig ihm sein aufklärendes Wirken war.

An unseren Klassentreffen in Schönwalde nahm er immer gern teil.

Dietrich Haase, Bad Neustadt, in: »Rhön- und Saalepost«:

Lindenau wußte, was er der DDR zu verdanken hatte, und die DDR dankte es ihm. Seine Rückblende ist kein Blick zurück im Zorn, sondern eine selbstbewußte Bilanz sowie Medizingeschichte des 20. Jahrhunderts. Und ein Bekenntnis zum Neuanfang.

Last but not least: Dank allen

Wiederum war Hermann Spiritus rector – zuweilen ermahnend, stets hilfreich. Danke.

Mit fachkundigem Geschick ordnete Dieter Wilkendorf die Geschichten. Der ausgewiesene Journalist war mir ein helfender und kritischer Begleiter.

Freunde und Bekannte aus Ost und West unterstützten mich selbstlos. Sie gaben Hinweise, überprüften Fakten, korrigierten den Text.

Meine Hochachtung gilt den genannten und ungenannten Patienten, die mir erlaubten, persönliche Seiten ihres Lebens zu offenbaren. Stellvertretend möchte ich Hans-Jürgen Ludewig aus Seyda (Sachsen-Anhalt) erwähnen.

Ein großes Dankeschön dem Chronisten Karl-Heinz Keilwagen, der mir historische Begebenheiten aus meinem Geburtsort Schönewalde (Brandenburg) zur Verfügung stellte.

Den Schilderungen und Geschichten liegen ware Begebenheiten zugrunde, von der Freiheit eines Schriftstellers wurde nur gelegentlich Gebrauch gemacht. Es sind meine Erinnerungen, also eine subjektive Wiedergabe des Erlebten. Nur die Träume widerspiegeln Aggravation und Wünsche des Verfassers.

Die geschilderten Lebensläufe im Kapitel »Das Wiedersehen« beruhen auf Tatsachen. Zum Schutz meiner Studienkollegen wurden die Namen geändert.

Dank Euch Kollegen aus der Herzklinik: Vielfältige Hinweise habe ich erhalten, einige Passagen des Buches wurden von Euch konzipiert.

Ohne Frau Bettina Mittemeyer hätte ich mein Manuskript handgeschrieben dem Verlag überreichen müssen. Es ist mir daher ein besonders Bedürfnis, mich bei ihr zu bedanken.

Dank also allen, die dieses Buch möglich machten.

Karl-Friedrich Lindenau

Personenregister

ISBN 978-3-89793-117-6

© 2012 (2005) verlag am park in der edition ost Verlag und Agentur GmbH, Berlin

Umschlaggestaltung: edition ost
unter Verwendung eines Motivs von Robert Allertz
Illustrationen: Bildarchiv Lindenau, Altmann, Erbe

Die Bücher des verlags am park und der edition ost
werden von der Eulenspiegel Verlagsgruppe vertrieben.
14,90 Euro

www.edition-ost.de